# Suizidprävention in der Pflege

Annette Riedel · Thomas Heidenreich ·
Karen Klotz · Pia Madeleine Haug
(Hrsg.)

# Suizidprävention in der Pflege

## Verantwortung und Rolle der Pflegefachpersonen

Springer

*Hrsg.*
Annette Riedel
Fakultät Soziale Arbeit, Bildung und Pflege,
Hochschule Esslingen
Esslingen am Neckar, Baden-Württemberg,
Deutschland

Thomas Heidenreich
Fakultät Soziale Arbeit, Bildung und Pflege,
Hochschule Esslingen
Esslingen am Neckar, Baden-Württemberg,
Deutschland

Karen Klotz
Fakultät Soziale Arbeit, Bildung und Pflege,
Hochschule Esslingen
Esslingen am Neckar, Baden-Württemberg,
Deutschland

Pia Madeleine Haug
Fakultät Soziale Arbeit, Bildung und Pflege,
Hochschule Esslingen
Esslingen am Neckar, Baden-Württemberg,
Deutschland

ISBN 978-3-662-72795-9 ISBN 978-3-662-72796-6 (eBook)
https://doi.org/10.1007/978-3-662-72796-6

Die Deutsche Nationalbibliothek verzeichnet diese Publikation in der Deutschen Nationalbibliografie; detaillierte bibliografische Daten sind im Internet über https://portal.dnb.de abrufbar.



Planung/Lektorat: Sarah Busch
Springer ist ein Imprint der eingetragenen Gesellschaft Springer-Verlag GmbH, DE und ist ein Teil von Springer Nature.
Die Anschrift der Gesellschaft ist: Heidelberger Platz 3, 14197 Berlin, Germany

Wenn Sie dieses Produkt entsorgen, geben Sie das Papier bitte zum Recycling.

# Geleitwort zur Suizidprävention in der Pflege

## Dem Leben wieder eine Chance geben – was können wir und was kann Pflege leisten?

Gerne habe ich die Aufgabe übernommen, ein Geleitwort für diesen Sammelband zu verfassen – auch weil mich die Themen Suizidprävention und assistierter Suizid als Mitglied des Deutschen Ethikrats, als Vorsitzender des Deutschen Hospiz- und PalliativVerbands (DHPV) und nicht zuletzt als aktiver Palliativmediziner intensiv beschäftigen. Die gesellschaftlichen Entwicklungen, die Diskussionen um die Regulierung des assistierten Suizids und die dringende Notwendigkeit einer starken, gesetzlich verankerten Suizidprävention prägen dabei das politische Engagement in besonderem Maße.

Zur Annahme des Schreibauftrags hat mich auch die sehr fruchtbare und angenehme Zusammenarbeit mit der Herausgeberin dieses Buches, Frau Prof. Annette Riedel, motiviert. Unsere gemeinsamen Erfahrungen im Deutschen Ethikrat haben mir eindrucksvoll vor Augen geführt, wie sehr die pflegerische Perspektive für die ethische und gesellschaftliche Auseinandersetzung mit existenziellen Krisen und Fragen am Lebensende und hier insbesondere in der Langzeitbetreuung gebraucht wird.

## Suizidprävention als gesamtgesellschaftliche Aufgabe

Jährlich sterben in Deutschland mehr als 10.000 Menschen durch Suizid – mehr als durch Verkehrsunfälle, Drogen, Mord und Totschlag zusammen. Hinter jeder Zahl stehen individuelle Schicksale und Familien, die mit Trauer, Schuldgefühlen und Fragen zurückbleiben. Bemerkenswert sind der Anstieg der Suizide im höheren Lebensalter und die Zunahme medikamentöser Suizide, die vermutlich auch mit der steigenden Zahl assistierter Suizide einhergehen. Die weiterhin fehlende gesonderte Erfassung assistierter Suizide erschwert zudem die Einschätzung des tatsächlichen Handlungsbedarfs.

Fünf Jahre nach dem Urteil des Bundesverfassungsgerichts (BVerfG), das den § 217 StGB zur geschäftsmäßigen Förderung der Selbsttötung für nichtig erklärte, ist die gesetzliche Verankerung der Suizidprävention in Deutschland weiterhin nicht vollzogen. Ich habe mich von Beginn an, seit meiner Stellungnahme vor dem

BVerfG 2020, dafür eingesetzt, dass Suizidprävention Vorrang vor jeder Regelung zur Suizidbeihilfe haben muss. Es ist für mich nach wie vor unverständlich, dass wir in der politischen und gesellschaftlichen Debatte so viel Energie auf die Organisation und Regulierung der Suizidassistenz verwenden, während die Prävention, die viele Leben retten könnte, noch immer auf eine umfassende gesetzliche Grundlage wartet.

Für mich ist klar: Suizidprävention ist eine gesamtgesellschaftliche Aufgabe. Sie darf nicht auf einzelne Professionen oder Institutionen abgewälzt werden. Der Staat hat die Pflicht, Suizidprävention zu fördern, auszubauen und gesetzlich zu verankern. Dazu gehört die Schaffung einer zentralen, barrierefreien und kostenfreien bundesweiten Rufnummer für Menschen in Krisensituationen, ihre Angehörigen und professionelle Bezugspersonen. Ebenso unverzichtbar sind die nachhaltige Finanzierung bestehender und neuer Hilfsangebote, die Vernetzung aller relevanten Akteure sowie der Ausbau von Forschung und Evaluation.

Ein wichtiges Anliegen ist mir dabei die weitere Entstigmatisierung von Suizid und psychischen Erkrankungen. Noch immer wird Suizid in der öffentlichen Debatte zu oft als Ausdruck radikaler Autonomie verklärt oder mit Begriffen wie „Freitod" beschönigt. Dabei geraten die komplexen psychosozialen Ursachen, die Vereinsamung, die Not und die Hilflosigkeit der Betroffenen aus dem Blick. Es ist an der Zeit, das Narrativ über Suizid zu verändern, die Stigmatisierung zu verringern und offene Gespräche zur Suizidprävention zu fördern. Nur so können wir erreichen, dass Menschen in Krisen rechtzeitig Hilfe suchen und erhalten und dass Angehörige, Freunde und professionelle Helfer die nötige Unterstützung und Orientierung bekommen.

Der Welttag der Suizidprävention am 10. September erinnert uns jedes Jahr daran, wie wichtig es ist, offen zu reden, aktiv zu verstehen und gesellschaftlich zu handeln. Suizidprävention ist kein Akt der Bevormundung, sondern Ausdruck von Solidarität, Fürsorge und Verantwortung. Jeder Mensch, der einem suizidalen Menschen begegnet, trägt die Verantwortung, ihm mitmenschliche und gegebenenfalls fachliche Unterstützung zum Leben anzubieten. Die grundlegende Erkenntnis der Suizidforschung, dass suizidale Menschen ganz oft eben nicht sterben, sondern „so" nicht mehr leben wollen, muss unser Handeln leiten.

Kein Mensch darf durch gesellschaftlichen, ökonomischen oder sozialen Druck zum assistierten Suizid gedrängt werden, schon gar nicht im Rahmen eines Geschäftsmodells. Unsere Aufgabe ist es, jedem Menschen, der sein Leben als unwürdig empfindet, seine unveräußerliche Würde erfahrbar zu machen – durch bestmögliche Linderung von Beschwerden, durch Begleitung und durch Trost. Wenn wir als Gesellschaft Suizidprävention ernst nehmen, stärken wir nicht nur das Leben, sondern auch die Menschlichkeit in unserem Zusammenleben.

Mit „Dem Leben wieder eine Chance geben" ist der gemeinsame Aufruf der Deutschen Gesellschaft für Suizidprävention und des Deutschen Hospiz- und PalliativVerbands für eine gesetzliche Verankerung der Suizidprävention überschrieben.

Und dazu noch ganz persönlich: Als Vater von vier erwachsenen Kindern und Großvater von sechs kleinen Enkelkindern weiß ich, wie wertvoll und verletzlich jedes einzelne Leben sein kann. Mein Engagement für die Suizidprävention speist sich nicht nur aus meiner beruflichen Erfahrung, sondern auch aus der Sorge und Verantwortung für die kommenden Generationen. Ich wünsche mir, dass meine Kinder und Enkel in einer Gesellschaft aufwachsen, in der Menschen in Krisen nicht allein gelassen werden, sondern auf Solidarität, Fürsorge und Hoffnung zählen können.

## Die Rolle der Pflegefachpersonen: Verantwortung, Herausforderungen und Chancen

Pflegefachpersonen nehmen eine Schlüsselrolle in der Suizidprävention ein. Sie stehen Menschen in vulnerablen Lebenssituationen zur Seite, erkennen oft als Erste Anzeichen von Suizidalität und begleiten Betroffene durch Krisen. Ihre Nähe, das im Alltag gewachsene Vertrauen und die Fähigkeit, auch nonverbale Signale wahrzunehmen, machen sie zu unverzichtbaren Akteuren in der Früherkennung suizidaler Krisen.

Diese verantwortungsvolle Aufgabe ist mit erheblichen Herausforderungen verbunden: Zeit- und Personalmangel, fehlende Schulungen und emotionale Belastung. Umso wichtiger ist es, Pflegefachpersonen zu stärken, nicht nur durch äußere Anerkennung ihrer verantwortungsvollen Position, sondern insbesondere durch eine Kultur der offenen Kommunikation in den Teams. Suizidprävention ist keine Aufgabe, die allein getragen werden kann. Regelmäßige ethische Fallbesprechungen, Supervision und der kollegiale Austausch sind notwendig, um emotionale Belastungen zu verarbeiten, Unsicherheiten zu klären und voneinander zu lernen. Gerade weil die Arbeit mit suizidgefährdeten Menschen auch für Pflegekräfte psychisch belastend sein kann, müssen Strukturen geschaffen werden, die Unterstützung und Entlastung bieten. Nur so können sie schließlich ihrer Schlüsselrolle gerecht werden und Menschen in suizidalen Krisen wirksam begleiten.

Die professionelle Beurteilung der Suizidgefährdung und der Aufbau einer tragfähigen therapeutischen Beziehung sind Kernaufgaben der Pflege von suizidalen Menschen. Diese beiden Elemente sind die wesentliche Voraussetzung für die Krisenintervention, das Vermitteln von Krankheitsmodellen und das Entwickeln von effektiven Bewältigungsstrategien. Für alle Behandlungsschritte gibt es fundiertes Fachwissen, dessen Nutzung mit keiner Garantie für erfolgreiche Suizidprävention verbunden ist, aber doch die Sicherheit gibt, alles zu tun, was getan werden kann.

Ein professionelles Assessment und die Einschätzung des individuellen Risikos sind unerlässliche Bestandteile der pflegerischen Arbeit. Hierzu gehört das systematische Beobachten von Warnzeichen wie Rückzug, Hoffnungslosigkeit,

Verschenken von persönlichen Gegenständen oder direkten Äußerungen von Lebensüberdruss. Die Einschätzung der Suizidgefährdung verlangt nicht nur Wissen über Risikofaktoren, sondern auch die Fähigkeit, die individuelle Situation und Biografie eines Menschen zu verstehen. Standardisierte Instrumente können dabei helfen, ersetzen aber nie das persönliche Gespräch und die klinische Erfahrung.

In akuten Krisensituationen sind pflegebegleitend konkrete Maßnahmen gefragt: Die Methodenrestriktion, die Vereinbarung regelmäßiger Kontakte, Sitzwachen oder die engmaschige Überwachung können Leben retten. Ebenso bedeutsam ist die Einbindung weiterer Berufsgruppen – Psychiaterinnen und Psychiater, Psychologinnen und Psychologen, Sozialarbeitende, Seelsorgerinnen und Seelsorger –, um gemeinsam ein tragfähiges Netz der Unterstützung zu knüpfen. Die multiprofessionelle Zusammenarbeit ist ein zentrales Element erfolgreicher Suizidprävention. Sie ermöglicht es, unterschiedliche Perspektiven und Kompetenzen zu bündeln und den Betroffenen umfassend zu begleiten.

Nicht zuletzt ist die kontinuierliche Aus-, Fort- und Weiterbildung aller Pflegefachpersonen im Bereich der Suizidprävention unabdingbar. Nur wer über aktuelles Fachwissen, kommunikative Kompetenzen und Handlungssicherheit verfügt, kann in schwierigen Situationen angemessen reagieren. Die Implementierung von Leitlinien, die Entwicklung einheitlicher Standards und die Verankerung suizidpräventiver Inhalte in den Ausbildungscurricula sind hierfür unverzichtbar.

An dieser Stelle möchte ich der Herausgeberin und den Autorinnen und Autoren dieses Buches für ihre sowohl an der Wissenschaft als auch an der Praxis orientierten und damit erwartungsgemäß sehr hilfreichen und zielführenden Beiträge danken!

## Hospizarbeit und Palliativversorgung als präventive Ressource

Hospizarbeit, Palliativversorgung und Trauerbegleitung leisten einen unverzichtbaren Beitrag zur Suizidprävention. Sie bieten nicht nur medizinische und pflegerische Versorgung, sondern schenken auch Zeit, Zuwendung und Verständnis.

Die Möglichkeiten einer umfassenden Leidenslinderung, einer empathischen Begleitung und einer psychosozialen Unterstützung werden in der öffentlichen Diskussion häufig unterschätzt. Dabei zeigt die Erfahrung: Wenn Menschen mit schweren Erkrankungen oder in belastenden Lebenssituationen sich ernst genommen, gut begleitet und in ihrer Würde geachtet fühlen, tritt der Wunsch nach einem vorzeitigen Lebensende oft in den Hintergrund.

Ein ebenfalls oft unterschätzter, aber zentraler Aspekt der Suizidprävention ist die Trauerbegleitung. Die Unterstützung von Menschen, die einen nahestehenden Menschen verloren haben, ist nicht nur ein Akt der Mitmenschlichkeit, sondern hat nachweislich krankheits- und suizidpräventive Wirkung. Trauer braucht Zeit, Raum und professionelle Begleitung – und sie braucht eine Gesellschaft, die Trauer zulässt und nicht tabuisiert. Es bedarf dazu im ambulanten Hospizdienst auch amtlicher Koordinierungsanteile, generell analog zur ambulanten Hospizarbeit, um unter anderem die Kontinuität der Trauerbegleitungsangebote und der Begleitung von Ehrenamtlichen sicherzustellen. Der Deutsche Hospiz- und PalliativVerband (DHPV) fordert daher mit Nachdruck von der Bundesregierung die Anerkennung der Notwendigkeit einer finanziellen Förderung der Angebote der Trauerbegleitung im Rahmen des § 39 Abs. 2 SGB V.

Trotz aller Fortschritte in den vergangenen Jahrzehnten gibt es weiterhin und insgesamt Defizite in der Versorgung schwerstkranker und sterbender Menschen, insbesondere in stationären Pflegeeinrichtungen. Noch immer fehlt es vielerorts an regelmäßigen Schulungen im Umgang mit Sterben, Tod und Trauer, an spezialisierten Palliative-Care-Pflegefachkräften und an einer fest verankerten Hospiz- und Palliativkultur im Leitbild der Einrichtungen. Es ist notwendig, dass jede Einrichtung ein ethisch orientiertes Organisationskonzept entwickelt, eine Willkommens- und Abschiedskultur etabliert und mindestens eine Palliative-Care-Pflegefachkraft pro 50 – auch dies eine Forderung des DHPV – Bewohnerinnen und Bewohner zur Verfügung stellt. Nur so kann eine ganzheitliche, würdevolle und suizidpräventive Begleitung am Lebensende gewährleistet werden.

## Ethische Dimensionen: Autonomie, Fürsorge und Schutz

Das Spannungsfeld zwischen Selbstbestimmung und Fürsorgepflicht prägt die ethische Debatte um Suizidprävention. Eine Gesellschaft, die Solidarität und Fürsorge ernst nimmt, darf sich nicht darauf beschränken, individuelle Entscheidungen zu respektieren, sondern muss gleichzeitig alles tun, um Menschen in Krisen zu unterstützen und ihnen neue Lebensperspektiven zu eröffnen. Unsere Aufgabe ist es, jedem Menschen, der sein Leben als unwürdig empfindet, seine unveräußerliche Würde erfahrbar zu machen – durch Zuwendung, Begleitung und Hoffnung.

Wie gehen wir mit Menschen um, die trotz umfassender Unterstützung einen assistierten Suizid wählen? Hier gilt es, eine Haltung zu finden, die weder verurteilt noch billigt. Die Nationale Suizidpräventionsstrategie (2024) gibt hier eine klare Richtung vor: „Prävention darf nicht aufhören, wenn ein Mensch sich für den Suizid entscheidet – sie muss früher ansetzen und alle gesellschaftlichen Kräfte mobilisieren."

In der Palliativversorgung erleben wir täglich, wie wichtig es ist, Lebensqualität neu zu definieren. Ein 72-jähriger Patient mit fortgeschrittener Krebserkrankung sagte mir einmal: „Ich wollte sterben, als ich die Diagnose hörte. Heute bin ich dankbar für jeden Tag, an dem ich meine Enkel umarmen kann." Solche Erfahrungen bestärken mich darin, dass unsere Aufgabe nicht darin liegt, Todessehnsüchte zu erfüllen, sondern Lebensmöglichkeiten zu erweitern. Auch wenn ich an meine eigene Familie denke, wird mir immer wieder bewusst, wie wichtig es ist, dass wir als Gesellschaft Verantwortung füreinander übernehmen – unabhängig von Alter, Herkunft oder Lebenssituation.

## Resümee und Ausblick

Auch wenn in den vergangenen Jahren wichtige Impulse gesetzt wurden, stehen wir in der Suizidprävention weiterhin vor großen Herausforderungen. Die anhaltend hohen Suizidzahlen und der deutliche Anstieg insbesondere im höheren Lebensalter zeigen, dass unser Engagement nicht nachlassen darf.

Für Pflegefachpersonen im Besonderen, aber auch für alle Berufsgruppen, die mit suizidgefährdeten Menschen arbeiten, bleibt die fachlich und kommunikativ qualifizierende Aus-, Fort- und Weiterbildung im Bereich der Suizidprävention unabdingbar.

Im Bereich der Forschung benötigen wir verlässliche Daten, um die Wirksamkeit von Präventionsmaßnahmen zu evaluieren, die Rolle der Pflege in der Suizidprävention noch besser zu verstehen und die Auswirkungen gesetzlicher Veränderungen wissenschaftlich zu begleiten.

Besorgniserregend stellt sich die Frage, wie sich die Liberalisierung der Suizidassistenz langfristig auf die Suizidrate auswirken könnte. Nach eigener Mitteilung der in Deutschland agierenden drei Sterbehilfevereine, der Deutschen Gesellschaft für Humanes Sterben, Dignitas sowie Sterbehilfe Deutschland, hat die Zahl der „Freitodbegleitungen" in den letzten Jahren um ein Vielfaches zugenommen.

Die Forderung des Deutschen Hospiz- und PalliativVerbands nach einem baldigen Suizidpräventionsgesetz ergänzt die genannte grundsätzliche Stärkung der Hospiz- und Palliativversorgung, die nachweislich suizidpräventiv wirkt. Dazu müssen die Möglichkeiten der Leidenslinderung, der psychosozialen Begleitung und der Trauerbegleitung aus einer immer noch vorhandenen Tabuisierung herausgehoben und strukturell abgesichert werden.

Auch insofern sollten Pflegeeinrichtungen eine nachhaltige Hospiz- und Palliativkultur etablieren, in der qualifizierte Palliative-Care-Fachkräfte für die Bewohnerinnen und Bewohner da sind und in der multiprofessionelle Zusammenarbeit gelebt wird.

Nicht zuletzt ist an Politik und Gesellschaft zu appellieren: Kein Mensch soll durch gesellschaftlichen, ökonomischen oder sozialen Druck zum assistierten Suizid gedrängt werden. Es ist unsere gemeinsame Aufgabe, jedem Menschen, der sein Leben als nicht mehr lebenswert empfindet, seine unveräußerliche Würde erfahrbar zu machen – durch Zuwendung, durch Begleitung, durch die bestmögliche und ganzheitliche Linderung von Leid und durch das Angebot neuer Perspektiven. Wenn wir Suizidprävention als Ausdruck von Fürsorge und Solidarität begreifen, stärken wir nicht nur das Leben des Einzelnen, sondern auch das Fundament unseres gesellschaftlichen Zusammenhalts.

Es ist mein Herzenswunsch – als unmittelbar am Menschen tätiger und für Anliegen der Gesellschaft engagierter Arzt, als Ethikrat-Mitglied, aber eben auch als Vater und Großvater –, dass wir gemeinsam alles tun, um Menschen in Krisen zu stärken und ihnen neue Lebensperspektiven zu eröffnen.

Ich bin überzeugt, dass dieses Buch mit seinen hervorragenden Beiträgen auch dazu verhilft, das Bewusstsein für die Verantwortung der Pflege zu stärken, die

Qualität der Suizidprävention in ihrem und in anderen Versorgungsbereichen zu sichern oder zu verbessern und die gesellschaftliche Debatte hin zu mehr Offenheit, Mitmenschlichkeit und Hoffnung zu lenken. Gerade im Bereich der Langzeitpflege kann dies im Rahmen einer adäquaten beruflichen Anerkennung und Unterstützung gelingen. Dem Leben wieder eine Chance geben – das bleibt unser gemeinsamer Auftrag.

Berlin
im Juni 2026

Winfried Hardinghaus

# Vorwort – Die (zunehmende) Bedeutsamkeit der Suizidprävention und die zentrale Rolle der Pflegefachpersonen

Suizidprävention ist weltweit ein bedeutsames Public-Health-Anliegen. Internationale Organisationen wie die World Health Organization heben die Suizidprävention als vorrangiges Ziel hervor und integrieren sie sowohl in ihrer Gesamtarbeitsstrategie (2018–2028) als auch in ihrer Strategie für Psychische Gesundheit (2013–2030) (WHO 2025). Auch die Vereinten Nationen betonen die Bedeutung der Suizidprävention. Im Rahmen des Nachhaltigen Entwicklungsziels 3 („Gesundheit und Wohlergehen") formulieren sie im Teilziel 3.4 die Absicht, durch Prävention und Behandlung die psychische Gesundheit und das Wohlbefinden der Bevölkerung zu stärken und so die vorzeitige Sterblichkeit durch nichtübertragbare Krankheiten bis 2030 um ein Drittel zu senken (Vereinte Nationen o. J.).

Auch in Österreich, der Schweiz und Deutschland wird die Bedeutung der Suizidprävention in fachlichen, gesellschaftlichen und politischen Diskursen immer wieder betont. Es besteht dabei Einigkeit, dass Suizidprävention als „gesamtgesellschaftliche Aufgabe" (Deutscher Bundestag 2025, S. 36; DER 2022, S. 148; Lewitzka und Petzold 2026; Schneider et al. 2021, S. 10; BAG, GDK und GFCH 2016, S. 4)[1] zu verstehen und weiter auszubauen ist. In Österreich wurde 2011 das Nationale Suizidpräventionsprogramm SUPRA (SUizid PRävention Austria) erstmals gestartet (BMG 2011a, b), das 2019 durch ein Umsetzungskonzept und das „Startpaket Suizidprävention" konkretisiert wurde (BMSGPK 2024). Seit 2025 greift mit dem „Aktionsplan 2025–2030" nun ein längerfristiges Umsetzungskonzept von SUPRA (BMSGPK 2024). In der Schweiz wurde 2016 auf Grundlage eines parlamentarischen Auftrags ein Aktionsplan Suizidprävention lanciert (BAG, GDK & GFCH 2016), der darauf abzielt, die Anzahl nichtassistierter Suizide bis 2030 um rund 25 % zu reduzieren. Ein Bericht aus dem Jahr 2021 gab dabei einen Überblick über den Zwischenstand des

[1] Obgleich dies im Kontext des österreichischen Suizidpräventionsprogramms (SUPRA) nicht explizit so ausgedrückt wird, lässt sich dies daraus ableiten, dass das BMG (2011a) betont, dass bei der Umsetzung von SUPRA „viele verschiedene Bereiche einzubinden [sind]. Dies beginnt auf der Ebene einer breiten Zustimmung, Einbindung des Gesundheits- und Bildungsressorts, von Wissenschaft, Exekutive, Heer, Wirtschaft und Infrastruktur und setzt sich in einem Bekenntnis der Länder zur Suizidprävention fort".

Aktionsplans und dessen Zielerreichung. Neben positiven Fortschritten wurden dabei auch anhaltende Handlungsbedarfe unterstrichen (Trageser et al. 2021). Für Deutschland wies das Nationale Suizidpräventionsprogramm im Jahr 2021 in seinem Bericht „Suizidprävention Deutschland. Aktueller Stand und Perspektiven" (Schneider et al. 2021) auf den dringenden Bedarf eines erweiterten Angebots suizidpräventiver Maßnahmen hin. 2022 unterstrich der Deutsche Ethikrat in seiner Stellungnahme „Suizid – Verantwortung, Prävention und Freiverantwortlichkeit" (DER 2022) die Relevanz des Themas – dies auch dezidiert vor dem Hintergrund des Urteils des Bundesverfassungsgerichts vom 26. Februar 2020, das das Verbot der geschäftsmäßigen Förderung der Selbsttötung für verfassungswidrig und nichtig erklärte (BVerfG 2020). Die Kontroverse rund um die Praxis der Suizidassistenz begleitet den Diskurs zur Suizidprävention in Deutschland (vgl. z. B.: D-A-CH Forum 2025; Deutsches Ärzteblatt 2025; Lindner 2025; Riedel et al. 2025a, 2024a, b; Klotz et al. 2025a, b; DPR 2025; DER 2022; DGP 2021; Schneider et al. 2021). Auch die Bundesregierung setzte hierzu ein Zeichen, indem der Antrag „Suizidprävention stärken" im Juli 2023 in einer Sitzung des Deutschen Bundestags angenommen wurde, während zwei Gesetzesentwürfe zur Regelung der Suizidassistenz in derselben Sitzung abgelehnt wurden (Deutscher Bundestag 2023; Gerber und Fischer 2026). Diese politische Entscheidung fand ihre weitere Bestätigung in der am 30. April 2024 vom Bundesministerium für Gesundheit veröffentlichten „Nationalen Suizidpräventionsstrategie" (BMG 2024). Ebenfalls 2025 folgte dann der Beschluss des Bundeskabinetts zum „Entwurf eines Gesetzes zur Stärkung der nationalen Suizidprävention" (Bundesregierung 2025; Deutscher Bundestag 2025). Die Dringlichkeit der Suizidprävention wird auch durch aktuelle Daten unterstrichen: In den Jahren 2022,6 2023 und 2024 stieg die Zahl der Suizide in Deutschland – basierend auf den neuesten verfügbaren Erhebungen – wieder auf über 10 000 pro Jahr an (Statista 2026). Damit setzt sich der zuvor von 1990 bis 2021 beobachtete Rückgang der Suizidraten nicht fort (Deutsches Ärzteblatt 2025). Ob und in welchem Ausmaß nationale Entwicklungen zur Suizidassistenz auf diesen Anstieg Einfluss genommen haben, ist bislang ungeklärt (Wache und Fiedler 2025) – international ist in Ländern, in denen die Suizidassistenz und/oder die Tötung auf Verlangen legal sind, allerdings ein Anstieg an (assistierten) Suiziden zu bemerken (Lewitzka und Petzold 2026; Deutsches Ärzteblatt 2025). Unbestritten ist, dass Suizidalität ein komplexes, multifaktorielles Phänomen ist, das durch ein Zusammenspiel physischer, psychosozialer und existenzieller Faktoren geprägt wird (DER 2022; Leitlinienprogramm Onkologie 2020)[2]. Zu den besonderen Risikogruppen zählen unter anderem Menschen mit psychischen Erkrankungen (z. B. Depressionen, Suchterkrankungen, Schizophrenie), mit bestimmten physischen Erkrankungen (z. B.

[2] Zum Zeitpunkt der Erstellung des Buches befindet sich die S3-Leitlinie "Palliativmedizin für Patienten mit einer nicht heilbaren Krebserkrankung" in der Überarbeitung. Die Publikation der aktualisierten Leitlinie ist für Sommer 2026 geplant. https://register.awmf.org/de/leitlinien/detail/128-001OL; Zugegriffen: 15.Juni 2026.

Tumorerkrankungen) sowie ältere Menschen (Lindner 2025; BMG 2024; Kremeike et al. 2024; Fiedler et al. 2021; Lindner et al. 2022, 2021).

Pflegefachpersonen begegnen Angehörigen dieser Gruppen in nahezu allen Versorgungsbereichen regelmäßig und sind dabei häufig erste Ansprechpartnerinnen und Ansprechpartner für Todes- und Suizidwünsche (Riedel et al. 2025a, 2024a, b; Klotz et al. 2025a, b, c, d; Seidlein et al. 2025; DPR 2025; Zeilinger et al. 2025; Unseld et al. 2025; Amankwaa et al. 2026; Werner et al. 2026; Nordhaug et al. 2026). Solche Äußerungen sind stets als Ausdruck seelischer Not und persönlichen Leidens zu verstehen (Klotz et al. 2025a; Kremeike et al. 2024; DGP 2021; Leitlinienprogramm Onkologie 2020). In diesen Situationen tragen Pflegefachpersonen sowohl eine fachliche als auch eine moralische Verantwortung, personorientiert, empathisch, respektvoll und offen auf Betroffene einzugehen sowie Maßnahmen zur Suizidprävention anzubieten oder einzuleiten (Riedel et al. 2025a, b, 2024a, b; Klotz et al. 2025a, d; Seidlein et al. 2025; DPR 2025; Gay 2025; Eriksson et al. 2024; DER 2022). Diese Verantwortung ist auch im internationalen Auftrag der Pflege verankert, wie er im Ethikkodex des International Council of Nurses (ICN 2021) sowie in der jüngsten Definition von „Pflege" („Nursing") und von „Pflegefachperson" („Nurse") formuliert wurde (White et al. 2025). Demnach ist ein wesentliches Ziel von Pflegefachpersonen, Gesundheitskompetenz zu fördern, Gesundheit zu stärken, Krankheiten vorzubeugen, Sicherheit zu gewährleisten, Leiden zu lindern, Genesung und Anpassung zu unterstützen sowie die Würde der zu pflegenden Menschen zu wahren (White et al. 2025; ICN 2021; DBfK o. J.). All diese Aspekte sind im Kontext der Suizidprävention von hoher Relevanz. Aus diesem Verständnis ergibt sich auch, dass Pflegefachpersonen Suizidprävention nicht nur anstoßen *können*, sondern dass sie aus professioneller Perspektive sogar *verpflichtet* sind, sich dafür zu engagieren (Riedel et al. 2025a, b, 2024a, b; Klotz et al. 2025a, b; Gay 2025; Feinauer et al. 2024; DER 2022). Diese Haltung wird auch von nationalen Berufsverbänden und Interessenvertretungen unterstützt, die eine stärkere Verankerung der Suizidprävention in Deutschland generell und in der pflegerischen Versorgung im Speziellen befürworten (Bundespflegekammer 2024; DPR 2025, 2024). Gerade angesichts der Möglichkeit der Suizidassistenz erweist sich dieser Anspruch zur Suizidprävention in der Praxis jedoch auch als fachlich wie moralisch herausfordernd und teilweise sogar als moralisch belastend (Riedel et al. 2025, 2024a, b; Klotz et al. 2025a, b, c, d, e; Seidlein et al. 2025).

Vor diesem Hintergrund verfolgt der vorliegende Sammelband das Ziel, zum einen für die (zunehmende) Bedeutsamkeit der Suizidprävention in unserer Gesellschaft und in der Pflege zu sensibilisieren und zum anderen das Bewusstsein für die Verantwortung der Pflegeprofession in der Suizidprävention zu schärfen und praxisnahe Orientierungshilfen für den fachlich wie ethisch anspruchsvollen Umgang mit diesem bedeutsamen Thema zu bieten. Der Sammelband trägt somit dazu bei, die Rolle und Verantwortung der Pflege in der Suizidprävention klarer zu beschreiben, deutlicher herauszustellen und konsequent zu stärken. Entscheidend ist: Damit Pflegefachpersonen ihrem Auftrag in der Suizidprävention umfassend gerecht werden können, bedarf es sowohl ihrer aktiven Verantwortungsübernahme als auch klar definierter Rollen und Zuständigkeiten auf intra- und interprofessioneller Ebene.

Durch die Berücksichtigung der spezifischen Expertise, der Rolle der Pflegefachpersonen für die pflegebedürftigen Menschen, durch das konsequente Einbinden der Pflege in Entwicklungen und Entscheidungen zur Suizidprävention wie auch durch die nachhaltige Verankerung der Suizidprävention in der pflegeberuflichen Qualifizierung und pflegerischen Versorgungspraxis werden Pflegefachpersonen in ihrer professionellen Rolle zur wichtigen Ressource im Rahmen der Suizidprävention – mit dem Ziel, Not zu lindern, Lebenssituationen würdig zu gestalten und Menschenleben zu schützen.

Der Sammelband gliedert sich dafür in drei Bereiche:

- **Abschnitt I – Theoretische Grundlagen von Suizidalität und Suizidprävention.** Dieser einführende Abschnitt vermittelt grundlegendes Wissen zu Suizidalität und Suizidprävention. Er bietet eine Übersicht über zentrale Suizidtheorien, skizziert den aktuellen Stand der Suizidprävention in Deutschland und diskutiert diesen auch aus juristischer Perspektive.
- **Abschnitt II – Professioneller Auftrag im Rahmen der Suizidprävention und die Rolle der Pflegefachpersonen.** In diesem Abschnitt stehen die pflegeprofessionelle Rolle bei der Identifikation von Todeswünschen und Suizidalität, die Bedeutung einer professionellen Haltung in der Begegnung mit suizidgefährdeten Menschen sowie das Potenzial und die Verantwortung von Pflegefachpersonen in der Suizidprävention im Mittelpunkt. Ergänzend wird der Blick über den nationalen Kontext hinaus erweitert, indem auch die Perspektive aus Österreich und der Schweiz einbezogen wird.
- **Abschnitt III – (Pflege-)Ethische Implikationen, Einordnung und Interventionen.** Dieser Abschnitt beleuchtet mögliche ethische Spannungsfelder – aus der Pflege- und der Medizinethik – und die Herausforderungen im Kontext der Suizidprävention. Hierbei stellt der Abschnitt auch Bezüge zur Suizidassistenz in Deutschland her. Zudem wird der Bildungsbedarf von Pflegefachpersonen in diesem Handlungsfeld thematisiert und deren Bedeutsamkeit unterstrichen.

## Danksagungen

Ein besonderer Dank gilt allen Autorinnen und Autoren, deren umfassende Expertise und großartiges Engagement diesen Sammelband in seiner vorliegenden Form erst möglich gemacht haben. Durch ihren Beitrag konnte ein breites Spektrum an thematisch relevanten, fachlichen und ethischen Perspektiven abgebildet werden. Wir schätzen die sorgfältige und verlässliche Zusammenarbeit sehr und haben sie als überaus bereichernd erlebt.

Unser Dank gilt zudem Prof. Dr. Winfried Hardinghaus für das Geleitwort zu diesem Band.

Frau Dr. Monika Kortenjann möchten wir für das sorgfältige und zuverlässige Lektorat danken.

Ebenso danken wir Sarah Busch vom Springer-Verlag für ihre Unterstützung und ihr Vertrauen bei der Realisierung des Projekts. Wir danken Amose Stanislaus –

ebenfalls vom Springer-Verlag – für die zuverlässige Zusammenarbeit und die Koordination im Kontakt mit den Autorinnen und Autoren dieses Werkes.

Zu guter Letzt danken wir allen Leserinnen und Lesern für ihr Interesse an diesem – aus unserer Sicht – äußerst wichtigen Thema. Wir hoffen, dass der Sammelband neue Erkenntnisse vermittelt, unterschiedliche Perspektiven eröffnet und als wertvolle Unterstützung für die Versorgungspraxis dient. Wir wünschen viel Freude und interessante Impulse beim Lesen.

Esslingen
im Juni 2026

Annette Riedel
Thomas Heidenreich
Karen Klotz
Pia Madeleine Haug

## Literatur

Amankwaa I, Liu C, Coates-Harris J, Chin M, Brownie S, McClunie-Trust P (2026) Evolving nursing roles in assisted dying services in New Zealand: A scpong review. International Journal of Nursing Studies 173, 10253. https://doi.org/10.1016/j.ijnurstu.2025.105253

BAG, GDK, GFCH (Bundesamt für Gesundheit, Schweizerische Konferenz der kantonalen Gesundheitsdirektorinnen und -direktoren, Stiftung Gesundheitsförderung Schweiz) (2016) Suizidprävention in der Schweiz. Ausgangslage, Handlungsbedarf und Aktionsplan. https://backend.bag.admin.ch/fileservice/sdweb-docs-prod-bagadminch-files/files/2025/08/06/c023cd84-e8e6-45ae-8387-5cf4c9018ac4.pdf. Zugegriffen: 14. Aug 2025

BMSGPK (Bundesministerium für Soziales, Gesundheit, Pflege und Konsumentenschutz) (2024) SUPRA – Suizidprävention Austria. Aktionsplan 2025–2030 und längerfristiges Umsetzungskonzept. https://www.sozialministerium.gv.at/dam/jcr:542c85b1-85e1-4034-b8a9-fccbf629d2d8/SUPRA_2025-2030.pdf. Zugegriffen: 14. Aug 2025

BMG (Bundesministerium für Gesundheit) (2011a) SUPRA. Suizidprävention Austria (Kurzfassung). https://www.sozialministerium.gv.at/dam/jcr:194575ed-ed47-494d-9efe-fff19f3dd8bb/Kurzfassung%20SUPRA%202011.pdf. Zugegriffen: 14. Aug 2025

BMG (Bundesministerium für Gesundheit) (2011b) SUPRA. Suizidprävention Austria (Langfassung). https://www.sozialministerium.gv.at/dam/jcr:9927d9b5-6520-4bb8-88d6-069d28689121/Langfassung%20SUPRA%202011.pdf. Zugegriffen: 14. Aug 2025

BMG (Bundesministerium für Gesundheit) (2024) Nationale Suizidpräventionsstrategie. https://www.bundesgesundheitsministerium.de/fileadmin/Dateien/5_Publikationen/Praevention/abschlussbericht/240430_Nationale_Suizidpraeventionsstrategie.pdf. Zugegriffen: 12. Aug 2025

Bundespflegekammer e. V. (2024) Stellungnahme zum Entwurf eines Gesetzes zur Stärkung der nationalen Suizidprävention (SuizidPrävG). https://www.bundesgesundheitsministerium.de/fileadmin/Dateien/3_Downloads/Gesetze_und_Verordnungen/Stellungnahmen_WP20/SuizidPraevG-E/BUNDESPFLEGEKAMMER.pdf. Zugegriffen: 12. Aug 2025

Bundesregierung (2025) Gesetzentwurf zur Suizidprävention beschlossen. https://www.bundesregierung.de/breg-de/service/archiv-bundesregierung/kabinett-suizidpraevention-2326784. Zugegriffen: 12. Aug 2025

BVerfG (Bundesverfassungsgericht) (2020) Urteil vom 26. Februar 2020 — 2 BvR 2347/15, 2 BvR 2527/16, 2 BvR 2354/16, 2 BvR 1593/16, 2 BvR 1261/16, 2 BvR 651/16. https://www.bundesverfassungsgericht.de/SharedDocs/Pressemitteilungen/DE/2020/bvg20-012.html. Zugegriffen: 12. Aug 2025

D-A-CH-Forum (2025) Ittinger Erklärung des D-A-CH Forums „Suizidprävention und assistierterbr /Suizid". https://www.d-a-ch-forum.org/wp-content/uploads/2025/06/2025_Ittinger_Erklaerung.br/pdf. Zugegriffen: 10. Jun 2026

Deutsches Ärzteblatt (2025). Suizidraten: Weltweit gesunken, in Deutschland halbiert (18.08.2025). https://www.aerzteblatt.de/news/suizidraten-weltweit-gesunken-in-deutschland-halbiert-853d4aeb-95f3-4ebb-aa81-0b7a7137fba9. Zugegriffen: 22. Aug 2025

DBfK (Deutscher Berufsverband für Pflegeberufe) (o. J.) Übersetzung des Executive Summary aus „Renewing the Definitions of 'Nursing' and 'a Nurse'" https://www.dbfk.de/media/docs/newsroom/internationales/Uebersetzung_Summary_Renewing-the-Definitions-of-Nursing-and-a-Nurse.pdf. Zugegriffen: 13. Aug 2025

Deutscher Bundestag (2023) Bundestag lehnt Gesetzentwürfe zur Reform der Sterbehilfe ab. https://www.bundestag.de/dokumente/textarchiv/2023/kw27-de-suiziddebatte-954918. Zugegriffen: 12. Aug 2025

Deutscher Bundestag (2025) Entwurf eines Gesetzes zur Stärkung der nationalen Suizidprävention. https://dserver.bundestag.de/btd/20/149/2014987.pdf. Zugegriffen: 12. Aug 2025

DER (Deutscher Ethikrat) (2022) Suizid – Verantwortung, Prävention und Freiverantwortlichkeit. Stellungnahme. https://www.ethikrat.org/fileadmin/Publikationen/Stellungnahmen/deutsch/stellungnahme-suizid-kurzfassung.pdf. Zugegriffen: 12. Aug 2025

DGP (Deutsche Gesellschaft für Palliativmedizin) (2021) Eckpunkte der Deutschen Gesellschaft für Palliativmedizin zu einer möglichen Neuregulierung der Suizidassistenz und Stärkung der Suizidprävention. https://www.dgpalliativmedizin.de/images/210224_DGP_Eckpunkte_Suizidassistenz_Suizidpr%C3%A4vention.pdf. Zugegriffen: 13. Aug 2025

DPR (Deutscher Pflegerat) (2025). Die pflegerische Begleitung von Personen mit Todeswunsch (01/25). https://deutscher-pflegerat.de/download/2025-01-06__positionspapier_pflegerische_begleitung_bei_personen_mit_todeswunsch_final.pdf. Zugegriffen: 14. Juni 2026

DPR (Deutscher Pflegerat) (2024) Stellungnahme des Deutschen Pflegerates e. V. (DPR) zum Entwurf eines Gesetzes zur Stärkung der nationalen Suizidprävention. https://www.bundesgesundheitsministerium.de/fileadmin/Dateien/3_Downloads/Gesetze_und_Verordnungen/Stellungnahmen_WP20/SuizidPraevG-E/DPR.pdf. Zugegriffen: 12. Aug 2025

Eriksson E, Säfströmer K, Hultsjö S, Persdotter A, Wärdig R (2024) The Importance of Time: Nurses' Experiences of Working with Suicide Prevention and Suicide Risk Assessment in the Care of Older People. Int J Older People Nurs 19:e12650. https://doi.org/10.1111/opn.12650

Feinauer S, Klotz K, Heidenreich T, Riedel A (2024) Gestärkte Suizidprävention fordert Verantwortung. Pflegez 77:24–27. https://doi.org/10.1007/s41906-024-2683-z

Fiedler G, Schneider B, Giegling I, Rujescu D, Lindner R (2021) Suizidalität und Suizidprävention in Deutschland – Ein Blick auf den gegenwärtigen Stand In: Schneider B, Lindner R, Giegling I, Müller S, Müller-Pein H, Rujescu D, Urban B, Fiedler G (Hrsg) Suizidprävention in Deutschland. Aktueller Stand und Perspektiven, S 17–39

Gay M (2025) Enhancing person-centred care in suicide prevention: A nursing perspective. Journal of Psychiatric and Mental Health Nursing 32, 891–896, https://doi.org/10.1111/jpm.13168

Gerber M, Fischer J (2026) Pointing the politics of passing away. An empirical ethics case study on legislating assisted dying. BMC Medical Ethics 27, 102, https://doi.org/10.1186/s12910-026-01482-8

ICN (International Council of Nurses) (2021) Der ICN-Ethikkodex für Pflegefachpersonen. https://www.dbfk.de/media/docs/newsroom/publikationen/ICN_Code-of-Ethics_DE_WEB.pdf. Zugegriffen: 12. Aug 2025

Klotz K, Seidlein AH, Riedel A (2025a) Todes- und Suizidwünsche. Ethische Herausforderungen in der Pflege. Springer, Berlin. https://doi.org/10.1007/978-3-662-71019-7

Klotz K, Seidlein AH, Riedel A (2025b) Todeswünsche, Suizidwünsche und Suizidprävention. In: Riedel A, Linde AC (Hrsg) Ethische Reflexion in der Pflege. Konzepte – Werte – Phänomene, 2. Auflage. Springer, Berlin, Heidelberg, S 135–140. https://doi.org/10.1007/978-3-662-70612-1_15

Klotz K, Heidenreich T, Haug PM, Feinauer S, Riedel A (2025c) Nurses‘ Experience of Moral Distress in the Context of Medical Assistance in Dying (MAiD): A Systematic Review. Ethik Med 37: 585–619. https://doi.org/10.1007/s00481-025-00887-0

Klotz K, Haug PM, Heidenreich T, Stratmann EM, Jacob E, Riedel A (2025d) Assisted Suicide and Suicide Prevention: Ethical Perspectives, Attitudes and Challenges for Nurses in Long-Term Care-A Qualitative Focus Group Study. Healthcare 13(24): 3263. https://doi.org/10.3390/healthcare13243263

Klotz K, Seidlein A-H, Riedel A (2025e) Moralische Herausforderungen für Pflegefachpersonen in der Langzeitpflege im Spannungsfeld zwischen Palliative Care und Suizidassistenz. In: Stanze H, Riedel A (Hrsg) Moral Distress und Moral Injury. Sensibilität, Verantwortung und Sorge in der Palliative Care. Kohlhammer, Stuttgart, S 247–263

Kremeike K, Boström K, Voltz R (2024) Sterben als einziger Ausweg – wie Todeswünschen begegnen? Onkologie 30 (Suppl 1):25–31. https://doi.org/10.1007/s00761-023-01447-1

Leitlinienprogramm Onkologie (2020) Erweiterte S3-Leitlinie Palliativmedizin für Patienten mit einer nicht-heilbaren Krebserkrankung Version 2.2. AWMF-Registernummer: 128/001OL. AWMF. https://www.awmf.org/leitlinien/detail/ll/128-001OL.html. Zugegriffen: 13. Aug 2025

Lewitzka U, Petzold C (2026) Sterbehilfe international und die Debatte in Deutschland. Bundesgesundheitsbl 69: 255–266. https://doi.org/10.1007/s00103-026-04189-8

Lindner R (2025) Suizidprävention und assistierter Suizid – unvereinbar? Z Gerontol Geriat 58:23–27. https://doi.org/10.1007/s00391-024-02394-1

Lindner R, Sperling U, Drinkmann A, Hery D, Renken S, Schneider B, Supprian T, Teising M (2021) Suizidprävention für alte Menschen. In: Schneider B, Lindner R, Giegling I, Müller S, Müller-Pein H, Rujescu D, Urban B, Fiedler G (Hrsg) Suizidprävention in Deutschland. Aktueller Stand und Perspektiven, S 141–168

Lindner R, Drinkmann A, Schneider B et al (2022) Suizidalität im Alter. Z Gerontol Geriat 55:157–164. https://doi.org/10.1007/s00391-022-02030-w

Nordhaug M, Jerpseth H, Staats K (2026) European nurses' attitudes towards assisted death: A scoping review. Nursing Ethics 33(3), 899–926. https://doi.org/10.1177/09697330251403140

Riedel A, Klotz K, Seidlein AH (2024a) Assistierter Suizid und die ethischen Implikationen für die Pflegefachpersonen. In: Riedel A, Lehmeyer S (Hrsg) Ethik im Gesundheitswesen. Springer Reference Pflege – Therapie – Gesundheit. Springer, Berlin, Heidelberg https://doi.org/10.1007/978-3-662-58685-3_102-1

Riedel A, Klotz K, Heidenreich T (2024b) Ethische Aspekte von Todes- und Suizidwünschen älterer Menschen in der Pflege und für Pflegefachpersonen. Ethik Med 36:263–281. https://doi.org/10.1007/s00481-024-00822-9

Riedel A, Seidlein AH, Klotz K (2025a) Gerontologische Pflege und Ethik als Grundlage für den professionellen Umgang mit Todeswünschen und dem Wunsch nach einem assistierten Suizid älterer Menschen. In: Giese C, Rabe M, Salomon F (Hrsg) Assistierter Suizid. Ein Thema in der Pflege? De Gruyter, Berlin, S 106–131

Riedel A, Feinauer S, Jacob E, Haug PM, Klotz K, Heidenreich T (2025b) Nurses' Roles and Responsibilities in Suicide Prevention: A Scoping Review. BMC Nurs 24: 1308. https://doi.org/10.1186/s12912-025-04009-5

Schneider B, Lindner R, Giegling I, Müller S, Müller-Pein H, Rujescu D, Urban B, Fiedler G (2021) Suizidprävention Deutschland. Aktueller Stand und Perspektiven. Deutsche Akademie für Suizidprävention e. V. https://www.naspro.de/dl/Suizidpraevention-Deutschland-2021.pdf. Zugegriffen: 12. Aug 2025

Seidlein A-H, Riedel A, Heidenreich T, Klotz K (2025) Nursing ethical dimensions of euthanasia and medically assisted suicide for older people in need of long-term care. Front. Psychiatry 16:1589487. https://doi.org/10.3389/fpsyt.2025.1589487

Statista (2026) Anzahl der Sterbefälle durch Suizide in Deutschland in den Jahren von 1980 bis 2024. https://de.statista.com/statistik/daten/studie/583/umfrage/sterbefaelle-durch-vorsaetzliche-selbstbeschaedigung/. Zugegriffen: 10. Jun 2026

Trageser J, Petry C, von Stokar T, Reisch T (2021) Zwischenstand Umsetzung Nationaler Aktionsplan Suizidprävention: Schlussbericht. https://backend.bag.admin.ch/fileservice/sdweb-docs-prod-bagadminch-files/files/2025/03/18/b3d0fc45-613f-46e8-afe0-c4d44fd73468.pdf. Zugegriffen: 14. Aug 2025

Unseld M, Meyer AL, Vielgrader T-L, et al. (2025) Assisted Suicide in Austria: Nurses' understanding of patients' requests and the role of patient symptoms. Environmental Research and Public Health 22, 218, https://doi.org/10.3390/ijerph22020218

Vereinte Nationen (o. J.) Goal 3: Ensure healthy lives and promote well-being for all at all ages. https://www.un.org/sustainabledevelopment/health/. Zugegriffen: 12. Aug 2025

Wache K, Fiedler G (2025) Suizide in Deutschland 2024. https://www.naspro.de/dl/Suizidzahlen2024.pdf. Zugegriffen 14. Juni 2026

Werner M, Kreyer C, Pleschberger S (2026) The Impact of assisted dying legislation on nursing practice in palliative care: A scoping review. Journal of Advanced Nursing 0:1–16, https://doi.org/10.1111/jan.70657

White J, Gunn M, Chiarella M, Catton H, Stewart D (2025) Renewing the Definitions of 'nursing' and 'a nurse'. Final project report, June 2025. International Council of Nurses. https://www.icn.ch/sites/default/files/2025-06/ICN_Definition-Nursing_Report_EN_Web_0.pdf. Zugegriffen: 12. Aug 2025

WHO (World Health Organization) (2025) Suicide worldwide in 2021. Global health estimates. WHO, Genf. https://iris.who.int/bitstream/handle/10665/381495/9789240110069-eng.pdf?sequence=1. Zugegriffen: 12. Aug 2025

Zeilinger EL, Vielgrader T-L, Petersen A, Meyer AL, Brunevskaya N, Unseld M (2025) Nurses' perspectives on assisted suicide: Challenges and support needs. Social Science & Medicine 366, 117663, https://doi.org/10.1016/j.socscimed.2024.117663

# Inhaltsverzeichnis

# Teil I
# Theoretische Grundlagen von Suizidalität und Suizidprävention

# Suizid und Suizidalität

# 1

Tobias Teismann und Carola Claus

**Zusammenfassung**

Suizidales Erleben und Verhalten sind in der Allgemeinbevölkerung und in klinischen Populationen weit verbreitet. In diesem Kapitel werden zunächst zentrale Begriffe definiert, bevor epidemiologische Daten zu Suiziden, Suizidversuchen und -gedanken referiert und Verlaufscharakteristika suizidaler Krisen beschrieben werden. Es folgt eine Auseinandersetzung mit zentralen Risikofaktoren für Suizide, Warnzeichen einer suizidalen Krise und Schutzfaktoren gegenüber suizidalem Erleben und Verhalten.

## 1.1 Definitionen suizidalen Erlebens und Verhaltens

Suizidalität gilt als Oberbegriff für ein breites Spektrum suizidalen Erlebens und Verhaltens: Hierunter fallen Suizidgedanken, -wünsche, -impulse, -drohungen, -absichten, -pläne, -gesten sowie Vorbereitungshandlungen, (abgebrochene, unterbrochene) Suizidversuche und Suizide. Eine einheitliche, international gebräuchliche Nomenklatur und Klassifikation suizidaler Erlebens- und Verhaltensweisen existiert bis heute nicht (Goodfellow et al. 2019). Zunehmende Verbreitung findet jedoch ein Klassifikationssystem von Posner und Kollegen (2007, 2014): In diesem Rahmen werden unter dem Oberbegriff „Selbstverletzendes Verhalten“ drei Klassen von Verhaltensmustern differenziert: (1) nichtsuizidales selbstverletzendes Verhalten, (2) unbestimmtes selbstverletzendes Verhalten und (3) suizidales

T. Teismann (✉) · C. Claus
Foschungs- und Behandlungszentrum für Psychische Gesundheit (FBZ), Ruhr-Universität Bochum, Bochum, Deutschland
E-Mail: tobias.teismann@ruhr-uni-bochum.de



A. Riedel et al. (Hrsg.), *Suizidprävention in der Pflege*,
https://doi.org/10.1007/978-3-662-72796-6_1

Verhalten. Die Differenzierung der drei Verhaltensklassen erfolgt auf Basis der dem Verhalten zugrunde liegenden Intention: Um von einer suizidalen Handlung sprechen zu können, muss ein gewisses Ausmaß an Absicht (engl.: „non-zero intent"), durch die Handlung zu sterben, eruierbar sein, andernfalls handelt es sich um nichtsuizidales oder unbestimmtes selbstverletzendes Verhalten.

Die verschiedenen Begriffe werden innerhalb dieses Klassifikationssystems wie folgt definiert:

**Suizid** *(suicide):* Tod aufgrund eines intentionalen, selbstschädigenden Verhaltens, das mit einem gewissen Maß an Absicht zu sterben assoziiert war. Drei Bestimmungsmerkmale gelten als zentral: (1) Die Person ist tot. (2) Das Verhalten der Person selbst führte zum Tod. (3) Die Person hatte (in gewissem Ausmaß) die Absicht, ihren eigenen Tod herbeizuführen. Eine entsprechende Intention wird entweder erschlossen oder wurde explizit zum Ausdruck gebracht.

**Suizidversuch** *(suicide attempt):* Auf die eigene Person gerichtetes, potenziell selbstverletzendes Verhalten, das nicht zum Tod führte, aber mit einem gewissen Maß an Absicht zu sterben assoziiert war. Wiederum gelten drei Bestimmungsstücke als zentral: (1) Die Person hatte (in gewissem Ausmaß) die Absicht, ihren eigenen Tod herbeizuführen. Diese Absicht wird entweder erschlossen oder wurde explizit zum Ausdruck gebracht. (2) Es wurde ein Verhalten gezeigt, das das Potenzial zur Selbstschädigung hatte bzw. von dem die Person dachte, dass es dieses Potenzial hat. (3) Eine Verletzung oder Schädigung kann, muss aber nicht eingetreten sein.

**Unterbrochener Suizidversuch** *(interrupted suicide attempt):* Die Ausführung eines auf die eigene Person gerichteten, potenziell selbstverletzenden Verhaltens, das mit einem gewissen Maß an Absicht zu sterben assoziiert ist, wird durch eine andere Person unterbrochen/verhindert, bevor es zu einer Schädigung gekommen ist. Zwei Merkmale sind entscheidend, um von einem unterbrochenen Suizidversuch zu sprechen: (1) Ohne die Unterbrechung wäre es zum Suizid(versuch) gekommen. (2) Es ist zu keiner Verletzung gekommen. (In dem Moment, in dem eine erste Tablette eingenommen oder ein erster Schnitt gesetzt wurde, handelt es sich um einen Suizidversuch.)

**Abgebrochener Suizidversuch** *(aborted suicide attempt):* Die Ausführung eines auf die eigene Person gerichteten, potenziell selbstverletzenden Verhaltens, das mit einem gewissen Maß an Absicht zu sterben assoziiert ist, wird vorbereitet. Die Person selbst stoppt ihr Verhalten jedoch, unmittelbar bevor es zu einer Schädigung gekommen ist. Wie beim unterbrochenen Suizidversuch gilt auch hier: (1) Ohne den Abbruch wäre es zum Suizidversuch gekommen. (2) Es ist zu keiner Verletzung gekommen. (In dem Moment, in dem eine erste Tablette eingenommen oder ein erster Schnitt gesetzt wurde, handelt es sich um einen Suizidversuch.)

**Vorbereitende Handlungen bzw. vorbereitendes Verhalten** *(preparatory acts or behavior):* Vorbereitungen zur Durchführung eines Suizid(versuchs). Hierzu zählen beispielsweise das Schreiben eines Abschiedsbriefes, das Verfassen eines Testamentes, der Erwerb einer Waffe bzw. das Sammeln von Medikamenten. Suizidgedanken oder Verbalisierungen derselben gelten nicht als vorbereitendes Verhalten.

Suizidgedanken umfassen Gedanken und Vorstellungen, die eine Person hinsichtlich der selbstinitiierten Beendigung ihres eigenen Lebens hat. Im weitesten Sinne können hierunter auch akustische Halluzinationen mit suizidalem Inhalt und suizidassoziierte Zwangsgedanken und -vorstellungen fallen (vgl. Wenzel et al. 2009). Unterschieden werden in der Regel sogenannte *passive Suizidgedanken,* also Gedanken, in denen ein Todeswunsch zum Ausdruck kommt, ohne dass bereits eine Handlungsabsicht formuliert wird („Manchmal wäre es mir am liebsten, ich würde einfach nicht mehr aufwachen"), und *aktive Suizidgedanken,* die das angestrebte Ziel, am Ende einer selbstinitiierten Handlung tot zu sein und dies auch zu wollen („Ich möchte mir das Leben nehmen"), beinhalten.

**Inakzeptable Begriffe**
Verschiedene Begriffe, die uneindeutig, tautologisch oder diffamierend sind, sollten nicht genutzt werden, um suizidale Verhaltensweisen zu charakterisieren (Crosby et al. 2011). Hierzu gehören die Begriffe *Selbstmord, vollendeter Suizid, erfolgreicher Suizid, gescheiterter Suizid, Parasuizid, parasuizidale Handlungen, manipulative Suizidalität.*

Im DSM-5 (Falkai und Wittchen 2015) wurde suizidales Verhalten erstmals auf Störungsebene definiert. Im Rahmen der Forschungskriterien wurde die suizidale Verhaltensstörung *(suicidal behavior disorder)* in den Kanon der weiter zu erforschenden Störungsbilder aufgenommen. Kern des Störungsbildes ist die Durchführung eines Suizidversuchs innerhalb der letzten 24 Monate.

## 1.2 Epidemiologie

Im Jahr 2023 starben in der Bundesrepublik Deutschland 10.304 Menschen – 7478 Männer und 2826 Frauen – durch einen *Suizid* (Statistisches Bundesamt 2025); Suizide machten damit 1 % aller Sterbefälle in Deutschland aus. Bezieht man die Zahl der Gestorbenen auf 100.000 Personen der Bevölkerung, so resultiert eine Suizidrate von 12,2. Betrachtet man die einzelnen Bundesländer gesondert, dann hatten Sachsen-Anhalt (17,0), Sachsen (16,9) und Hamburg (14,6) die höchsten Suizidraten im Jahr 2023 und das Saarland (11,0) und NRW (9,0) die niedrigsten. Im weltweiten Vergleich liegt die Suizidrate in Deutschland im mittleren Bereich – sowohl bei Erwachsenen (WHO 2021) als auch bei Kindern und Jugendlichen (Glenn et al. 2020). Weltweit – und auch in Deutschland – ist es in den vergangenen Jahrzehnten zu einem Rückgang an Suiziden gekommen (Naghavi 2019; WHO 2021); eine prominente Ausnahme stellen u. a. die USA dar, in denen sich seit Jahren ein Anstieg an Suiziden beobachten lässt (Case und Deaton 2020).

Die Suizidgefährdung nimmt in Deutschland – wie in den meisten Ländern weltweit (Naghavi 2019) – mit steigendem Alter zu: Mehr als 70 % aller Suizide werden von Menschen über 50 Jahren verübt und das Durchschnittsalter eines durch Suizid Verstorbenen betrug im Jahr 2023 in Deutschland 61,5 Jahre. Bis zur Pubertät sind Suizide hingegen vergleichsweise selten: 22 Kinder (≤ 14 Jahre) starben im Jahr 2023 in Deutschland durch einen Suizid (Statistisches Bundesamt 2025).

Hinsichtlich der vollzogenen Suizide wurden in Deutschland 2023 die meisten Suizide durch Erhängen vollzogen: 57 % der Männer und 27 % der Frauen wählten diese Methode. Die vorsätzliche Selbstvergiftung mit Medikamenten stellt die zweithäufigste Suizidmethode dar. Es folgen als Methoden: Sturz aus der Höhe, Schusswaffen, Legen vor ein sich bewegendes Objekt, Gase und Ertrinken. Die meisten Menschen nehmen sich in ihrem Zuhause das Leben (Rhee et al. 2016). Im Jahresverlauf findet sich eine Häufung von Suiziden im Frühjahr und Sommer, und bezogen auf die Wochentage gibt es eine leichte Häufung von Suiziden an Montagen (Plöderl 2021).

**Suizide in psychiatrischen Kliniken**

Die Gefahr eines Suizids ist in der ersten Woche nach Entlassung aus stationärer psychiatrischer Behandlung erheblich erhöht (Chung et al. 2017, 2019): In einer aktuellen Metaanalyse ergab sich in der ersten Woche nach stationärer psychiatrischer Entlassung eine Suizidrate von 3000 Suiziden pro 100.000 Personenjahren (Chung et al. 2019); 3,3 % aller Suizide durch Männer und 6,3 % aller Suizide von Frauen erfolgten in einer dänischen Untersuchung in der Woche nach Entlassung aus stationärer psychiatrischer Behandlung (Madsen et al. 2020). 80 % der Suizide werden während des regulären Ausgangs vollzogen – und dies in 90 % der Fälle von Personen, die Suizidalität im Vorfeld glaubhaft verneint hatten (Ajdacic-Gross et al. 2009).

Die Rate von *Suizidversuchen* übersteigt die Rate der Suizide um ein Vielfaches: Im Rahmen des WHO World Mental Health Survey, einer multinationalen epidemiologischen Untersuchung (Nock, Borges & Ono, 2012), lag die Lebenszeitprävalenz von Suizidversuchen länderübergreifend bei 2,7 % (Bereich: 0,5–5,0 %; Deutschland = 1,7 %). In Jugendstichproben zeigten sich wiederholt deutlich höhere Prävalenzangaben; so berichten in deutschen Schulstudien 7,6–9 % der befragten Neuntklässler von lebenszeitlichen Suizidversuchen (Donath et al. 2014, 2019). Suizidversuche werden altersunabhängig häufiger von Frauen als von Männern durchgeführt.

Konkrete *Suizidgedanken* und *Suizidpläne* während der vergangenen zwei Wochen berichteten in einer deutschen Repräsentativuntersuchung 8 % der Befragten (Forkmann et al. 2012). In einer Untersuchung an deutschen Psychotherapieambulanzen berichteten 36,7 % der Patienten zu Therapiebeginn von Suizidgedanken innerhalb der vergangenen Woche (Teismann et al. 2024). Deutlich erhöhte Prävalenzangaben finden sich wiederum auch bei Jugendlichen: In zwei umfassenden deutschen Erhebungen berichteten beispielsweise 36,6–39,4 % der befragten Neuntklässler von lebenszeitlichen Suizidgedanken (Donath et al. 2014, 2019).

**COVID-19-Pandemie**
Im Zuge der COVID-19-Pandemie kam es zu einer Zunahme an psychosozialer Belastung (Schafer et al. 2022); eine belegbare Zunahme an Suiziden ist in Deutschland und den meisten Industriestaaten in den beiden Pandemiejahren 2020 und 2021 gleichwohl ausgeblieben (Pirkis et al. 2021, 2022). Insbesondere in Stichproben von Kindern und Jugendlichen fand sich jedoch eine deutliche Zunahme an Suizidgedanken und Suizidversuchen (Bruns et al. 2022; Dubé et al. 2021) im Verlauf der Pandemie.

## 1.3 Verlauf suizidaler Krisen

Suizidale Entwicklungen weisen eine erhebliche Heterogenität auf: Während manche Betroffene Suizidgedanken nur im Kontext einer zeitlich begrenzten Krise erleben, leiden andere unter wiederkehrenden (Williams et al. 2006) oder chronischen Suizidgedanken (Perry et al. 2009). Kurzfristig weisen Suizidgedanken typischerweise einen fluktuierenden Verlauf mit raschen Intensitätswechseln auf (Hallensleben et al. 2019).

Bei den wenigsten Betroffenen münden Suizidgedanken in suizidales Verhalten. In Fällen, in denen eine entsprechende Transition erfolgt, geschieht dies indessen sehr rasch: Auf die Frage, wie viel Zeit zwischen der Entscheidung zum Suizid und der Suizidhandlung verging, geben 44–48 % der Betroffenen eine Zeitspanne von weniger als 10 min an (Paashaus et al. 2021; Simon et al. 2001). Dies verweist auf die erhebliche Dynamik suizidaler Eskalationen. Auf Letzteres verweisen auch Studien, in denen gezeigt werden konnte, dass viele (44 %) Suizidversuche vollzogen werden, ohne dass zuvor eine Phase der Suizidplanung durchlaufen wurde, und dass 17 % der Personen, die einen Suizidversuch unternommen haben, im Vorfeld weder unter Suizidgedanken gelitten noch einen Suizidplan entwickelt hatten (Bryan et al. 2023).

Ein Suizidversuch bleibt bei den meisten Menschen ein singuläres Ereignis; gleichzeitig ist das Risiko für einen erneuten Suizidversuch im ersten Jahr nach einem Suizidversuch mit 16,3 % deutlich erhöht; 1,6 % sterben im Jahr nach einem Suizidversuch durch einen Suizid (Caroll et al. 2014). In Übereinstimmung mit den skizzierten Studien gelten vorangegangene Suizidversuche als zentraler Risikofaktor für weitere Suizidversuche und Suizide (siehe Abschn. 1.4.2). Die Tatsache, dass eine Minderheit von 5–7 % derer, die einen Suizidversuch überleben, zu einem späteren Zeitpunkt durch einen Suizid sterben, macht jedoch deutlich, dass die allermeisten Personen nach einem Suizidversuch wieder einen Weg zurück ins Leben finden.

## 1.4 Risikofaktoren

Im Rahmen epidemiologischer und klinischer Studien wurde ein breites Spektrum an Risikofaktoren mit Suiziden in Verbindung gebracht (siehe Tab. 1.1).

Die Kenntnis von Risikofaktoren sollte dafür sensibilisieren, bei Menschen, die entsprechende Merkmale aufweisen, die Möglichkeit suizidalen Erlebens und Verhaltens in Betracht zu ziehen und proaktiv anzusprechen. Grundsätzlich handelt es sich um statistisch definierte Risiken, die für die entsprechenden Gruppen gelten, nicht aber für jeden einzelnen Menschen, der einer solchen Gruppe angehört, zutreffen müssen. Zudem muss bedacht werden, dass Suizide in der Gesamtbevölkerung eine geringe Auftretenswahrscheinlichkeit haben und ein statistisch erhöhtes Risiko somit nicht als gleichbedeutend mit einem hohen tatsächlichen Risiko zu verstehen ist. Vielmehr nehmen sich die allerwenigsten Personen, die einen oder auch mehrere Risikofaktoren aufweisen, das Leben (Franklin et al. 2017).

Im Folgenden wird auf einzelne relevante Risikofaktoren sowie auf Warnzeichen einer suizidalen Krise nochmals ausführlicher eingegangen. Auf die Bedeutung des Zugangs zu letalen Mitteln wird in Kap. 3 genauer eingegangen.

### 1.4.1 Psychische Störungen

In epidemiologischen, klinischen und psychologischen Autopsiestudien lässt sich ein Zusammenhang zwischen psychischen Störungen und Suizidmortalität konsistent nachweisen (u. a. Favril et al. 2022; Too et al. 2019): Insbesondere unipolare und bipolare affektive Störungen, Schizophrenie, Substanzkonsumstörungen und die Borderline-Persönlichkeitsstörung sind mit einem erhöhten Suizidrisiko assoziiert (siehe Tab. 1.2). Die Symptomschwere und das Vorliegen komorbider psychischer Störungen sind störungsübergreifende Prädiktoren für Suizide.

Ein erhöhtes Suizidrisiko findet sich nicht nur bei Personen, die an einer psychischen Störung leiden, sondern auch bei Personen, die von schwerwiegenden

**Tab. 1.1** Risikofaktoren für Suizide (vgl. WHO 2014)

| |
|---|
| Fehlende soziale Unterstützung, soziale Isolation |
| Beziehungskonflikte, Streitigkeiten, Verlusterfahrungen |
| Suizidversuch(e) in der Vorgeschichte |
| Suizidgedanken |
| Suizide in der Familie |
| Psychische Störungen |
| Schädlicher Gebrauch von Alkohol |
| Arbeitsplatzverlust, finanzielle Belastungen, niedriger sozioökonomischer Status |
| Hoffnungslosigkeit |
| Chronische Schmerzen |
| Zugang zu Mitteln und Methoden |
| Männliches Geschlecht und höheres Lebensalter |

**Tab. 1.2** Prävalenz und Charakteristika suizidalen Erlebens und Verhaltens im Kontext verschiedener psychischer Störungen

| Störungsbild | Prävalenzen | Besonderheiten |
|---|---|---|
| Unipolare Depression | Suizide: 2,2–8,6 % (Bostwick und Pankratz 2000)<br>Suizidversuche (Lifetime): 31 % (Dong et al. 2019a)<br>Suizidgedanken (Lifetime): 40 % (Cai et al. 2021) | Suizidgedanken sind eines der Merkmale/Symptome im Kontext rezidivierender depressiver Episoden mit der höchsten Konsistenz (Williams et al. 2006) |
| Bipolare affektive Störung | Suizide: 4,8–7,7 % (Nordentoft et al. 2011)<br>Suizidversuche (Lifetime): 33,9 % (Dong et al. 2019b)<br>Suizidgedanken (Lifetime): 52 % (Khoso et al. 2023) | Suizidrisiko bei Bipolar-I- und Bipolar-II-Störung vergleichbar (Dev et al. 2024). Suizide v. a. in depressiven und gemischten Phasen der Erkrankung (Plans et al. 2019) |
| Schizophrenie | Suizide: 1,9–4,9 % (Dutta et al. 2010; Palmer et al. 2005)<br>Suizidversuche (Lifetime): 26,8 % (Lu et al. 2020)<br>Suizidgedanken (Lifetime): 34,5 % (Bai et al. 2021) | Jüngeres Lebensalter, höherer IQ und geringe Behandlungsadhärenz sind störungsspezifische Risikofaktoren für Suizide (Cassidy et al. 2018) |
| Alkoholabhängigkeit | Suizide: 3,5 % (Edwards et al. 2020)<br>Suizidversuche (Lifetime): 11,6 % (Bernal et al. 2007)<br>Suizidgedanken (Lifetime): 27,8 % (Bernal et al. 2007) | Suizidrate bei Männern und Frauen, die an einer Alkoholabhängigkeit leiden, gleichermaßen erhöht (Lange et al. 2024) |
| Borderline-Persönlichkeitsstörungen | Suizide: 5,9 % (Temes et al. 2019)<br>Suizidversuche (Lifetime): 28 % (Grilo und Udo 2021)<br>Suizidgedanken (letzte 7 Tage): 67,5 % (Teismann et al. 2024) | Impulsivität, antisoziale Persönlichkeitseigenschaften und komorbide Substanzkonsumstörung sind relevante störungsspezifische Risikofaktoren (Oldham 2006) |

körperlichen Erkrankungen, wie u. a. Krebserkrankungen (Rafiei et al. 2024), betroffen sind. Darüber hinaus findet sich ein deutlich erhöhtes Risiko für Suizidgedanken, Suizidversuche und Suizide im Kontext körperlichen Schmerzerlebens (Torino et al. 2025).

### 1.4.2 Suizidgedanken und Suizidversuche

Suizidgedanken und Suizidversuche gelten als wichtige Risikofaktoren für Suizide. Wie weiter oben bereits dargestellt, sterben die allermeisten Menschen, die über Suizid nachdenken oder einen Suizidversuch unternommen haben, jedoch *nicht* durch einen Suizid. Andere unternehmen einen Suizidversuch, ohne zuvor Suizidgedanken erlebt zu haben (Bryan et al. 2023), und wieder andere sterben durch einen Suizid, ohne zuvor einen Suizidversuch unternommen zu haben (Parra Uribe et al. 2013). In der Konsequenz ist die prädiktive Bedeutung von Suizidgedanken und Suizidversuchen für spätere Suizide eingeschränkt (Ribeiro et al. 2016). Grundsätzlich ist das Risiko für einen Suizid erhöht, wenn Personen nach einem Suizidversuch bereuen, diesen überlebt zu haben (Henriques et al. 2005), und wenn bei einem Suizidversuch Vorkehrungen getroffen wurden, um nicht gefunden zu werden (Wenzel et al. 2011). Die prädiktive Bedeutung von abgebrochenen und unterbrochenen Suizidversuchen für Folgesuizidversuche ist nicht geringer als für durchgeführte Suizidversuche (Chu et al. 2023).

### 1.4.3 Hoffnungslosigkeit

Hoffnungslosigkeit, d. h. ein emotionaler Zustand der Verzweiflung sowie negativer Zukunftserwartung, gilt als bedeutsamer Risikofaktor für Suizide und wird in verschiedenen Suizidtheorien als zentral für das Verständnis suizidaler Eskalationen verstanden (Wenzel et al. 2009; siehe auch Kap. 2). In diversen Studien ließ sich zeigen, dass Hoffnungslosigkeit prädiktiv für Suizidgedanken, Suizidversuche und Suizide ist (McMillan et al. 2007; Ribeiro et al. 2018); allerdings sind die Zusammenhänge nicht außergewöhnlich stark und Hoffnungslosigkeit differenziert nicht zwischen Personen, die über einen Suizid nachdenken, und solchen, die einen Suizidversuch unternommen haben (May und Klonsky 2016). Der zuletzt genannte Befund verweist darauf, dass Hoffnungslosigkeit v. a. bedeutsam für die Entwicklung von Suizidgedanken ist, jedoch in geringerem Maße für suizidale Handlungen. Hoffnungslosigkeit spricht auf psychotherapeutische Behandlungsstrategien gut an (Cuijpers et al. 2013), sodass es sich um einen wichtigen therapeutischen Ansatzpunkt handelt.

**Klimawandel**

Insbesondere jüngere Menschen stehen den Auswirkungen des Klimawandels und der unzureichenden politischen Reaktion auf den Klimawandel vielfach hoffnungslos gegenüber (Hickman et al. 2021). Tatsächlich stellt der menschengemachte Klimawandel die größte aktuelle Herausforderung für die Weltbevölkerung dar und ist mit unmittelbaren Auswirkungen auf die körperliche (Wu et al. 2022) und die psychische Gesundheit (Radua et al. 2024) verbunden. In diesem Zusammenhang finden sich auch Hinweise darauf, dass durch den Klimawandel verursachte Umweltveränderungen (u. a. Luftverschmutzung und steigende Temperaturen) – im Sinne eines externen Stressors – mit einer erhöhten Rate an Suizidversuchen und Suiziden assoziiert sind (Burrows et al. 2024; Frangione et al. 2022; Thompson et al. 2023). Jenseits der tatsächlichen Auswirkungen des Klimawandels auf suizidales Verhalten finden sich zudem Zusammenhänge zwischen klimabezogenen Ängsten und Suizidgedanken (Brailovskaia und Teismann 2024).

### 1.4.4 Soziale Isolation

Soziale Isolation und fehlende soziale Unterstützung konnten in Studien konsistent mit einer erhöhten Suizidrate in Verbindung gebracht werden: In diesem Sinne zeigte sich beispielsweise in zwei groß angelegten Längsschnittstudien, dass sowohl Männer (Tsai et al. 2014) als auch Frauen (Tsai et al. 2015), die eine niedrige soziale Integration aufwiesen, in den folgenden 18 bis 24 Jahren ein zwei- bis dreifach erhöhtes Suizidrisiko gegenüber Personen hatten, die eine hohe soziale Integration aufwiesen. In vergleichbarer Weise lassen sich Befunde interpretieren, die zeigen, dass verheiratete Menschen ein niedrigeres Suizidrisiko aufweisen als nicht verheiratete Menschen (Kyung-Sook et al. 2018). Psychologische Autopsiestudien an jugendlichen und erwachsenen Suizidopfern verweisen schließlich darauf, dass geringe soziale Unterstützung, sozialer Rückzug, Trennungen und das Erleben von Einsamkeit mit Suiziden assoziiert sind (Appleby et al. 1999; Beautrais 2002; Waern et al. 2003). Soziales Zugehörigkeitserleben ist dabei nicht nur mit einer erhöhten Suizidmortalität, sondern auch mit einer erhöhten erkrankungsübergreifenden Mortalitätsrate (Holt-Lunstad et al. 2010; Wang et al. 2023) assoziiert.

### 1.4.5 Arbeitslosigkeit und finanzielle Belastungen

Im Allgemeinen findet sich ein Anstieg der Suizidraten nach Beginn einer wirtschaftlichen Rezession (Mathieu et al. 2022). In einer Analyse der Auswirkung der Finanzkrise von 2008 auf die Suizidrate in 54 Ländern weltweit zeigte sich beispielsweise eine Zunahme von Suiziden bei Männern um 4,2 % in Europa und um 6,4 % in Nord- und Südamerika; in anderen (meist asiatischen) Ländern fand sich hingegen keine Veränderung der Suizidrate. Der stärkste Anstieg wurde in Europa bei Männern im Alter von 15 bis 24 Jahren und in Amerika bei Männern im Alter von 45 bis 64 Jahren festgestellt. Die Autoren der Studie heben hervor, dass der Anstieg der Suizidzahlen mit den veränderten Belastungen durch Arbeitslosigkeit assoziiert ist (Chang et al. 2013). Ein Zusammenhang zwischen Arbeitslosigkeit und Suiziden – wie auch zwischen Arbeitslosigkeit und der allgemeinen Mortalitätsrate (Roelfs et al. 2011) – konnte in metaanalytischen Auswertungen wiederholt bestätigt werden (Mathieu et al. 2022; Sinyor et al. 2024); in einer aktuellen Analyse zeigt sich dieser Zusammenhang jedoch nicht bei Personen, die unter einer psychischen Störung leiden (Roelfs und Shor 2023). Grundsätzlich scheint das Risiko in den ersten Jahren der Arbeitslosigkeit am höchsten zu sein.

Wirtschaftliche Probleme wie Arbeitslosigkeit und Unterbeschäftigung sind eng mit finanziellen Problemen wie Verschuldung und finanzieller Belastung verknüpft. Es verwundert dementsprechend nicht, dass auch finanzielle Belastungen mit einer erhöhten Suizidrate assoziiert sind – und dies sowohl in der Allgemeinbevölkerung als auch in Populationen psychisch erkrankter Menschen (Roelfs und Shor 2023). Bemerkenswert ist, dass das relative Suizidrisiko bei Menschen, die unter finanziellem Stress leiden, in Ländern mit niedrigem und hohem Pro-Kopf-Bruttoinlandsprodukt vergleichbar ist (Roelfs und Shor 2023). In verschiedenen Untersuchungen konnte schließlich gezeigt werden, dass Interventionen zur Verringerung finanzieller Belastungen und zur Verbesserung sozioökonomischer Bedingungen positive Auswirkungen auf die Suizidrate haben (Mathieu et al. 2022; Sinyor et al. 2024): In einer brasilianischen Untersuchung zeigte sich beispielsweise, dass Empfängerinnen von finanzieller Unterstützung im Rahmen eines sogenannten Conditional-Cash-Transfer-Programms über einen Zeitraum von 12 Jahren eine um 56 % geringere Wahrscheinlichkeit als Nicht-Empfängerinnen hatten, durch einen Suizid zu sterben (Machado et al. 2022). Positive Auswirkungen von verbesserten Sozialleistungen ließen sich aber auch in Europa und in Amerika nachweisen (Sinyor et al. 2024).

## 1.5 Warnzeichen einer suizidalen Krise

Warnzeichen und Risikofaktoren unterscheiden sich hinsichtlich ihrer temporären Erstreckung: Risikofaktoren sind typischerweise langfristig mit einem erhöhten Suizidrisiko assoziiert, während Warnzeichen auf ein akutes Suizidrisiko hinweisen. Zur Verdeutlichung des Unterschieds zwischen Risikofaktoren und Warnzeichen nutzt Galynker (2017) eine Analogie aus dem Bereich der Herz-Kreislauf-Erkrankungen: Bluthochdruck, Übergewicht, Diabetes, Bewegungsmangel und ein erhöhter Cholesterinspiegel gelten als Risikofaktoren und sind prädiktiv dafür, wer im nächsten Jahrzehnt (aber nicht morgen) einen Herzinfarkt erleiden wird. Ein unmittelbar bevorstehender Herzinfarkt wird hingegen durch Warnzeichen wie Brustschmerzen, Kurzatmigkeit und Schweißbildung prädiziert. Das Wissen um Warnzeichen für eine unmittelbar bevorstehende suizidale Handlung ist begrenzt, in aktuellen Arbeiten werden u. a. die folgenden Aspekte besonders hervorgehoben: persistierender Eindruck, in einer ausweglosen Situation gefangen zu sein *(entrapment)*, intensive affektive Beschwerden (z. B. Stimmungsschwankungen, Panik), Verlust kognitiver Kontrolle (Rumination), sozialer Rückzug und Übererregungssymptome (Agitiertheit, Hypervigilanz, Reizbarkeit, Schlafstörungen) (Galynker 2017; Galynker et al. 2024; Rogers et al. 2023). Das Vorhandensein entsprechender Symptome sollte – auch dann, wenn Suizidgedanken von Betroffenen verneint werden – mit besonderer Aufmerksamkeit bedacht werden.

## 1.6 Schutzfaktoren

Im Gegensatz zur großen Fülle an Untersuchungen zu Risikofaktoren suizidalen Verhaltens haben sich vergleichsweise wenige Studien mit Schutzfaktoren, also solchen Variablen, die mit einem reduzierten Suizidrisiko einhergehen, beschäftigt (Franklin et al. 2017). Die stärkste Evidenz findet sich für soziales Zugehörigkeitserleben, allgemeine soziale Unterstützung, familiäre Unterstützung und

Unterstützung durch bedeutsame Andere (u. a. Hu et al. 2023; Johnson et al. 2011; Tsai et al. 2014, 2015). In diesem Sinne benennen suizidale Personen als häufigsten Grund dafür weiterzuleben ihre Sorge um Angehörige und Freunde (Jobes und Mann 1999). Die Zugehörigkeit zu einer religiösen Gemeinschaft und regelmäßige Gottesdienstbesuche scheinen darüber hinaus einen protektiven Effekt gegenüber suizidalem Erleben und Verhalten zu haben (u. a. Dervic et al. 2004; Kleiman und Liu 2014; Lawrence et al. 2016).

In weiteren Untersuchungen konnte gezeigt werden, dass ein als positive mentale Gesundheit bezeichnetes Amalgam aus subjektivem und psychologischem Wohlbefinden einen Resilienzfaktor gegenüber Suizidgedanken und Suizidversuchen darstellt (Margraf et al. 2024). In vergleichbarer Weise scheinen ein positiver Selbstwert wie auch ein positiver Attributionsstil, Selbstwirksamkeitserleben sowie Problemlösezuversicht und Problemlösefertigkeiten vor suizidalem Erleben und Verhalten zu schützen (Johnson et al. 2011). Darüber hinaus scheint das Konzept des *Meaning of Life* – also das subjektive Erleben von Sinnhaftigkeit im eigenen Leben, das sich aus Bedeutsamkeit, Kohärenz und Zielgerichtetheit zusammensetzt (Frankl 1959) – eine wesentliche Rolle als protektiver Faktor (Costanza et al. 2019) zu spielen.

## 1.7 Fazit

Suizidales Erleben und Verhalten sind in der Allgemeinbevölkerung und in klinischen Populationen weit verbreitet. Es existiert eine Vielzahl von Risikofaktoren für suizidales Erleben und Verhalten. Von besonderer Bedeutung sind hierbei psychische Störungen sowie schwerwiegende körperliche Erkrankungen und persistierende Schmerzen, vorangegangene Suizidversuche, Hoffnungslosigkeit, soziale Isolation und finanzielle Belastungen. Darüber hinaus finden sich Zusammenhänge mit Umweltphänomenen, deren Auftreten im Rahmen des Klimawandels zunehmen dürfte. Zu Warnzeichen einer akuten suizidalen Exazerbation liegen – genauso wie zu Schutzfaktoren gegenüber suizidalem Erleben und Verhalten – nur vergleichsweise wenige Studien vor. Insbesondere mit Blick auf die klinische Praxis besteht hier Bedarf an weiteren Untersuchungen. Grundsätzlich muss man sich darüber im Klaren sein, dass eine sichere Vorhersage suizidalen Verhaltens – auch bei umfassendem Wissen über Risiko- und Schutzfaktoren – nicht möglich ist (Teismann et al. 2022): Suizidales Verhalten ist nicht nur selten, sondern zudem heterogen, komplex und dynamisch (siehe auch Kap. 2), sodass es sich einer validen Vorhersage entzieht (Franklin et al. 2017). Die fehlende Prädizierbarkeit suizidalen Verhaltens bedeutet jedoch nicht, dass Prävention suizidalen Verhaltens nicht möglich wäre!

## Literatur


Ajdacic-Gross V, Lauber C, Baumgartner M, Malti T, Rössler W (2009) In-patient suicide: a 13-year assessment. Acta Psychiatr Scand 120:71–75

Appleby L, Cooper J, Amos T, Faragher B (1999) Psychological autopsy study of suicides by people aged under 35. Br J Psychiat 175:168–174

Bai W, Liu ZH, Jiang YY, Zhang QE, Rao WW, Cheung T, Hall BJ, Xiang YT (2021) Worldwide prevalence of suicidal ideation and suicide plan among people with schizophrenia: a meta-analysis and systematic review of epidemiological surveys. Transl Psychiatry 11:552

Beautrais AL (2002) A case control study of suicide and attempted suicide in older adults. Suicide Life-Threat 32:1–9

Bernal M, Haro JM, Bernert S, Brugha T, de Graaf R, Bruffaerts R et al (2007) Risk factors for suicidality in Europe: results from the ESEMED study. J Affect Disord 101:27–34

Bostwick J, Pankratz S (2000) Affective disorders and suicide risk: a reexamination. Am J Psychiat 157:1925–1932

Brailovskaia J, Teismann T (2024) Climate change distress, entrapment, and suicidal ideation. Clim Change 177:127

Bruns N, Willemsen L, Stang A, Kowall B, Holtkamp K, Kamp O et al (2022) Pediatric ICU admissions after adolescent suicide attempts during the pandemic. Pediatrics 150:e2021055973

Bryan CJ, Allen MH, Wastler HM, Bryan AO, Baker JC, May AM, Thomsen CJ (2023) Rapid intensification of suicide risk preceding suicidal behavior among primary care patients. Suicide Life-Threat 53:352–361

Burrows K, Denckla C, Hahn J, Schiff J, Okuzono S, Randriamady H et al (2024) A systematic review of the effects of chronic, slow-onset climate change on mental health. Nat Mental Health 2:10

Chang S-S, Stuckler D, Yip P, Gunnell D (2013) Impact of 2008 global economic crisis on suicide: time trend study in 54 countries. BMJ 347:f5239

Cai H, Xie XM, Zhang Q, Cui X, Lin JX, Sim K, Ungvari GS, Zhang L, Xiang YT (2021) Prevalence of suicidality in Major Depressive Disorder: a systematic review and meta-analysis of comparative studies. Front Psychiat 12:690130

Caroll R, Metcalfe C, Gunnell D (2014) Hospital presenting self-harm and risk of fatal and non-fatal repetition. PLoS ONE 9:e89944

Case A, Deaton A (2020) Death of despair and the future of capitalism. Princeton University Press, Princeton

Cassidy RM, Yang F, Kapczinski F, Passos IC (2018) Risk factors for suicidality in patients with schizophrenia: a systematic review, meta-analysis, and meta-regression of 96 Studies. Schizophr Bull 44:787–797

Chu C, Wilks CR, Joiner T, Gutierrez PM (2023) Cross-sectional and longitudinal correlates of interrupted and aborted suicide attempts among U.S. active duty service members seeking treatment for suicidal symptoms. Clin Psychol Science 11:863–878

Chung DT, Ryan CJ, Hadzi-Pavlovic D et al (2017) Suicide rates after discharge from psychiatric facilities: a systematic review and meta-analysis. JAMA Psychiat 74:694–702

Chung D, Hadzi-Pavlovic D, Wang M et al (2019) Meta-analysis of suicide rates in the first week and the first month after psychiatric hospitalisation. BMJ Open 9:e023883

Costanza A, Prelati M, Pompili M (2019) The meaning in life in suicidal patients: the presence and the search for constructs. A systematic review. Medicina, 55

Crosby AE, Ortega LAG, Melanson C (2011) Self-directed violence surveillance: Uniform definitions and recommended data elements, version 1.0. Centers for Disease Control and Prevention, National Center for Injury Prevention and Control, Atlanta

Cuijpers P, de Beurs DP, van Spijker BA, Berking M, Andersson G, Kerkhof AJ (2013) The effects of psychotherapy for adult depression on suicidality and hopelessness: a systematic review and meta-analysis. J Affect Disord 144:183–190

Dervic K, Oquendo MA, Grunebaum MF, Ellis S, Burke AK, Mann JJ (2004) Religious affiliation and suicide attempt. Am J Psychiat 161:2302–2308
Dev DA, Le GH, Kwan ATH, Wong S, Arulmozhi A, Ceban F et al (2024) Comparing suicide completion rates in bipolar I versus bipolar II disorder: a systematic review and meta-analysis. J Affect Disord 361:480–488
Donath C, Graessel E, Baier D, Bleich S, Hillemacher T (2014) Is parenting style a predictor of suicide attempts in a representative sample of adolescents? BMC Pediatr 14:113–125
Donath C, Bergmann MC, Kliem S, Hillemacher T, Baier D (2019) Epidemiology of suicidal ideation, suicide attempts, and direct self-injurious behavior in adolescents with a migration background: a representative study. BMC Pediatr 19:45
Dong M, Zeng LN, Lu L, Li XH, Ungvari GS, Ng CH et al (2019a) Prevalence of suicide attempt in individuals with major depressive disorder: a meta-analysis of observational surveys. Psychol Med 49:1691–1704
Dong M, Lu L, Zhang L, Zhang Q, Ungvari GS, Ng CH et al (2019b) Prevalence of suicide attempts in bipolar disorder: a systematic review and meta-analysis of observational studies. Epidemiol Psychiatr Sci 29:e63
Dubé JP, Smith MM, Sherry SB et al (2021) Suicide behaviors during the COVID-19 pandemic: a meta-analysis of 54 studies. Psychiatry Res 301:113998
Dutta R, Murray RM, Hotopf M, Allardyce J, Jones PB, Boydell J (2010) Reassessing the long-term risk of suicide after a first episode of psychosis. Arch Gen Psychiatry 67:1230–1237
Edwards AC, Ohlsson H, Sundquist J, Sundquist K, Kendler KS (2020) Alcohol use disorder and risk of suicide in a Swedish population-based cohort. Am J Psychiat 177:627–634
Falkai P, Wittchen HU (2015) Diagnostisches und Statistisches Manual Psychischer Störungen DSM-5®. Hogrefe, Göttingen
Favril L, Yu R, Uyar A, Sharpe M, Fazel S (2022) Risk factors for suicide in adults: systematic review and meta-analysis of psychological autopsy studies. Evid Based Ment Health 25:148–155
Forkmann T, Brähler E, Gauggel S Glaesmer H (2012) Prevalence of suicidal ideation and related risk factors in the German general population. J Nerv Ment Dis 200: 401–405
Frangione B, Rodríguez Villamizar LA, Lang JJ, Colman I, Lavigne E, Peters C et al (2022) Short-term changes in meteorological conditions and suicide: A systematic review and meta-analysis. Environ Res 207:112230
Frankl VE (1959) Man's search for meaning. Beacon Press, New York
Franklin JC, Ribeiro JD, Fox KR, Bentley KH, Kleiman EM, Huang X et al (2017) Risk factors for suicidal thoughts and behaviors: a meta-analysis of 50 years of research. Psychol Bull 143:187–232
Galynker I (2017) The suicidal crisis. Oxford University Press, New York
Galynker I, Bloch-Elkouby S, Cohen LJ (2024) Suicide crisis syndrome: a specific diagnosis to aid suicide prevention. World Psychiat 23:362–363
Glenn CR, Kleiman EM, Kellerman J, Pollak O, Cha CB, Esposito EC et al (2020) Annual Research Review: a meta-analytic review of worldwide suicide rates in adolescents. J Child Psychol Psychiatry Allied Discip 61:294–308
Goodfellow B, Kõlves K, de Leo D (2019) Contemporary definitions of suicidal behavior: a systematic literature review. Suicide Life-Threat 49:488–504
Grilo CM, Udo T (2021) Association of Borderline Personality Disorder criteria with suicide attempts among US adults. JAMA Netw Open 4:e219389
Hallensleben N, Glaesmer H, Forkmann T, Rath D, Strauss M, Kersting A, Spangenberg L (2019) Predicting suicidal ideation by interpersonal variables, hopelessness and depression in real-time. An ecological momentary assessment study in psychiatric inpatients with depression. Eur Psychiatry 56:43–50
Henriques G, Wenzel A, Brown GK, Beck AT (2005) Suicide attempter´s reaction to survival as a risk factor for eventual suicide. Am J Psychiat 162:2180–2182

Hickman C, Marks E, Pihkala P, Clayton S, Lewandowski RE, Mayall EE et al (2021) Climate anxiety in children and young people and their beliefs about government responses to climate change: a global survey. Lancet Plan Health 5:e863–e873

Holt-Lunstad J, Smith TB, Layton JB (2010) Social relationships and mortality risk: a meta-analytic review. PLoS Med 7:e1000316

Hu FH, Zhao DY, Fu XL, Zhang WQ, Tang W, Hu SQ et al (2023) Effects of social support on suicide-related behaviors in patients with severe mental illness: a systematic review and meta-analysis. J Affect Disord 328:324–333

Jobes DA, Mann RE (1999) Reasons for living versus reasons for dying: examining the internal debate of suicide. Suicide Life-Threat 29:97–104

Johnson J, Wood AM, Gooding P, Taylor PJ, Tarrier N (2011) Resilience to suicidality: the buffering hypothesis. Clin Psychol Rev 31:563–591

Khoso AB, Noureen A, Un Nisa Z, Hodkinson A, Elahi A, Arshad U et al (2023) Prevalence of suicidal ideation and suicide attempts in individuals with psychosis and bipolar disorder in South Asia: systematic review and meta-analysis. BJPsych open 9:e179

Kleiman EM, Liu RT (2014) Prospective prediction of suicide in a nationally representative sample: religious service attendance as a protective factor. Br J Psychiatry 204:262–266

Kyung-Sook W, SangSoo S, Sangjin S, Young-Jeon S (2018) Marital status integration and suicide: a meta-analysis and meta-regression. Soc Sci Med 197:116–126

Lange S, Kim KV, Lasserre AM, Orpana H, Bagge C, Roerecke M, Rehm J (2024) Sex-specific association of alcohol use disorder with suicide mortality: a systematic review and meta-analysis. JAMA Netw Open 7:e241941

Lawrence RE, Oquendo MA, Stanley B (2016) Religion and suicide risk: a systematic review. Arch Suicide Res 20:121

Lu L, Dong M, Zhang L, Zhu X-M, Ungvari GS, Ng CH, Wang G, Xiang Y-T (2020) Prevalence of suicide attempts in individuals with schizophrenia: a meta- analysis of observational studies. Epidemiol Psychiatr Sci 29:e39

Machado DB, Williamson E, Pescarini JM, Alves FJO, Castro-de-Araujo LFS, Ichihara MY et al (2022) Relationship between the Bolsa Famılia national cash transfer programme and suicide incidence in Brazil: a quasi-experimental study. PLoS Med 19:e1004000

Madsen T, Erlangsen A, Hjorthøj C, Nordentoft M (2020) High suicide rates during psychiatric inpatient stay and shortly after discharge. Acta Psychiatr Scand 142:355–365

Margraf J, Teismann T, Brailovskaia J (2024) Predictive power of positive mental health: a scoping review. J Happiness Stud 25:81

Mathieu S, Treloar A, Hawgood J, Ross V, Kõlves K (2022) The role of unemployment, financial hardship, and economic recession on suicidal behaviors and interventions to mitigate their impact: a review. Front Public Health 10:907052

May AM, Klonsky ED (2016) What distinguishes suicide attempters from suicide ideators? A meta-analysis of potential factors. Clin Psychol: Sci Pract 23:5–20

McMillan D, Gilbody S, Beresford E, Neilly L (2007) Can we predict suicide and non-fatal self-harm with the Beck Hopelessness Scale? A meta-analysis. Psychol Med 37:769–778

Naghavi M, Global Burden of Disease Self-Harm Collaborators (2019) Global, regional, and national burden of suicide mortality 1990 to 2016: systematic analysis for the Global Burden of Disease Study 2016. BMJ 364:l94

Nock MK, Borges G, Ono Y (2012) Suicide. Global perspectives from the WHO World Mental Health Survey. Cambridge University Press, Cambridge

Nordentoft M, Mortensen PB, Pedersen CB (2011) Absolute risk of suicide after first hospital contact in mental disorder. Arch Gen Psychiatry 68:1058–1964

Oldham JM (2006) Borderline personality disorder and suicidality. Am J Psychiat 163:20–26

Paashaus L, Forkmann T, Glaesmer H, Juckel G, Rath D, Schönfelder A, Teismann T (2021) From decision to action: suicidal history and time between decision to die and actual suicide attempt. Clin Psychol Psychother 28:1427–1434

Palmer BA, Pankratz VS, Bostwick JM (2005) The lifetime risk of suicide in schizophrenia: a reexamination. Arch Gen Psychiatry 62:247–253

Parra Uribe I, Blasco-Fontecilla H, García-Parés G, Giró Batalla M, Llorens Capdevila M, Cebrià Meca A et al (2013) Attempted and completed suicide: not what we expected? J Affect Disord 150:840–846
Perry JC, Fowler JC, Bailey A, Clemence AJ, Plakun EM, Zheutlin B, Speanburg S (2009) Improvement and recovery from suicidal and self-destructive phenomena in treatment-refractory disorders. J Nerv Ment Dis 197:28–34
Pirkis J, John A, Shin S, DelPozo-Banos M, Arya V, Analuisa-Aguilar P et al (2021) Suicide trends in the early months of the COVID-19 pandemic: an interrupted time-series analysis of preliminary data from 21 countries. Lancet Psychiatry 8:579–588
Pirkis J, Gunnell D, Shin S, Del Pozo-Banos M, Arya V, Aguilar PA et al (2022) Suicide numbers during the first 9–15 months of the COVID-19 pandemic compared with pre-existing trends: an interrupted time series analysis in 33 countries. EClinicalMedicine 51:101573
Plans L, Barrot C, Nieto E, Rios J, Schulze TG, Papiol S et al (2019) Association between completed suicide and bipolar disorder: a systematic review of the literature. J Affect Disord 242:111–122
Plöderl M (2021) Suicide risk over the course of the day, week, and life. Psychiatr Danub 33:438–445
Posner K, Brodsky B, Yershova K, Buchanan J, Mann J (2014) The classification of suicidal behavior. In: Nock M (Hrsg) The Oxford handbook of suicide and self-injury. Oxford University Press, Oxford, S 7–22
Posner K, Brodsky B, Yershova K, Buchanan J Mann J (2014) The classification of suicidal behavior. In: Nock M (Ed) The Oxford handbook of suicide and self-injury. Oxford University Press, Oxford, pp 7–22
Posner K, Brown GK, Stanley B, Brent DA, Yershova KV, Oquendo MA et al (2011) The Columbia-Suicide Severity Rating Scale: initial validity and internal consistency findings from three multisite studies with adolescents and adults. Am J Psychiat 168:1266–1267
Posner K, Oquendo M, Gould M, Stanley B, Davies M (2007) Columbia classification algorithm of suicide assessment (C-CASA): classification of suicidal events in the FDA´s pediatric suicidal risk analysis of antidepressants. Am J Psychiatr 164:1035–1043
Radua J, De Prisco M, Oliva V, Fico G, Vieta E, Fusar-Poli P (2024) Impact of air pollution and climate change on mental health outcomes: an umbrella review of global evidence. World Psychiat 23:244–256
Rafiei S, Pashazadeh Kan F, Raoofi S, Shafiee F, Masoumi M, Bagheribayati F et al (2024) Global prevalence of suicide in patients with cancer: a systematic review and meta-analysis. Arch Suicide Res 28:723–736
Rhee Y, Houttekier D, MacLeod R et al (2016) International comparison of death place for suicide; a population-level eight country death certificate study. Soc Psychiatry Psychiatr Epidemiol 51:101–106
Ribeiro JD, Franklin JC, Fox KR, Bentley KH, Kleiman EM, Chang BP, Nock MK (2016) Self-injurious thoughts and behaviors as risk factors for future suicide ideation, attempts, and death: a meta-analysis of longitudinal studies. Psychol Med 46:225–236
Ribeiro JD, Huang X, Fox KR, Franklin JC (2018) Depression and hopelessness as risk factors for suicide ideation, attempts and death: meta-analysis of longitudinal studies. Br J Psychiatry 212:279–286
Roelfs DJ, Shor E, Davidson KW, Schwartz JE (2011) Losing life and livelihood: a systematic review and meta-analysis of unemployment and all-cause mortality. Soc Sci Med 72:840–854
Roelfs DJ, Shor E (2023) Financial stress, unemployment, and suicide – a meta-analysis. Crisis 44:506–517
Rogers ML, Jeon ME, Zheng S, Richards JA, Joiner TE, Galynker I (2023) Two sides of the same coin? Empirical examination of two proposed characterizations of acute suicidal crises: suicide crisis syndrome and acute suicidal affective disturbance. J Psychiat Res 162:123–131
Schafer KM, Lieberman A, Sever AC et al (2022) Prevalence rates of anxiety, depressive, and eating pathology symptoms between the pre- and peri-COVID-19 eras: a meta-analysis. J Affect Dis 298:364–372

Simon T, Swann A, Powell K, Potter L, Kresnow M, O´Carroll P (2001) Characteristics of impulsive suicide attempts and attempters. Suicide Life-Threat 32: 49–59
Sinyor M, Silverman M, Pirkis J, Hawton K (2024) The effect of economic downturn, financial hardship, unemployment, and relevant government responses on suicide. Lancet Pub Health 9:e802–e806
Statistisches Bundesamt (2025) Todesursachenstatistik. http://www.destatis.de
Teismann T, Hilbert K, Forkmann T (2022) Prädiktion suizidalen Verhaltens: Von der klinischen Urteilsbildung zur künstlichen Intelligenz. Nervenheilkunde 41:253–257
Teismann T, Forkmann T, Glaesmer H, Alpers GW, Brakemeier EL, Brockmeyer T et al (2024) Prevalence of suicidal ideation in German psychotherapy outpatients: a large multicenter assessment. J Affect Disord 351:971–976
Temes CM, Frankenburg FR, Fitzmaurice GM, Zanarini MC (2019) Deaths by suicide and other causes among patients with Borderline Personality Disorder and personality-disordered comparison subjects over 24 years of prospective follow-up. J Clin Psychiat 80:18m12436
Thompson R, Lawrance EL, Roberts LF, Grailey K, Ashrafian H, Maheswaran H, Toledano MB, Darzi A (2023) Ambient temperature and mental health: a systematic review and meta-analysis. Lancet Planet Health 7:e580–e589
Too LS, Spittal MJ, Bugeja L, Reifels L, Butterworth P, Pirkis J (2019) The association between mental disorders and suicide: a systematic review and meta-analysis of record linkage studies. J Affect Disord 259:302–313
Torino G, Rignanese M, Salmè E, Madeddu F, Courtet P, Forget J et al (2025) Physical pain and suicide-related outcomes across the lifespan: systematic review and meta-analysis. Psychiat Res 345:116371
Tsai AC, Lucas M, Sania A, Kim D, Kawachi I (2014) Social integration and suicide mortality among men: 24-year cohort study of U.S. health professionals. Ann Int Med 161:85–95
Tsai AC, Lucas M, Kawachi I (2015) Association between social integration and suicide among women in the United States. JAMA Psychiat 72:987–993
Waern M, Rubenowitz E, Wilhelmson K (2003) Predictors of suicide in the old elderly. Gerontology 49:328–334
Wang F, Gao Y, Han Z, Yu Y, Long Z, Jiang X et al (2023) A systematic review and meta-analysis of 90 cohort studies of social isolation, loneliness and mortality. Nat Hum Behav 7:1307–1319
Wenzel A, Brown G, Beck AT (2009) Cognitive therapy for suicidal patients: scientific and clinical applications. American Psychological Association, Washington
Wenzel A, Berchick ER, Tenhave T, Halberstad S, Brown GK, Beck AT (2011) Predictors of suicide relative to other deaths in patients with suicide attempts and suicide ideation: a 30-year prospective study. J Affect Disord 132:375–382
WHO (2014) Preventing suicide. WHO Press, Genf
WHO (2021) Suicide worldwide in 2019. WHO Press, Genf
Williams JM, Crane C, Barnhofer T, Van der Does AJ, Segal ZV (2006) Recurrence of suicidal ideation across depressive episodes. J Affect Disord 91:189–194
Wu Y, Li S, Zhao Q, Wen B, Gasparrini A, Tong S et al (2022) Global, regional, and national burden of mortality associated with short-term temperature variability from 2000–19: a three-stage modelling study. Lancet Planet Health 6:e410–e421

# 2 Theorien der Suizidalität und die Rolle psychischer Störungen

Johannes Michalak und Tobias Teismann

**Zusammenfassung**

In den vergangenen Jahrzehnten wurde eine Vielzahl an theoretischen Modellen zur Erklärung der Entstehung suizidalen Erlebens und Verhaltens entwickelt. In diesem Kapitel wird zunächst auf die Bedeutung psychischer Störungen für das Verständnis suizidalen Erlebens und Verhaltens eingegangen, bevor im Anschluss aktuelle Modelle zur Ätiologie suizidalen Verhaltens vorgestellt und hinsichtlich ihrer empirischen Fundierung und praktischen Implikationen reflektiert werden. Der Fokus der Darstellung liegt auf „Ideation-to-Action-Modellen", die von unterschiedlichen Risikofaktoren für suizidale Gedanken und suizidales Verhalten ausgehen. Vorgestellt werden die Interpersonale Theorie suizidalen Verhaltens (Joiner 2005), das Integrative motivational-volitionale Modell suizidaler Handlungen (O'Connor 2011), die 3-Steps-Theorie (Klonsky und May 2015) und das Ambivalenzmodell der Suizidalität (Teismann und Forkmann 2024).

J. Michalak (✉)
Fakultät für Gesundheit (Department für Psychologie und Psychotherapie), Lehrstuhl für Klinische Psychologie und Psychotherapie II, Universität Witten/Herdecke, Witten, Deutschland
E-Mail: johannes.michalak@uni-wh.de

T. Teismann
Forschungs- und Behandlungszentrum für Psychische Gesundheit (FBZ), Ruhr-Universität Bochum, Bochum, Deutschland
E-Mail: tobias.teismann@ruhr-uni-bochum.de



A. Riedel et al. (Hrsg.), *Suizidprävention in der Pflege*,
https://doi.org/10.1007/978-3-662-72796-6_2

## 2.1 Hinführung

Suizidales Erleben und Verhalten war über lange Zeit hinweg nur in geringem Maße Gegenstand psychologischer Theoriebildung. Typischerweise wurden Diathese-Stress-Modelle genutzt (Van Heeringen 2012), um die Entstehung suizidalen Erlebens und Verhaltens zu charakterisieren. Suizidales Verhalten wurde dabei vielfach als letzte Konsequenz einer Intensivierung suizidalen Erlebens verstanden, und dem Vorhandensein psychischer Störungen wurde für das Verständnis suizidalen Erlebens und Verhaltens entscheidende Bedeutung beigemessen. Tatsächlich gehen viele psychische Störungen mit einem erhöhten Risiko für suizidales Erleben und Verhalten einher (Favril et al. 2022). Gleichzeitig sterben jedoch die allerwenigsten Menschen, die an einer psychischen Störung leiden, durch einen Suizid, und es gibt zunehmend Hinweise darauf, dass ein großer Teil derjenigen, die durch einen Suizid gestorben sind, nicht an einer psychischen Störung gelitten hat (Bryan, 2021): Während lange Zeit davon ausgegangen wurde, dass 90 % (Cavanagh et al. 2003) bis 100 % (Joiner et al. 2017) der Suizidanten zum Zeitpunkt ihres Todes von einer (subklinischen) psychischen Störung betroffen waren, gehen neuere Arbeiten davon aus, dass etwa 50 % der Suizidanten unter einer psychischen Störung leiden (Brieger et al. 2022; Stone et al. 2018). Der Zusammenhang zwischen psychischen Störungen und Suizid ist somit möglicherweise weniger eng, als lange angenommen wurde, und die erklärende Kraft des Vorliegens einer psychischen Störung für das individuelle Verständnis einer suizidalen Krise ist limitiert. In diesem Sinne finden sich auch Hinweise darauf, dass störungsbezogene Therapieansätze (z. B. für depressive Störungen) eine geringere suizidpräventive Wirkung haben als explizit suizidspezifische Therapieansätze (Meerwijk et al. 2016). Es greift somit zu kurz, suizidales Erleben und Verhalten ausschließlich als Symptom einer psychischen Störung zu verstehen, und suizidales Erleben konstituiert für sich genommen auch keine psychische Störung (selbst dann, wenn es Versuche gibt, spezifische suizidale Syndrome als Störungsbilder zu konzeptualisieren; Galynker et al. 2024).

In den vergangenen 20 Jahren hat die psychologische Theoriebildung rund um suizidales Erleben und Verhalten deutlich an Fahrt aufgenommen. Prominente Bedeutung haben hierbei insbesondere sogenannte *Ideation-to-Action-Modelle,* die von unterschiedlichen Risikofaktoren für suizidale Gedanken und suizidales Verhalten ausgehen (Díaz-Oliván et al. 2021). Auf solche Modelle konzentriert sich das vorliegende Kapitel. Die Darstellung und Auseinandersetzung erscheinen insbesondere angesichts dessen als bedeutsam, als dass diese Modelle und Theorien als Grundlage für die Entwicklung von Präventions- und Interventionsmöglichkeiten dienen können und auch im Einzelfall eine Orientierung für die Arbeit mit Menschen mit Suizidabsichten bieten. Im Einzelnen werden die Interpersonale Theorie suizidalen Verhaltens (ITSV; Joiner 2005), das Integrative motivational-volitionale Modell suizidalen Verhaltens (IMV; O'Connor 2011), die

3-Steps-Theorie (3-ST; Klonsky und May 2015) und das Ambivalenzmodell der Suizidalität (ABS; Teismann und Forkmann 2024) beschrieben und reflektiert. Diese vier stellen wir in den Mittelpunkt, da sie die Modelle sind, die die aktuelle Forschung und Anwendungsentwicklung am meisten prägen.

## 2.2 Interpersonale Theorie suizidalen Verhaltens

In der Interpersonalen Theorie suizidalen Verhaltens (ITSV) postuliert Joiner (2005), dass die Wahrnehmung, nicht Teil einer wertgeschätzten Gruppe zu sein *(thwarted belongingness),* und der Eindruck, für andere eine Belastung darzustellen *(perceived burdensomeness),* Suizidgedanken und Suizidwünsche bedingen. Zu suizidalen Handlungen soll es aber erst dann kommen, wenn zusätzlich ein dritter Faktor vorliegt: die Fähigkeit, sich zu töten (*capability for suicide;* siehe Abb. 2.1).

*Perceived Burdensomeness* bezieht sich auf die subjektive Überzeugung, dass die eigene Existenz für Familie, Freunde und/oder die Gesellschaft eine Last darstellt (z. B. „Meiner Familie würde es besser gehen, wenn es mich nicht mehr gäbe"). Diese Beurteilung kann sich zu der Ansicht steigern, dass der eigene Tod eine (erwünschte) Erleichterung für das Umfeld wäre. *Thwarted Belongingness* beschreibt das Gefühl, von anderen entfremdet zu sein, nicht Teil einer wertgeschätzten Gruppe, einer Familie und/oder eines Freundeskreises zu sein (z. B. „Ich bin für niemanden wichtig"). Van Orden et al. (2010) postulieren, dass Thwarted Belongingness und Perceived Burdensomeness für sich genommen proximale und hinreichende Ursache *passiver* Suizidwünsche sind (z. B. „Ich wünschte, ich wäre tot"). *Aktive* Suizidwünsche (z. B. „Ich möchte mich umbringen") sollen sich hingegen dann entwickeln, wenn Perceived Burdensomeness und Thwarted Belongingness gleichzeitig auftreten und Betroffene den Eindruck entwickeln, dass sich ihre diesbezügliche Situation nie ändern wird *(Interpersonal Hopelessness).*

*Capability for Suicide* differenziert gemäß der Interpersonalen Theorie zwischen Personen, die beim Wunsch, zu sterben, verharren, und jenen, die diesen

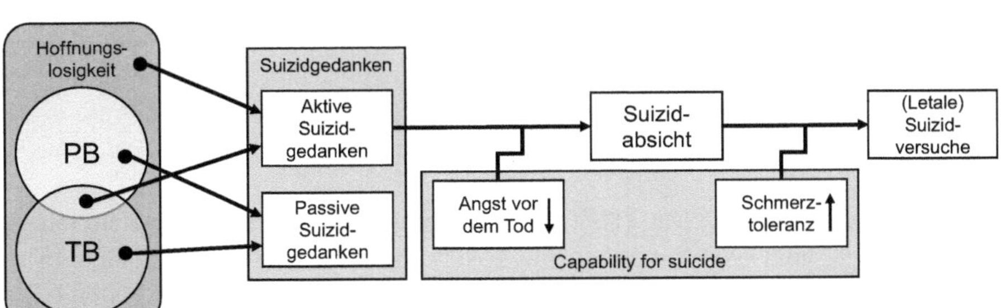


**Abb. 2.1** Die Interpersonale Theorie suizidalen Verhaltens (PB = Perceived Burdensomeness, TB = Thwarted Belongingness)

Wunsch in die Tat umsetzen können. Sie setzt sich Joiner (2005) zufolge aus einer erhöhten Schmerztoleranz und einer reduzierten Angst vor Sterben und Tod zusammen. Furchtlosigkeit in Kombination mit einem Suizidwunsch soll der Theorie zufolge in eine Suizidabsicht münden, während die Schmerztoleranz darüber entscheidet, ob eine Suizidabsicht tatsächlich eine Suizidhandlung nach sich zieht (Van Orden et al. 2010). Joiner (2005) nannte diese Variable ursprünglich „Acquired Capability for Suicide", da er davon ausging, dass die Fähigkeit, sich zu töten, im Laufe des Lebens – beispielsweise durch die wiederholte Durchführung selbstverletzenden oder suizidalen Verhaltens (Van Orden et al. 2010) – erworben wird. Mit Blick darauf, dass zumindest ein Teil der Fähigkeit, sich selbst zu töten, auch auf dispositionale Faktoren zurückgeführt werden kann, wird in neueren Theoriedarstellungen (Chu et al. 2017; Robison et al. 2024) nunmehr der allgemeinere Begriff der „Capability for Suicide" verwendet.

**Acute Suicidal Affective Disturbance (ASAD)**

Unter Rückgriff auf die Variablen der ITSV stammt von der Arbeitsgruppe um Thomas Joiner (Rogers et al. 2023; Stanley et al. 2016) ein Versuch, akute Suizidalität auf Syndromebene zu definieren und empirisch abzusichern. Die Autoren postulieren ein als „Acute Suicidal Affective Disturbance" (ASAD) bezeichnetes Syndrom, das durch vier Symptomgruppen definiert sein soll (Stanley et al. 2016): (A) drastische Zunahme der Suizidabsicht innerhalb von Stunden oder Tagen, (B) soziale Entfremdung (sozialer Rückzug, Eindruck, eine Last für andere zu sein) und/oder Selbstentfremdung (Selbsthass, Eindruck, für sich selbst eine Last zu sein), (C) Hoffnungslosigkeit, (D) Übererregungssymptome (z. B. Agitiertheit, Reizbarkeit, Schlafstörungen, Albträume).

Im B-Kriterium und im C-Kriterium der ASAD-Definition finden sich offensichtlich die Kernkonstrukte der ITSV wieder. Die bisherige Befundlage zur „akut suizidal affektiven Störung" stützt den postulierten Syndromcharakter (Claus und Teismann 2021): Im Rahmen diverser Studien ließ sich zeigen, dass die vier Merkmalsgruppen (Suizidgedanken, Entfremdung, Hoffnungslosigkeit, Übererregung) im Sinne eines einheitlichen Syndroms tatsächlich gemeinsam auftreten und sich von anderen Störungsbildern (Depression, Angst) abgrenzen lassen. Es fehlt jedoch an Studien zur prädiktiven Validität der Symptombeschreibung, d. h., es ist bislang unklar, ob das ASAD-Syndrom tatsächlich suizidalem Verhalten vorausgeht.

*Empirische Befundlage:* Die ITSV kann sicherlich als die in den letzten Jahren empirisch am intensivsten untersuchte psychologische Theorie suizidalen Erlebens und Verhaltens angesehen werden. Zwei umfassende Übersichtsarbeiten (Chu et al. 2017; Ma et al. 2016) zeigen, dass Perceived Burdensomeness und Thwarted Belongingness assoziiert sind mit dem Auftreten von Suizidgedanken, Suizidversuchen und Suiziden. Die entsprechenden Zusammenhänge zeigten sich unter

Betrachtung unterschiedlicher Stichproben (u. a. Studenten, Senioren, Soldaten, Patienten), unter Verwendung unterschiedlicher Messverfahren (Fragebögen, Autopsiestudien, Analysen von Abschiedsbriefen) und unter Berücksichtigung einer Vielzahl von konkurrierenden Prädiktorvariablen (u. a. Alter, Geschlecht, Depressivität, Hoffnungslosigkeit) sowohl in Querschnitt- als auch in Längsschnittuntersuchungen. Die gefundenen Effekte sind hinsichtlich ihrer Größe denen vergleichbar, die für etablierte Risikofaktoren suizidalen Erlebens und Verhaltens wie Depressivität und Hoffnungslosigkeit berichtet werden. Im Vergleich zum Konstrukt der Perceived Burdensomeness scheint Thwarted Belongingness jedoch einen weniger robusten Prädiktor suizidalen Erlebens und Verhaltens darzustellen (Ma et al. 2016).

Chu et al. (2017) führten eine Metaanalyse der Kernannahmen der ITSV auf Basis von 114 Studien durch. In vielerlei Hinsicht unterstützen die Ergebnisse die Annahmen der Theorie. So zeigte sich ein signifikanter Zusammenhang zwischen der Interaktion aus Thwarted Belongingness und Perceived Burdensomeness und Suizidgedanken. Auch war die Dreifach-Interaktion aus Thwarted Belongingness, Perceived Burdensomeness und Capability for Suicide signifikant mit der Anzahl an Suizidversuchen in der Vorgeschichte assoziiert. Allerdings waren die jeweiligen Effektstärken klein bis allenfalls moderat. In neueren Untersuchungen ergaben sich zudem Zweifel daran, ob Furchtlosigkeit vor Tod und Sterben (u. a. Paashaus et al. 2019) sowie Schmerztoleranz (Risch et al. 2024) tatsächlich zwischen Personen mit Suizidgedanken und solchen, die suizidales Verhalten gezeigt haben, differenziert. Schließlich zeigte sich in prospektiven Studien wiederholt kein Zusammenhang zwischen den Theorievariablen und suizidalem Verhalten (u. a. Forkmann et al. 2020; Ribeiro et al. 2021), sodass der Geltungsbereich der Theorie vermehrt infrage gestellt wird (Hjelmeland und Loa Knizek 2020; Soper 2024).

Robison et al. 2024 weisen hingegen darauf hin, dass die geringen Effektstärken auch darauf zurückzuführen sein könnten, dass die Theorie bisher nicht auf angemessene Weise überprüft wurde. So geht die Theorie spezifisch davon aus, dass Perceived Burdensomeness und Thwarted Belongingness vorliegen müssen *und* eine Hoffnungslosigkeit hinsichtlich der Veränderbarkeit dieser Zustände bestehen muss, um aktive Suizidgedanken nach sich zu ziehen – ein Zusammenhang, der bisher nur wenig untersucht wurde (u. a. Forkmann et al. 2022). Zudem beansprucht die Theorie, *Suizide* oder *hochletale* Suizidversuche vorherzusagen (Joiner 2005; Van Orden et al. 2010). Zumeist wurden aber in bisherigen Studien, nicht zuletzt aufgrund der höheren Basisrate (und der damit geringeren Stichprobengröße, die für Analysen benötigt wird), Suizidversuche jeden Schweregrads untersucht.

Zusammenfassend lässt sich festhalten, dass die ITSV stimulierend auf die Suizidalitätsforschung wirkte und inzwischen eine große Anzahl an Studien vorliegt, die ihre Kernannahmen überprüft haben. Die Ergebnisse fallen teilweise gemischt aus und die berichteten Effektstärken sind zumeist klein bis moderat. In der klinischen Praxis kann die Theorie gleichwohl einen hilfreichen konzeptionellen Rahmen für die Risikoexploration und die Behandlungsplanung bieten.

## 2.3 Integratives motivational-volitionales Modell suizidalen Verhaltens

Im *Integrativen motivational-volitionalen Modell suizidaler Handlungen (IMV-Modell)* wird angenommen, dass es dann zu Suizidgedanken und suizidalem Verhalten kommt, wenn Personen infolge von niederschmetternden und/oder demütigenden Geschehnissen *(Defeat)* sich selbst als hilflos und gefangen in einer nicht auflösbaren Lebenssituation erleben (*Entrapment;* O'Connor und Kirtley 2018). Das IMV-Modell baut hierbei auf den theoretischen Annahmen des „Cry-of-Pain"-Modells (Williams 2001) sowie auf den Suizid- und Depressionstheorien von Baumeister (1990) und Gilbert und Allan (1998) auf. Entscheidend ist im IMV-Modell die Annahme, dass die Übergänge von (a) der Bewertung eines Erlebnisses als niederschmetternd/demütigend zum Eindruck des Gefangenseins, (b) vom Eindruck des Gefangenseins hin zu Suizidgedanken und (c) von Suizidgedanken hin zu suizidalen Handlungen durch diverse Moderatoren – also Faktoren, die die suizidale Entwicklung hemmen oder fördern – bestimmt werden (Abb. 2.2). So geht O'Connor (2011) davon aus, dass eingeschränkte Problemlösefähigkeiten und Regulationsstrategien, Gedächtnisverzerrungen und perseverative Denkprozesse dazu beitragen, dass sich aus der Bewertung eines Erlebnisses als niederschmetternd/demütigend der Eindruck des Gefangenseins entwickelt. Suizidgedanken sollen insbesondere dann aus dem Eindruck des Gefangenseins hervorgehen, wenn Betroffene sich u. a. als eine Last für andere erleben, sich nicht als Teil einer wertgeschätzten Gruppe sehen und mangelnde soziale Unterstützung erfahren. Eingebettet in einen anderen konzeptionellen Rahmen werden hier also zentrale Konstrukte der Interpersonalen Theorie suizidalen Verhaltens aufgegriffen.

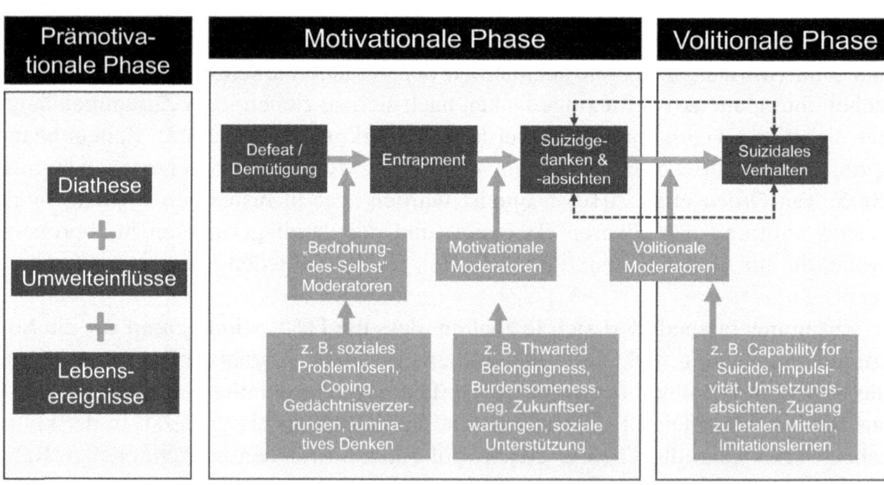


**Abb. 2.2** Das Integrative motivational-volitionale Modell suizidalen Verhaltens

Der Übergang von Suizidgedanken zu suizidalen Handlungen – und damit der Übergang von einer motivationalen zu einer volitionalen Handlungsphase – ist dem Modell zufolge abhängig von weiteren moderierenden Bedingungen. Unter Rückgriff auf die zuvor dargelegte Interpersonale Theorie suizidalen Verhaltens (ITSV) nimmt O'Connor (2011) dabei an, dass das Vorliegen von Furchtlosigkeit vor Schmerz, Sterben und Tod eine zentrale Bedingung dafür darstellt, ob Suizidgedanken in suizidale Handlungen umgesetzt werden. Darüber hinaus gelten die Verfügbarkeit von letalen Mitteln, Handlungsabsichten, Impulsivität und die Imitation von Suizidmodellen als weitere Faktoren, die den Übergang von Suizidgedanken zu Suizidhandlungen fördern bzw. ermöglichen sollen.

*Empirische Befundlage:* In einem aktuellen systematischen Review zum IMV-Modell wurden 100 Studien mit insgesamt 138.365 Teilnehmenden berücksichtigt (Souza et al. 2024): Deutliche empirische Unterstützung konnte für den Pfad „Defeat – Entrapment – Suizidgedanken" des IMV-Modells gefunden werden. Zudem zeigten sich in univariaten Querschnittsanalysen modellkonforme Unterschiede zwischen Personen, die über Suizid nachdenken, und solchen, die suizidales Verhalten umgesetzt haben. In multivariaten Analysen und in prospektiven Längsschnittstudien zeigt sich hingegen ein weniger homogenes und theoriekonformes Befundmuster. Vor dem Hintergrund der erheblichen Anzahl an Modellvariablen wurde in Studien vielfach auch nur eine Teilmenge der diversen Modellkomponenten untersucht, sodass letztlich nur begrenztes Wissen über das Zusammenspiel der verschiedenen Variablen im gesamten Modell besteht. Grundsätzlich gilt in Bezug auf den IMV-Effekt – genauso wie für die ITSV –, dass die gefundenen Effekte von moderater Größe sind.

Zusammenfassend lässt sich gleichwohl hervorheben, dass das IMV-Modell durch die Einbindung verlaufsmoderierender Faktoren einen konzeptionellen Rahmen bietet, innerhalb dessen sich zentrale Annahmen anderer Suizidtheorien und diverse empirische Befundmuster zu einem kohärenten Entwicklungsmodell suizidalen Verhaltens zusammenfügen lassen.

## 2.4 3-Steps-Theorie

Der 3-Steps-Theorie (3-ST; Klonsky und May 2015) zufolge sollen suizidale Gedanken bei gemeinsamem Vorliegen von Hoffnungslosigkeit und (psychologischem) Schmerz aufkommen. Hoffnungslosigkeit als Risikofaktor für suizidale Entwicklungen wurde ursprünglich von Beck (1967) in seinem kognitiven Modell beschrieben (siehe auch Wenzel und Beck 2008). Das Konzept des psychischen Schmerzes *(mental pain)* geht auf Shneidman (1993) zurück. Die Autoren der 3-ST betonen, dass psychischer Schmerz verschiedenste Ursachen haben kann, und nennen hierbei explizit einige Variablen anderer Theorien, wie z. B. Perceived Burdensomeness, Thwarted Belongingness, Defeat und Entrapment. Wenn die Betroffenen zudem hoffnungslos hinsichtlich ihrer gegenwärtigen Lebenssituation sind und davon ausgehen, dass sich der psychische Schmerz nicht ändern wird, sei die Voraussetzung für die Entstehung suizidaler Gedanken gegeben. Die Theorie nimmt weiter an, dass bei gemeinsamem Vorliegen von Hoffnungslosigkeit und psychischem Schmerz das Gefühl der Verbundenheit einen zentralen Schutzfaktor hinsichtlich der Entwicklung suizidalen Verhaltens darstellt. Verbundenheit bezieht sich hier nicht ausschließlich auf andere Personen, sondern auch auf ein Gefühl der Verbundenheit gegenüber z. B. dem eigenen Beruf, einem Projekt oder einer sozialen Rolle. Hier zeigt die 3-ST Überschneidungen mit den konzeptionellen Annahmen der ITSV. Wenn Verbundenheit gegeben ist, wird der Theorie zufolge die Intensität und Konkretheit der suizidalen Gedanken allenfalls moderat sein. Die Theorie geht weiter davon aus, dass, wenn keine Verbundenheit gegeben ist, aktive Suizidgedanken und Suizidpläne entstehen („Ich werde mich umbringen, sobald ich die Gelegenheit dazu habe"). Klonsky und May (2015) nehmen letztlich an, dass alle anderen bekannten Risikofaktoren eben deswegen mit Suizidgedanken zusammenhängen, weil sie Einfluss nehmen auf Hoffnungslosigkeit, psychischen Schmerz und Verbundenheit im Sinne eines *final common pathway*.

Der Übergang von suizidalen Gedanken zu suizidalem Verhalten soll der Theorie zufolge schließlich vor allem von der Fähigkeit, sich zu töten, beeinflusst werden, wobei zwischen (a) dispositionellen, (b) im Lebensverlauf erworbenen und/oder (c) praktischen Anteilen unterschieden wird. Unter dispositionalen Anteilen der Fähigkeit, sich zu töten, versteht die Theorie angeborene, genetisch determinierte Eigenschaften (z. B. das Ausmaß an Schmerzsensitivität); mit erworbenen Anteilen der Fähigkeit, sich zu töten, greift die Theorie die Annahme von Joiner (2005) auf, dass Furchtlosigkeit vor Tod und Sterben durch bestimmte Lebenserfahrungen erworben werden kann. Der praktische Anteil der Fähigkeit, sich zu töten, bezieht sich auf das Wissen um und die Verfügbarkeit von letalen Mitteln – eine Variable, die auch O'Connor (2011) als volitionalen Moderator des Übergangs von suizidalen Gedanken zu suizidalem Verhalten berücksichtigt (siehe Abb. 2.3).

*Empirische Befundlage:* Die Studienlage zur 3-Steps-Theorie ist weniger umfangreich als zur ITSV und zum IMV-Modell und die Befunde sind heterogen: Mit Blick auf den ersten Schritt stützt die Empirie weitgehend die Annahme, dass die Kombination aus Schmerz und Hoffnungslosigkeit Suizidgedanken vorhersagt (Klonsky et al. 2021). Mit Blick auf den zweiten Schritt findet sich empirische Unterstützung für die Annahme, dass Verbundenheitserleben den Effekt von Schmerz auf das Erleben von Suizidgedanken abfedern kann, in Studien, in denen ein sogenannter Schmerz-Verbundenheits-Differenzscore berechnet wurde (z. B. Pachkowski et al. 2021); in Studien, die eine andere Methodik nutzen, finden sich hingegen uneinheitliche Befunde (z. B. Shepherd et al. 2023). Mit Blick auf den dritten Schritt, d. h. die Annahme, dass es eine (dispositionelle, erworbene, praktische) Befähigung zum Suizid braucht, um suizidales Verhalten umzusetzen, zeichnet die Empirie wiederum ein gemischtes Bild: Während die praktische Befähigung zum Suizid in verschiedenen Studien zwischen Personen mit Suizidgedanken und solchen, die Suizidversuche unternommen haben, differenziert (z. B. Tsai et al. 2021), finden weitere Studien für keine der drei Facetten von Capability einen relevanten Zusammenhang mit suizidalem Verhalten (z. B. Bayliss et al. 2023). Eine grundsätzliche Kritik an den derzeitigen Studien zur 3-ST bezieht sich

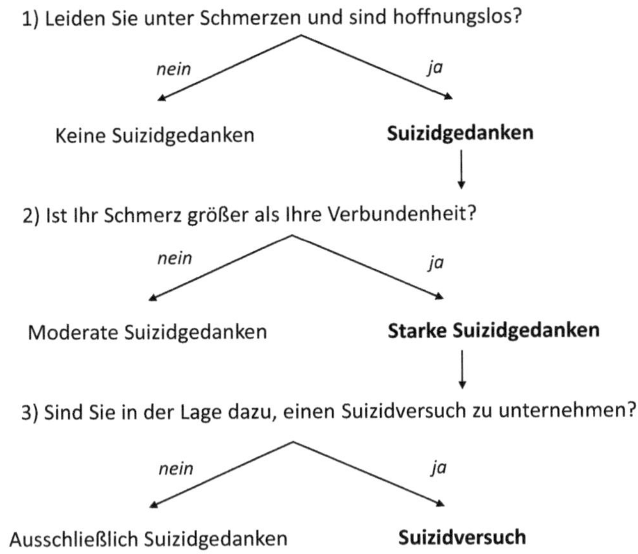


**Abb. 2.3** Die 3-Steps-Theorie

darauf, dass es bislang an einheitlichen und umfassenden Fragebögen zur Erfassung der Kernkonstrukte fehlt (Klonsky et al. 2021).

Zusammenfassend lässt sich konstatieren, dass die 3-ST einen konzisen und gut testbaren theoretischen Rahmen zur Beschreibung einer suizidalen Entwicklung bietet und hierbei sowohl Konstrukte der anderen Theorien berücksichtigt als auch weitere relevante Variablen wie die Bedeutung von (physischen/psychischen) Schmerzen mit einbringt.

## 2.5 Ambivalenzmodell der Suizidalität

Das Ambivalenzmodell der Suizidalität (ABS-Modell; Teismann und Forkmann 2024; Teismann et al. 2024a) ist ein klinisches Orientierungs- und Verstehensmodell, das darauf abzielt, einen Rahmen für die Risikoexploration, Fallkonzeptualisierung und Behandlungsplanung in der Krisenintervention und Psychotherapie von suizidalen Personen zu schaffen. Im Zentrum des Modells steht die Beobachtung, dass Ambivalenz gegenüber Suizid/Tod den gesamten suizidalen Prozess vieler Betroffener begleitet (Teismann et al. 2024b), zentral für das Verständnis einer individuellen suizidalen Krise ist und einen therapeutischen Ansatzpunkt in allen Phasen des suizidalen Prozesses bietet (Britton et al. 2011). Im ABS-Modell wird der Prozess einer suizidalen Entwicklung in drei Phasen unterteilt: die Unsicherheitsphase, die Transitionsphase und die Handlungsphase (Abb. 2.4).

Das Modell geht davon aus, dass akute und/oder chronische Stressoren zentral für das Aufkommen von Suizidgedanken sind und dass Suizidgedanken bei den

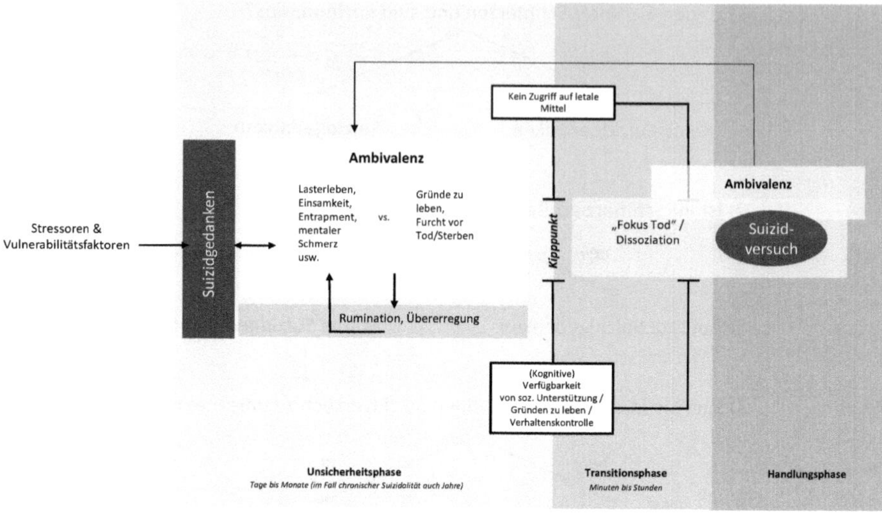


**Abb. 2.4** Das Ambivalenzmodell der Suizidalität

allermeisten Betroffenen ambivalentes Erleben hervorrufen. Betroffene erleben somit eine *Unsicherheitsphase,* in der Gründe/Wünsche, zu sterben, und Gründe/Wünsche, weiterzuleben bzw. nicht zu sterben, simultan erlebt werden:

**Gründe, zu sterben** *(Reasons for Dying),* weisen eine erhebliche Heterogenität auf und können sämtliche Bewertungen und Erlebensweisen, die in anderen Suizidtheorien als zentral erachtet werden, umfassen: *Ich bin eine Last und anderen ginge es besser, wenn ich tot wäre* (Perceived Burdensomeness). *Ich gehöre nirgendwo so richtig dazu/bin für niemanden wichtig* (Thwarted Belongingness). *Ich bin gefangen in einer ausweglosen Situation* (Entrapment). *Die Gefühle sind so schlimm; es ist wie körperlicher Schmerz, ich kann nicht mehr* (Mental Pain). Im Rahmen des ABS-Modells wird – anders als in den anderen Theorien – keine Gewichtung der verschiedenen Suizidmotive vorgenommen, vielmehr wird betont, dass die unterschiedlichsten Motive im individuellen Fall relevante *suicide drivers* sein können.

**Gründe, zu leben** *(Reasons for Living),* umfassen u. a. Themen wie Familie/Freunde *(Ich will nicht, dass mein Mann denkt, ich hätte ihn nicht geliebt),* Zukunftspläne *(Es stehen noch Dinge auf meiner Bucket-Liste),* Dinge, die Freude machen *(Ich könnte nie mehr schwimmen gehen, wenn ich tot bin),* Selbstbildannahmen *(Ich bin eigentlich niemand, der, wenn es schwierig wird, aus dem Feld geht)* und Religiosität *(Meine Religion verbietet den Suizid).*

**Gründe, nicht zu sterben** *(Reasons not to Die),* umfassen u. a. Aspekte wie Angst vor Schmerzen, Sterben und Tod (Joiner 2005) oder Angst davor, einen Selbsttötungsversuch mit körperlichen/geistigen Schäden zu überleben *(Ich wäre so gerne tot, aber ich traue mich nicht).*

Die Intensität suizidaler Ambivalenz kann interindividuell stark variieren (Brown et al. 2005) und scheint zudem erheblichen intraindividuellen Schwankungen zu unterliegen (Ernst et al. 2024). Übererregungssymptome und Grübeln werden im Modell als Folge einer als anstrengend und belastend erlebten Ambivalenz verstanden (*Ich halte dieses Hin und Her in meinem Kopf einfach nicht mehr aus;* Bergmans et al. 2017). Die Unsicherheitsphase kann Tage bis Wochen oder – im Fall chronischer Suizidalität – auch Jahre anhalten (Vgl. Millner et al. 2017).

Mit der Entscheidung zum Suizid wechseln Betroffene in die *Transitionsphase,* d. h. einen Zustand hochakuter Suizidalität. Das ABS-Modell betont, dass sich nicht vorhersagen lässt, ob und wann die Transitionsphase erreicht wird; vielmehr wird der Begriff *Tipping Point* (vgl. de Beurs et al. 2021) verwendet, um den plötzlichen Übergang in einen Zustand akuter Suizidalität zu charakterisieren. Dem Modell zufolge können insbesondere zwei Aspekte vor einem Übergang in die Transitionsphase schützen: (1) fehlende (unmittelbare) Verfügbarkeit von Tötungsmitteln und (2) Verfügbarkeit von (professioneller/privater) Unterstützung, Gründen, zu leben, und (verhaltensbezogenen und kognitiven) Skills im Umgang mit emotionalen Krisen. Die Transitionsphase wird typischerweise schnell durchlaufen (Paashaus et al. 2021) und scheint durch einen Wechsel der psychischen Befindlichkeit charakterisiert zu sein: Betroffene sind nicht länger ambivalent, sondern beschreiben eine starke Fokussierung auf den Suizid (Joiner 2024), die mit dissoziativem Erleben einhergehen kann (Michel 2023). Die Umsetzung einer Suizidhandlung markiert schlussendlich den Übergang in die *Handlungsphase.*

Das Modell postuliert, dass sowohl in der Transitions- als auch in der Handlungsphase Ambivalenz reaktiviert werden kann: In der Transitionsphase kann dies von Zufällen abhängig sein – das Telefon klingelt, die suizidale Person wird von jemandem angesprochen usw.; wiederum kann aber auch die fehlende (unmittelbare) Verfügbarkeit eines Tötungsmittels oder die plötzliche Erinnerung an wichtige Sozialpartner helfen, die Transitionsphase unbeschadet zu überstehen. In der Handlungsphase können auftretende Schmerzen bei der Umsetzung einer Suizidhandlung oder aufkommende Ängste in einen Zustand der Ambivalenz (und potenziell in die Unsicherheitsphase) zurückführen.

*Empirische Befundlage:* Das Modell integriert Forschungsarbeiten, in denen sich zeigt, dass suizidale Ambivalenz den gesamten suizidalen Prozess begleitet (Teismann et al. 2024b), dass die Transition von Suizidgedanken zu suizidalem Verhalten eine erhebliche Dynamik aufweist (Paashaus et al. 2021), dass Motive, zu sterben, sich empirisch nicht auf einzelne spezifische *suicide drivers* reduzieren lassen (May et al. 2020), dass die Verfügbarkeit von Mitteln ein zentraler Risikofaktor für suizidales Verhalten ist (Dempsey et al. 2019) und dass suizidales Verhalten sich nicht sicher vorhersagen lässt (Teismann et al. 2022). Gleichzeitig stehen modellgeleitete empirische Studien noch aus. Hier wird es beispielsweise darum gehen zu untersuchen, inwieweit Ambivalenz und suizidbezogenes Grübeln/Übererregungssymptome in einem wechselseitigen Aufschaukelungsverhältnis zueinander stehen, inwieweit die psychische Verfassung in der Transitionsphase durch dissoziatives Erleben geprägt ist und inwieweit ambivalentes Erleben im Nachgang eines Suizidversuchs strukturell vergleichbar ist mit ambivalentem Erleben vor einer Suizidhandlung.

Zusammenfassend lässt sich festhalten, dass das ABS-Modell einen konzeptionellen Rahmen bietet, der durch den Fokus auf suizidale Ambivalenz den Blick explizit nicht nur auf individuelle Risikofaktoren (Gründe zu sterben), sondern auch auf individuelle Schutzfaktoren (Gründe zu leben/nicht zu sterben) richtet. Darüber hinaus macht das Modell Aussagen zu verschiedenen Phasen des suizidalen Prozesses und spezifiziert phasenspezifische therapeutische Aufgaben. Das Modell verfolgt – im Unterschied zu den anderen dargestellten Modellen – weniger eine explikative, sondern vielmehr eine deskriptive Zielsetzung und erhebt den Anspruch, den diagnostisch-therapeutischen Prozess im Umgang mit suizidalen Patienten leiten zu können.

## 2.6 Fazit

Die Fortschritte in der psychologischen Theoriebildung zur Erklärung suizidalen Erlebens und Verhaltens sind sehr erfreulich. Die Konzeptionalisierung von suizidalem Erleben und Verhalten im Rahmen von Ideation-to-Action-Modellen hilft dabei, zukünftige Forschungsbemühungen spezifischer auszurichten und die diagnostische wie therapeutische Praxis entsprechend zu gestalten. Die beschriebenen theoretischen Modelle heben hierbei jeweils unterschiedliche psychosoziale Faktoren hervor, die in der Diagnostik, Risikoexploration und Behandlung suizidalen Erlebens und Verhaltens besondere Beachtung erfahren sollten.

Zur Über- oder Unterlegenheit der verschiedenen Modelle lässt sich zum jetzigen Zeitpunkt gleichwohl keine Aussage treffen. Grundsätzlich stellt sich die Frage, inwieweit die sparsamen theoretischen Modelle geeignet sind, ein so komplexes Phänomen wie suizidales Verhalten (kulturübergreifend) zu erfassen. Mit Blick auf die ITSV, das IMV-Modell und die 3-Steps-Theorie stellt sich zudem die Frage, inwieweit diese Modelle unter einer klinisch-psychologischen Perspektive eine ausreichende Anleitung für die praktische Arbeit mit suizidalen Patienten liefern. Neuere Modelle wie das ABS-Modell der Suizidalität – aber auch hier nicht erwähnte Modelle wie das Fluid-Vulnerability-Modell (Bryan und Rudd 2018) oder das Metakognitive Modell der Suizidalität (Forkmann et al. 2023) – besitzen potenziell eine höhere Praxisrelevanz (allerdings bei einer geringeren Prägnanz der Kernannahmen). In wiederum weiteren Modellen wie beispielsweise dem Dual-System-Modell der Suizidalität von Brüdern et al. (2022) werden neuerdings auch implizite Prozesse in der Theoriebildung stärker berücksichtigt. Das Interesse an psychologischer Theoriebildung rund um das Thema suizidales Erleben und Verhalten erscheint somit ungebrochen. Neuere Analysemethoden bieten zudem die Möglichkeit, auch komplexe Modelle umfassend zu untersuchen. Eine weitere Verfeinerung unseres Verständnisses der Entstehung, Aufrechterhaltung und Resolution suizidaler Prozesse, das letztlich auch unsere Möglichkeiten der Prävention und der Behandlung suizidaler Krisen verbessern kann, erscheint unter diesen Bedingungen erwartbar.

## Literatur

Baumeister RF (1990) Suicide as Escape from Self. Psychol Rev 97(1):90–113. https://doi.org/10.1037/0033-295x.97.1.90

Bayliss LT, Hughes CD, Lamont-Mills A., du Plessis C (2023) Fluidity in capability: longitudinal assessments of suicide capability using ecological momentary assessments. Suicide & life-threatening behavior 54(1), 138–153. https://doi.org/10.1111/sltb.13025

Beck AT (1967) Depression: Clinical, experimental, and theoretical aspects. Harper & Row, New York, NY

Bergmans Y, Gordon E, Eynan R (2017) Surviving moment to moment: The experience of living in a state of ambivalence for those with recurrent suicide attempts. Psychol Psychother 90:633–648

Brieger P, Menzel S, Hamann J (2022) Wird die Rolle von psychischen Erkrankungen beim Suizid überbewertet? Bundesgesundheitsbl 65:25–29. https://doi.org/10.1007/s00103-021-03464-0

Britton P, Patrick H, Wenzel A, Williams G (2011) Integrating motivational interviewing and self-determination theory with cognitive behavioral therapy to prevent suicide. Cogn Behav Pract 18:16–27

Brown GK, Steer RA, Henriques GR, Beck AT (2005) The internal struggle between the wish to die and the wish to live: a risk factor for suicide. Am J Psychiatry 162(10):1977–1979

Brüdern J, Glaesmer H, Berger T, Spangenberg L (2022) Understanding suicidal pathways through the lens of a Dual-System Model of Suicidality in real-time: the potential of ecological momentary assessments. Front Psych 13:899500. https://doi.org/10.3389/fpsyt.2022.899500

Bryan C. (2021) Rethinking suicide. Oxford University Press

Bryan CJ, Rudd MD (2018) Brief cognitive behavioral therapy for suicide prevention. Guilford, New York

Cavanagh JT, Carson AJ, Sharpe M, Lawrie SM (2003) Psychological autopsy studies of suicide: a systematic review. Psychol Med 33(3):395–405. https://doi.org/10.1017/s0033291702006943

Chu C, Buchman-Schmitt JM, Stanley ICH, Hom MA, Tucker RP, Hagan CR, Rogers ML, Podlogar MC, Chiurliza B, Ringer FB, Michaels MS, Patros CHG, Joiner TE (2017) The interpersonal theory of suicide. A systematic review and meta-analysis of a decade of cross-national research. Psychol Bull 143:1313–1345

Claus C, Teismann T (2021) Akut suizidal-affektive Störung: ein systematisches Review. Verhaltenstherapie 31:200–206

de Beurs D, Bockting C, Kerkhof A, Scheepers F, O'Connor R, Penninx B, van de Leemput I (2021) A network perspective on suicidal behavior: understanding suicidality as a complex system. Suicide & life-threatening behavior 51(1):115–126. https://doi.org/10.1111/sltb.12676

Dempsey CL, Benedek DM, Zuromski KL, Riggs-Donovan C, Ng THH, Nock MK, Kessler RC, Ursano RJ (2019) Association of firearm ownership, use, accessibility, and storage practices with suicide risk among US army soldiers. JAMA Net Open 2:e195383

Díaz-Oliván I, Porras-Segovia A, Barrigon M, Jiménez-Muñoz L, Baca-Garcia E (2021) Theoretical models of suicidal behavior: a systematic review and narrative synthesis. European Journal of Psychiatry 35:181–192

Ernst M, Gemke TJ, Olivi LJ, O'Connor RC (2024) Ambulatory assessment of suicidal ambivalence: the temporal variability of the wish to live and the wish to die and their relevance in the concurrent and prospective prediction of suicidal desire. Suicide & Life-Threatening Behavior 54:831–843. https://doi.org/10.1111/sltb.13120

Favril L, Yu R, Uyar A, Sharpe M, Fazel S (2022) Risk factors for suicide in adults: systematic review and meta-analysis of psychological autopsy studies. Evid Based Ment Health 25(4):148–155. https://doi.org/10.1136/ebmental-2022-300549

Forkmann T, Glaesmer H, Paashaus L, Rath D, Schönfelder A, Stengler K, Juckel G, Assion HJ, Teismann T (2020) Interpersonal theory of suicide: a prospective examination. British Journal of Psychiatry Open 6(e113):1–7

Forkmann T, Schwitzky S, Plein L, Rath D, Teismann T, Höller I (2022) Die deutsche Version der Interpersonal Hopelessness Scale (IHS). Verhaltenstherapie 32:45–54

Forkmann T, Knorr A, Gerdes C, Vüst B, Hamacher D, Teismann T (2023) Metacognitions about suicidal thoughts. J Psychiatr Res 161:199–205

Galynker I, Bloch-Elkouby S, Cohen LJ (2024) Suicide crisis syndrome: a specific diagnosis to aid suicide prevention. World Psychiatry 23(3):362–363. https://doi.org/10.1002/wps.21229

Gilbert P, Allan S (1998) The role of defeat and entrapment (arrested flight) in depression: an exploration of an evolutionary view. Psychol Med 28(3), 585–598. Retrieved from http://www.ncbi.nlm.nih.gov/pubmed/9626715

Hjelmeland H, Loa Knizek B (2020) The emperor's new clothes? A critical look at the interpersonal theory of suicide. Death Stud 44(3):168–178. https://doi.org/10.1080/07481187.2018.1527796

Joiner T (2005) Why people die by suicide. Harvard University Press, Cambridge, MA

Joiner TE (2024) The varieties of suicidal experience. New York University Press, New York

Joiner TE Jr, Buchman-Schmitt JM, Chu C (2017) Do Undiagnosed Suicide Decedents Have Symptoms of a Mental Disorder? J Clin Psychol 73(12):1744–1752. https://doi.org/10.1002/jclp.22498

Klonsky ED, May AM (2015) The Three-Step Theory (3ST): A New Theory of Suicide Rooted in the „Ideation-to-Action" Framework. Int J Cogn Ther 8(2):114–129. https://doi.org/10.1521/ijct.2015.8.2.114

Klonsky ED, Pachkowski MC, Shahnaz A, May AM (2021) The three-step theory of suicide: description, evidence, and some useful points of clarification. Prev Med 152(Pt 1):106549. https://doi.org/10.1016/j.ypmed.2021.106549

Ma J, Batterham PJ, Calear AL, Han J (2016) A systematic review of the predictions of the Interpersonal-Psychological Theory of Suicidal Behavior. Clin Psychol Rev 46:34–45. https://doi.org/10.1016/j.cpr.2016.04.008

May AM, Pachkowski MC, Klonsky ED (2020) Motivations for suicide: converging evidence from clinical and community samples. Journal of Psychiatry Research 123:171–177

Meerwijk EL, Parekh A, Oquendo MA, Allen IE, Franck LS, Lee KA (2016) Direct versus indirect psychosocial and behavioural interventions to prevent suicide and suicide attempts: a systematic review and meta-analysis. The Lancet. Psychiatry 3(6):544–554. https://doi.org/10.1016/S2215-0366(16)00064-X

Michel K (2023) The suicidal person. Columbia University Press, New York

Millner AJ, Lee MD, Nock MK (2017) Describing and measuring the pathway to suicide attempts: a preliminary study. Suicide and Life-Threatening Behavior 47:353–369

O'Connor R (2011) Towards an integrated motivational-volitional model of suicide behavior. In: O'Connor R, Platt S, Gordon J (Hrsg) International Handbook of Suicide Prevention: research, Policy and Practice. Jon Wiley & Sons, Ltd., Oxford, S 181–198 (Reprinted from: Not in File)

O'Connor RC, Kirtley O (2018) The integrated motivational-volitional model of suicidal behaviour. Philosophical Transactions Of The Royal Society B-Biological Sciences 373(1754). https://doi.org/10.1098/rstb.2017.0268

Paashaus L, Forkmann T, Glaesmer H, Juckel G, Rath D, Schönfelder A, Engel P, Teismann T (2019) Do suicide attempters and suicide ideators differ in capability for suicide? Psychiatry Research 304–309

Paashaus L, Forkmann T, Glaesmer H, Juckel G, Rath D, Schönfelder A, Teismann T (2021) From decision to action: suicidal history and time between decision to die and actual suicide attempt. Clin Psychol Psychother 28:1427–1434

Pachkowski MC, Hewitt PL, Klonsky ED (2021) Examining suicidal desire through the lens of the three-step theory: a cross-sectional and longitudinal investigation in a community sample. J Consult Clin Psychol 89(1):1–10. https://doi.org/10.1037/ccp0000546

Ribeiro JD, Linthicum KP, Joiner TE, Huang X, Harris LM, Bryen CP (2021) Do suicidal desire and facets of capability for suicide predict future suicidal behavior? A longitudinal test of the desire-capability hypothesis. J Abnorm Psychol 130(3):211–222. https://doi.org/10.1037/abn0000595

Risch N, Alacreu-Crespo A, Khan S, Caceda R, Teismann T, Rogers M, Courtet P, Olié E (2024) Pain tolerance and threshold in suicide attempters: a systematic review and meta-analysis. Psychiatry Res 331:113618

Robison M, Udupa NS, Rice TB, Wilson-Lemoine E, Joiner TE, Rogers ML (2024) The Interpersonal Theory of Suicide: state of the Science. Behav Ther 55(6):1158–1171. https://doi.org/10.1016/j.beth.2024.04.008

Rogers ML, Jeon ME, Zheng S, Richards JA, Joiner TE, Galynker I (2023) Two sides of the same coin? Empirical examination of two proposed characterizations of acute suicidal crises: suicide crisis syndrome and acute suicidal affective disturbance. J Psychiatr Res 162:123–131

Shepherd BF, Kelly LM, Brochu PM, Wolff JC, Swenson LP (2023) An examination of theory-based suicidal ideation risk factors in college students with multiple marginalized identities. Am J Orthopsychiatry 93(2):107–119. https://doi.org/10.1037/ort0000666

Shneidman ES (1993) Suicide as psychache: a clinical approach to self-destructive behavior. Jason Aronson, Northfield, NJ

Soper CA (2024) Ethological Problems with the Interpersonal Theory of Suicide. OMEGA - Journal of Death and Dying 89(1):292–314. https://doi.org/10.1177/00302228211073010

Souza K, Sosu EM, Thomson S, Rasmussen S (2024) A systematic review of the studies testing the integrated motivational-volitional model of suicidal behaviour. Health Psychol Rev 18(4):698–722. https://doi.org/10.1080/17437199.2024.2336013

Stanley IH, Rufino KA, Rogers ML, Ellis TE, Joiner TE (2016) Acute Suicidal Affective Disturbance (ASAD): a confirmatory factor analysis with 1442 psychiatric inpatients. J Psychiatr Res 80:97–104. https://doi.org/10.1016/j.jpsychires.2016.06.012

Stone DM, Simon TR, Fowler KA, Kegler SR, Yuan K, Holland KM, Ivey-Stephenson AZ, Crosby AE (2018) Vital Signs: trends in State Suicide Rates - United States, 1999–2016 and Circumstances Contributing to Suicide - 27 States, 2015. MMWR. Morbidity and mortality weekly report 67(22):617–624. https://doi.org/10.15585/mmwr.mm6722a1

Teismann T, Hilbert K, Forkmann T (2022) Prädiktion suizidalen Verhaltens: Von der klinischen Urteilsbildung zur künstlichen Intelligenz. Nervenheilkunde 41:253–257

Teismann T, Forkmann T (2024) Ambivalenzmodell der Suizidalität (ABS-Modell): Ein Verstehens- und Orientierungsmodell für die Behandlung suizidaler Personen. Verhaltenstherapie 34:85–92

Teismann T, Britton PC, Forkmann T (2024a) Ambivalence model of suicidality [ABS-model]: an orientation model for the treatment of suicidal individuals. Front Psych 15:1449565

Teismann T, Siebert A, Forkmann T (2024b) Suicidal ambivalence: a scoping review. Suicide and Life-Threatening Behavior 54:802–813

Tsai M, Lari H, Saffy S, Klonsky ED (2021) Examining the Three-Step Theory (3ST) of Suicide in a Prospective Study of Adult Psychiatric Inpatients. Behav Ther 52(3):673–685. https://doi.org/10.1016/j.beth.2020.08.007

Van Heeringen, K (2012). Stress-diathesis model of suicidal behavior. In Y. Dwivedi (Ed,), The neurobiological basis of suicide (S. 113–125), Boca Raton: CRC Press

Van Orden KA, Witte TK, Cukrowicz KC, Braithwaite SR, Selby EA, Joiner TE Jr (2010) The interpersonal theory of suicide. Psychol Rev 117(2):575–600. https://doi.org/10.1037/a0018697

Wenzel A, Beck AT (2008) A cognitive model of suicidal behavior: theory and treatment. Appl Prev Psychol 12(4):189–201. https://doi.org/10.1016/j.appsy.2008.05.001

Williams JMG (2001) Suicide and attempted suicide. Penguin, London

# Aktueller Stand der Suizidprävention in Deutschland

# 3

Thomas Heidenreich und Tobias Teismann

**Zusammenfassung**

Das vorliegende Kapitel liefert eine systematische Darstellung des aktuellen Standes der Suizidprävention in der Bundesrepublik Deutschland. Vor dem Hintergrund einer konstant hohen Suizidrate mit jährlich über 10.000 Todesfällen wurde das Nationale Suizidpräventionsprogramm etabliert (Schneider B, Lindner R, Giegling I, Müller S, Müller-Pein H, Rujescu D, Urban B, Fiedler G (2021) Suizidprävention in Deutschland – Aktueller Stand und Perspektiven. Deutsche Akademie für Suizidprävention e. V. https://www.naspro.de/dl/Suizidpraevention-Deutschland-2021.pdf (Zugriff am 31. Juli 2023)). Auf politischer Ebene wurde im Juli 2023 der Antrag „Suizidprävention stärken" mit breiter Mehrheit im Deutschen Bundestag angenommen. Die Publikation der Nationalen Suizidpräventionsstrategie erfolgte im April 2024. Ein im Dezember 2024 vom Bundeskabinett verabschiedeter Gesetzentwurf zur Suizidprävention konnte bis zum Ende der letzten Legislaturperiode nicht final verabschiedet werden. Die S3-Leitlinie „Umgang mit Suizidalität" befindet sich derzeit in Entwicklung und soll im 2027 fertiggestellt werden. Das Kapitel schließt mit einer Analyse der Rolle der Pflegeberufe innerhalb der Suizidprävention sowie einem Ausblick auf potenzielle zukünftige Entwicklungen in diesem Handlungsfeld.

T. Heidenreich (✉)
Fakultät Soziale Arbeit, Bildung und Pflege, Hochschule Esslingen, Esslingen, Deutschland
E-Mail: thomas.heidenreich@hs-esslingen.de

T. Teismann
Forschungs- und Behandlungszentrum für Psychische Gesundheit (FBZ), Ruhr-Universität Bochum, Bochum, Deutschland
E-Mail: tobias.teismann@ruhr-uni-bochum.de



A. Riedel et al. (Hrsg.), *Suizidprävention in der Pflege*,
https://doi.org/10.1007/978-3-662-72796-6_3

## 3.1 Einführung

Trotz zahlreicher Einzelinitiativen und sektoral begrenzter Maßnahmen fehlte es über Jahre hinweg an einer systematisch koordinierten, bundesweit implementierten Strategie zur Suizidprävention. Als Reaktion auf diese Situation wurde das Nationale Suizidpräventionsprogramm initiiert, das auf wissenschaftlicher Grundlage entwickelt wurde und seitdem den Rahmen für eine strukturierte Weiterentwicklung präventiver Maßnahmen in Deutschland bildet (Schneider et al. 2021). Es dient sowohl als Grundlage für die Vernetzung relevanter Akteur*innen im Gesundheitswesen, in der Sozialen Arbeit, der Bildung und der Zivilgesellschaft als auch als Impulsgeber für politische Entscheidungsprozesse.

Ein Meilenstein in der politischen Auseinandersetzung mit dem Thema war die Annahme des Antrags „Suizidprävention stärken" durch den Deutschen Bundestag im Juli 2023. Diese breite parlamentarische Zustimmung unterstreicht die gestiegene Sensibilität und die Bereitschaft, der Suizidprävention einen höheren Stellenwert in der Gesundheitspolitik einzuräumen. Mit der Veröffentlichung der Nationalen Suizidpräventionsstrategie im April 2024 wurde ein weiterer Schritt zur systematischen Verankerung dieses Handlungsfeldes im gesundheitspolitischen Diskurs vollzogen. Der im Dezember 2024 vom Bundeskabinett verabschiedete Entwurf für ein Suizidpräventionsgesetz konnte jedoch bis zum Ende der Legislaturperiode nicht mehr final beschlossen werden, was die politische und gesellschaftliche Komplexität dieses sensiblen Themas unterstreicht.

Im Zentrum dieses Kapitels steht die Darstellung der aktuellen Entwicklungen in der Suizidprävention auf nationaler Ebene. Besonderes Augenmerk wird dabei auf die Rolle der professionellen Pflege gelegt, deren Schnittstellenfunktion zwischen medizinischer, psychosozialer und alltäglicher Versorgung sie zu einem zentralen Akteur in der Suizidprävention macht. Abschließend werden Perspektiven für die zukünftige Ausgestaltung suizidpräventiver Maßnahmen aufgezeigt und es wird diskutiert, inwieweit eine gesetzliche Rahmung zur nachhaltigen Verbesserung der Präventionspraxis beitragen könnte.

## 3.2 Nationales Suizidpräventionsprogramm

Der Bericht „Suizidprävention in Deutschland – Aktueller Stand und Perspektiven" aus dem Jahr 2021 bietet eine umfassende Analyse des Standes der Suizidprävention in Deutschland und formuliert zentrale Handlungsbedarfe sowie Empfehlungen. Im Zentrum des Berichts steht die Darstellung der Arbeit von acht themenspezifischen Teilprojektgruppen (TPG), die wesentliche Lebens- und Versorgungsbereiche abdecken – darunter medizinische und psychosoziale Versorgung, Kindheit und Jugend, berufliches Umfeld, Medienberichterstattung sowie niedrigschwellige Präventionsangebote. Diese systematische Aufteilung ermöglicht eine differenzierte Betrachtung suizidpräventiver Interventionen entlang des individuellen Lebensverlaufs sowie institutioneller Zuständigkeiten (Schneider et al. 2021).

Das Nationale Suizidpräventionsprogramm geht davon aus, dass Suizidalität ein vielschichtiges Phänomen darstellt, das sich nicht monokausal erklären lässt. Psychische Erkrankungen – insbesondere Depressionen, bipolare Störungen, Suchterkrankungen und Schizophrenien – stellen die bedeutendsten Risikofaktoren dar. Darüber hinaus erhöhen auch chronische somatische Erkrankungen, soziale Isolation, migrationsbezogene Belastungen, Arbeitslosigkeit sowie traumatische Kindheits- und Beziehungserfahrungen die Wahrscheinlichkeit, dass Menschen Suizidversuche unternehmen. Der suizidalen Handlung geht dabei in der Regel ein Zustand existenzieller Not voraus, der häufig von innerer Ambivalenz geprägt ist. Die Mehrheit der Betroffenen strebt nicht primär den Tod an, sondern sieht sich durch die aktuelle Lebenssituation in einer unlösbar erscheinenden Krise.

Ein zentrales Problem stellt die Schwierigkeit dar, professionelle Hilfe in Anspruch zu nehmen. Viele Betroffene scheuen aus Angst vor Stigmatisierung, Unverständnis oder Zwangsmaßnahmen den Kontakt zu helfenden Institutionen. Studien zeigen, dass ein erheblicher Anteil der Betroffenen vor dem Suizidversuch medizinisches Fachpersonal aufgesucht hat, ohne dass die Suizidalität erkannt oder thematisiert wurde. Dies verweist auf erhebliche kommunikationsbezogene und strukturelle Barrieren, denen durch spezifische Schulungen, institutionelle Sensibilisierung und niedrigschwellige Angebote begegnet werden muss (Schneider et al. 2021).

Der Bericht identifiziert zudem eine Reihe struktureller Defizite: Neben der weiterhin bestehenden gesellschaftlichen Tabuisierung von Suizidalität mangelt es an langfristig finanzierten Präventionsstrukturen, an ressortübergreifender Koordination sowie an standardisierten Verfahren zur Erfassung suizidaler Krisen. Gerade in besonders vulnerablen Settings – etwa der stationären Altenhilfe, dem Justizvollzug oder der Palliativversorgung – fehlen häufig spezifische Konzepte und geschultes Personal. Bestimmte gesellschaftliche Gruppen, wie Menschen mit Migrationshintergrund, queere Personen oder Menschen in prekären Lebenslagen, sind bislang nicht ausreichend in der Suizidprävention berücksichtigt (Schneider et al. 2021).

Auf Basis dieser Analysen spricht der Bericht mehrere zentrale Empfehlungen aus. Hierzu zählen die Verstetigung und finanzielle Absicherung bewährter Programme wie des Nationalen Suizidpräventionsprogramms (NaSPro), der Ausbau niedrigschwelliger, zielgruppenspezifischer Hilfsangebote sowie die Einrichtung einer nationalen Informationsstelle zur Suizidprävention. Auch die Einführung einer systematischen Surveillance von Suizidversuchen sowie der Ausbau interdisziplinärer Fort- und Weiterbildungsangebote für Fachkräfte im Gesundheits-, Sozial- und Bildungswesen werden als dringend erforderlich erachtet. Darüber hinaus werden bauliche und strukturelle Maßnahmen, insbesondere an sogenannten „Hotspots“, sowie eine medienethisch verantwortungsvolle Berichterstattung angemahnt. Die Autor*innen betonen abschließend, dass Suizidprävention auf allen gesellschaftlichen Ebenen verankert und in eine langfristige gesamtgesellschaftliche Strategie integriert werden müsse (Schneider et al. 2021).

## 3.3 Bundestagsantrag „Suizidprävention stärken"

Der am 05.07.2023 mit großer Mehrheit durch den deutschen Bundestag befürwortete Antrag „Suizidprävention stärken" (BT-Drs. 20/7630) adressiert die anhaltend hohe Zahl von Suiziden in Deutschland und formuliert konkrete politische Maßnahmen zur strukturellen Verbesserung der Suizidprävention (Deutscher Bundestag, 2023a, 2023b). Die Bundesregierung wurde aufgefordert, ein umfassendes Konzept sowie eine gesetzlich verankerte Strategie zu entwickeln, um bestehende Angebote auszubauen, neue Maßnahmen zu etablieren und die Koordination zwischen den Akteur*innen zu stärken.

Ein zentrales Anliegen des Antrags war die Verbesserung der Beratungs- und Unterstützungsangebote für suizidgefährdete Personen. Bestehende professionelle und ehrenamtliche Strukturen sollen durch kostenlose, zielgruppenspezifische Angebote erweitert werden. Darüber hinaus wird der Aufbau eines deutschlandweiten Suizidpräventionsdienstes gefordert, der rund um die Uhr erreichbar ist. Unter einer einheitlichen Telefonnummer sollen Betroffene und deren Angehörige unkompliziert mit geschultem Fachpersonal in Kontakt treten können – sowohl telefonisch als auch online.

Um der gesellschaftlichen Tabuisierung und Stigmatisierung von Suizidalität entgegenzuwirken, ist eine bundesweite Aufklärungs- und Informationskampagne vorgesehen. Diese soll langfristig angelegt sein, verschiedene Zielgruppen ansprechen und auf bestehende Hilfsangebote aufmerksam machen. Besonders gefährdete Gruppen, wie ältere Menschen, Inhaftierte oder Angehörige von Suizidopfern, sollen durch spezifische, aufsuchende Präventionsprojekte adressiert werden.

Ein weiterer Schwerpunkt liegt auf der strukturellen Verankerung der psychosozialen Notfallversorgung im Rahmen des Zivilschutzes. Durch eine Aufnahme in das Zivilschutz- und Katastrophenhilfegesetz (ZSKG) soll die psychische Versorgung der Bevölkerung sowie von Einsatzkräften im Krisenfall bundesweit einheitlich geregelt und sichergestellt werden.

Im Bereich der baulichen Prävention wird die Einführung sogenannter Methodenrestriktionen angestrebt. Dabei geht es um die Sicherung suizidträchtiger Orte – beispielsweise durch bauliche Maßnahmen an Brücken oder Hochhäusern. Auch rechtlich verbindliche Vorschriften im Baurecht werden in diesem Kontext geprüft.

Ein weiterer wichtiger Aspekt ist die Qualifizierung von Fachpersonal. Unter Einbeziehung der zuständigen Berufsverbände und Kammern sollen zielgerichtete Fort- und Weiterbildungsangebote für medizinische, psychotherapeutische und psychosoziale Berufsgruppen entwickelt werden, um den professionellen Umgang mit suizidalen Krisen zu verbessern.

Die Förderung der Suizidforschung soll intensiviert werden. Geplant ist unter anderem die Einführung einer systematischen Surveillance von Suizidversuchen, um die Datenlage zu verbessern und Risikogruppen gezielter identifizieren zu können. Der bestehende Förderschwerpunkt Suizidprävention beim Bundesministerium für Gesundheit soll entsprechend aufgestockt werden.

Darüber hinaus wird eine bedarfsgerechte Versorgung von Menschen mit psychischen Erkrankungen gefordert. Diese soll den niedrigschwelligen Zugang zu Beratungsangeboten, eine leitliniengerechte Behandlung sowie einen strukturierten Übergang zwischen stationärer und ambulanter Versorgung nach Suizidversuchen umfassen. Auch eine flächendeckende palliativmedizinische Versorgung – sowohl ambulant als auch stationär – wird als wesentlicher Bestandteil einer umfassenden Suizidprävention betrachtet.

Zur Erfolgskontrolle der Maßnahmen wird vorgeschlagen, dem Bundestag jährlich über den Stand der Umsetzung der nationalen Strategie zur Suizidprävention zu berichten.

## 3.4 Nationale Suizidpräventionsstrategie

Die im April 2024 verabschiedete Nationale Suizidpräventionsstrategie strebt die systematische Weiterentwicklung der Suizidprävention in Deutschland an. Betont wird die Notwendigkeit eines koordinierten, interdisziplinären Vorgehens. Suizidalität wird als komplexes gesellschaftliches Phänomen verstanden, das multiplen Risikofaktoren unterliegt, darunter psychische Erkrankungen, soziale Isolation, chronische Erkrankungen, Diskriminierungserfahrungen sowie strukturelle Versorgungsdefizite. Die Strategie basiert auf der Annahme, dass Suizide in den meisten Fällen durch frühzeitige Hilfe, gesellschaftliche Enttabuisierung und systematische Präventionsmaßnahmen verhindert werden können.

Kernstück des Strategiepapiers ist ein dreigliedriges Maßnahmenbündel, das sich auf die Bereiche Gesundheitskompetenz und Empowerment, psychosoziale Beratung und Unterstützung sowie die Koordination und Vernetzung der suizidpräventiven Strukturen konzentriert. Die Verbesserung des Wissens über Suizidalität und der Zugang zu Hilfsangeboten sollen sowohl die allgemeine Bevölkerung als auch spezifische Risikogruppen erreichen. Geplant sind unter anderem der Aufbau einer zentralen Informationsplattform sowie die Durchführung bundesweiter Aufklärungs- und Entstigmatisierungskampagnen. Besondere Aufmerksamkeit gilt dabei dem professionellen Umfeld – etwa in Medizin, Pflege, Bildung oder psychosozialer Beratung –, dessen Mitglieder als sogenannte Gatekeeper geschult und sensibilisiert werden sollen, um suizidale Krisen frühzeitig erkennen und kompetent begleiten zu können. Die Entwicklung und Implementierung von Weiterbildungsprogrammen, Online-Schulungen sowie evidenzbasierten Leitlinien soll dabei langfristig zur Verbesserung der Versorgungsqualität beitragen.

Ein zweiter Schwerpunkt liegt auf der psychosozialen Unterstützung und der bedarfsgerechten Weiterentwicklung von Beratungsstrukturen. Bestehende niedrigschwellige Angebote – wie die Telefonseelsorge oder Onlineberatungen – sollen gestärkt, vernetzt und gezielt erweitert werden. Die Etablierung einer bundesweiten, rund um die Uhr erreichbaren Krisendienst-Notrufnummer wird als zentrale Maßnahme benannt, ergänzt durch den Aufbau zusätzlicher Beratungsangebote für Angehörige und Fachkräfte. Eine digitale Infrastruktur zur Abbildung vorhandener Angebote sowie zu deren qualitätsgesicherter Weitervermittlung an regionale Hilfs- und Behandlungsstellen ist ebenso vorgesehen. Ziel ist die Gewährleistung eines niedrigschwelligen, barrierefreien Zugangs zu psychosozialer Unterstützung, insbesondere für vulnerable Gruppen wie ältere Menschen (Etzersdorfer 2024), LSBTIQ*-Personen und Menschen mit Suchterkrankungen oder psychischen Belastungen.

Darüber hinaus legt die Strategie besonderen Wert auf die strukturelle und wissenschaftlich fundierte Koordination der Suizidprävention. Vorgesehen ist die Einrichtung einer nationalen Koordinierungsstelle, die als zentrale Instanz die sektorenübergreifende Zusammenarbeit fördern, evidenzbasierte Maßnahmen entwickeln, evaluieren und begleiten sowie die wissenschaftliche Berichterstattung zu Suizidalität institutionalisieren soll. Die Koordinierungsstelle wird zudem damit betraut, die Fortbildung von Fachkräften zu koordinieren, Medienleitfäden weiterzuentwickeln, den fachlichen Austausch zu stärken und Konzepte für spezielle Zielgruppen – etwa Einsatzkräfte – zu entwickeln. Diese zentralisierte Struktur dient der langfristigen Qualitätssicherung, der Verstetigung erfolgreicher Modelle und der Ableitung gesetzgeberischer und gesundheitspolitischer Empfehlungen.

Insgesamt verfolgt die Nationale Suizidpräventionsstrategie das Ziel, eine gesellschaftliche Kultur der Achtsamkeit und Enttabuisierung zu fördern, den Zugang zu Hilfeleistungen zu erleichtern, institutionelle Verantwortung zu bündeln und wissenschaftlich fundierte Prävention langfristig zu etablieren. Der Erfolg der Strategie wird wesentlich davon abhängen, ob es gelingt, bestehende Ressourcen effektiv zu vernetzen, neue Ansätze zu implementieren und die suizidpräventiven Strukturen nachhaltig zu verstärken.

## 3.5 Entwurf eines Suizidpräventionsgesetzes

Der im November 2024 vorgelegte Entwurf für ein Suizidpräventionsgesetz (SuizidPrävG) des Bundesministeriums für Gesundheit zielt auf eine umfassende und gesetzlich verankerte Stärkung der Suizidprävention in Deutschland. Der Gesetzesentwurf versteht Suizidalität als gesamtgesellschaftliches Problem, das einer koordinierten Antwort auf institutioneller, fachlicher und gesetzgeberischer Ebene bedarf. Im Gegensatz zur Nationalen Suizidpräventionsstrategie bildet der Entwurf des Suizidpräventionsgesetzes den umfassenden Handlungsrahmen, der politische, gesellschaftliche und wissenschaftliche Maßnahmen bündelt.

Kernanliegen ist die Stärkung von Informations-, Aufklärungs- und Unterstützungsmaßnahmen zur Suizidvermeidung. Im Fokus stehen insbesondere Menschen mit Suizidgedanken sowie deren soziales Umfeld. Der Gesetzentwurf sieht vor, entsprechende Unterstützungsangebote niedrigschwellig, barrierefrei und bundesweit verfügbar zu machen. Eine zentrale Maßnahme ist die Einrichtung einer Nationalen Koordinierungsstelle zur Suizidprävention im Geschäftsbereich des Bundesministeriums für Gesundheit. Diese soll unter anderem ein digitales Verzeichnis verfügbarer Hilfsangebote pflegen, qualitätsgesicherte Informationsmaterialien bereitstellen, Netzwerkstrukturen fördern und Maßnahmen der Öffentlichkeitsarbeit koordinieren. Zudem wird die Entwicklung einer einheitlichen

Krisenhotline mit der bundesweiten Rufnummer „113“ angestrebt, die eine direkte Weiterleitung an regionale Krisendienste ermöglicht.

Der Gesetzesentwurf betont die notwendige Zusammenarbeit zwischen Bund, Ländern, Kommunen, Krankenkassen und zivilgesellschaftlichen Akteuren. Die Länder werden ausdrücklich zur Weiterentwicklung regionaler Netzwerkstrukturen und Krisendienste aufgefordert. Ärztinnen und Ärzte, Pflegekräfte, Psychotherapeut*innen und andere Berufsgruppen mit besonderem Zugang zu gefährdeten Personen werden in ihrer Verantwortung gestärkt: So sollen sie bei Kenntnis einer konkreten Suizidgefahr aktiv auf Hilfsangebote hinweisen oder selbst Unterstützungsmaßnahmen einleiten.

Ein weiteres zentrales Element ist die Einrichtung eines wissenschaftlich begleiteten Fachbeirats, der die Koordinierungsstelle inhaltlich berät. Zusätzlich sind Maßnahmen zur Fort- und Weiterbildung von Fachkräften, zur methodischen Weiterentwicklung von Beratungsangeboten sowie zur Verbesserung der Datenlage vorgesehen. Die Einführung einer systematischen Surveillance zur Erfassung und Analyse suizidaler Entwicklungen wird ebenso vorbereitet wie eine mögliche Errichtung eines nationalen Suizidregisters.

Nicht zuletzt positioniert sich der Gesetzesentwurf im Kontext verfassungsrechtlicher Debatten über das Recht auf selbstbestimmtes Sterben. Im Gesetzesentwurf wird betont, dass suizidpräventive Maßnahmen im Einklang mit der Autonomie des Individuums stehen müssen. Ziel ist es nicht, den freien Willen zu beschränken, sondern suizidales Verhalten, das auf Krisen, Desinformation oder fehlende Unterstützung zurückzuführen ist, zu verhindern und Alternativen aufzuzeigen. Die gesetzliche Verankerung von Suizidprävention soll dabei dazu beitragen, psychische Erkrankungen zu entstigmatisieren, die gesellschaftliche Resilienz zu stärken und ein breites Bewusstsein für Vermeidbarkeit und Prävention von Suizid zu schaffen.

## 3.6 S3-Leitlinie „Umgang mit Suizidalität“

Die in Entwicklung befindliche S3-Leitlinie „Umgang mit Suizidalität“ (angemeldet 2021, geplante Fertigstellung 2027) zielt auf die evidenzbasierte Standardisierung der Versorgung suizidgefährdeter Personen in ambulanten und stationären Kontexten. Die Leitlinie verfolgt das Ziel, aktuelle wissenschaftliche Erkenntnisse mit einem interdisziplinären Konsens zu verbinden, um verlässliche Empfehlungen für die Früherkennung, Diagnostik, Therapie, Nachsorge sowie den Umgang nach erfolgten Suiziden zu etablieren. Beteiligte sind Fachpersonen aus Psychiatrie, Psychotherapie, Pflege, Sozialarbeit, Notfallmedizin sowie Vertreter*innen aus somatischen Disziplinen und niedrigschwelligen Beratungsstellen, ergänzt durch Betroffene und Hinterbliebene. Besonderes Augenmerk gilt dem Umgang mit assistiertem Suizid sowie der Schnittstellenproblematik zwischen ambulanter, stationärer und palliativer Versorgung (Bausewein 2024). Die Leitlinie soll bestehende Standards vereinheitlichen, Versorgungslücken identifizieren und über strukturierte Empfehlungen die Morbidität und Mortalität suizidalen Verhaltens langfristig reduzieren.

## 3.7 Pflege im Kontext der Suizidprävention

Die Rolle der Pflegeberufe in der Suizidprävention wird in allen genannten Grundlagendokumenten als wesentlich anerkannt, jedoch bisher nicht systematisch verankert. Pflegefachpersonen zählen zu den „Gatekeepern" – also Berufsgruppen mit regelmäßigem und teils sehr engem Kontakt zu vulnerablen Personengruppen – und nehmen somit eine Schlüsselstellung in der Erkennung, Begleitung und Weiterleitung suizidgefährdeter Menschen ein. Dies betrifft die Pflegefachpersonen sowohl im Setting der akuten und psychiatrischen Pflege wie auch in den ambulanten und stationären Langzeitpflegesettings. Bereits der Bundestagsantrag „Suizidprävention stärken" (2023) fordert gezielte Fort- und Weiterbildungsmaßnahmen für Pflegefachpersonen, um das nötige Wissen, aber auch die psychologische Sicherheit im Umgang mit suizidalen Krisen zu vermitteln. Neben einer fundierten Gesprächsführung steht die Entwicklung von Handlungssicherheit und Reflexionskompetenz im Vordergrund. Dabei sollen Berufsverbände, Fachgesellschaften und Kammern in die Entwicklung entsprechender Curricula einbezogen werden.

Auch der NaSPro-Bericht (Schneider et al. 2021) hebt die Bedeutung der Pflege als niedrigschwellig zugängliche Berufsgruppe hervor. Pflegefachpersonen begegnen Suizidalität häufig in hochkomplexen Situationen, etwa in der Altenhilfe, der Palliativversorgung oder in der psychiatrischen Pflege. Der Bericht benennt gleichzeitig erhebliche Unsicherheiten, mangelnde Schulung und unzureichende institutionelle Rahmenbedingungen, um Pflegefachpersonen strukturell und fachlich auf diese Aufgabe vorzubereiten. Die Forderung nach systematischer Integration suizidpräventiver Inhalte in Aus-, Fort- und Weiterbildung wird deshalb ausdrücklich formuliert.

Die Nationale Suizidpräventionsstrategie der Bundesregierung (Bundesministerium für Gesundheit 2024) greift diese Aspekte auf und betont die Rolle der Pflegeberufe im ersten Handlungsfeld „Gesundheitskompetenz und Empowerment". Sie sieht vor, Pflegefachpersonen durch standardisierte Fortbildungsprogramme zu qualifizieren und im Rahmen ihrer beruflichen Praxis gezielt zu stärken. Besonders hervorgehoben wird der Bedarf an niedrigschwelligen Beratungsangeboten für die Pflegenden selbst – etwa in Form von Supervision, Peer-Support oder fachspezifischer Krisenberatung. Die Strategie erkennt explizit die emotionalen Belastungen der Berufsgruppe im Umgang mit suizidalen Patient*innen/Bewohner*innen/Klient*innen an und fordert flankierende Maßnahmen zur psychosozialen Unterstützung.

Mit dem Referentenentwurf zum Suizidpräventionsgesetz (SuizidPrävG) wird erstmals ein verbindlicher gesetzlicher Rahmen geschaffen, in dem die Rolle der Pflege strukturell verankert ist. § 5 verpflichtet Pflegefachpersonen ausdrücklich dazu, bei Kenntnis von Suizidgefahr geeignete Maßnahmen zu ergreifen bzw. Betroffene auf Hilfsangebote hinzuweisen. Darüber hinaus benennt § 9 die Pflegefachberufe als Adressaten für spezifische Fort- und Weiterbildungsmaßnahmen. Die nationale Koordinierungsstelle zur Suizidprävention soll hierzu Rahmenempfehlungen entwickeln, Qualitätssicherungsstandards setzen und deren Implementierung in die Berufspraxis begleiten. Perspektivisch wird die Einbindung der Pflege auch in modellhafte Präventionsprojekte der gesetzlichen Krankenversicherung gefördert (Vgl. § 64 f. SGB V-E).

Pflege im Kontext der Suizidprävention umfasst jedoch nicht nur die Begleitung suizidaler Menschen, sondern auch die präventive Förderung von Lebensqualität und das Erkennen psychischer Krisen in ihrem frühen Stadium. Insbesondere in der stationären Langzeitpflege, der häuslichen Versorgung sowie der palliativen Begleitung besteht ein hoher Bedarf an Sensibilisierung für nicht verbalisierte Suizidwünsche, verdeckte Suizidalität oder den Umgang mit ambivalenten Haltungen zum Lebensende.

Gleichzeitig sind pflegerische Institutionen wichtige Settings für strukturelle Prävention: Durch bauliche Maßnahmen, Dokumentationsroutinen, Krisenpläne oder interdisziplinäre Fallbesprechungen können sie suizidpräventive Standards wirksam etablieren. Der Aufbau vernetzter Krisenstrukturen, ein klar geregeltes Schnittstellenmanagement mit psychosozialen und psychiatrischen Akteuren sowie ein niedrigschwelliger Zugang zu Fachberatung sind hierbei wesentliche Voraussetzungen.

Der Deutsche Ethikrat spricht im Rahmen der Suizidprävention von einer „vernetzten Multiakteursverantwortung“, in der die Pflegefachpersonen auf der Mikroebene eine zentrale Rolle einnehmen (Deutscher Ethikrat 2022: S. 21).

Insgesamt betonen alle dargestellten Dokumente die Notwendigkeit, die Pflege nicht nur als „Auffanginstanz“ für Suizidalität zu verstehen, sondern als proaktive, interprofessionell eingebundene und wissenschaftlich begleitete Akteurin im Rahmen der Suizidprävention zu stärken. Eine gezielte Einbindung der Berufsgruppe in die nationale Strategie, in gesetzliche Regelungen sowie gezielte Angebote zur Aus- und Weiterbildung werden als zentraler Faktor für eine erfolgreiche, flächendeckende und nachhaltig wirksame Suizidprävention in Deutschland benannt.

## 3.8 Ausblick

Die vorliegenden politischen, fachlichen und gesetzgeberischen Entwicklungen belegen die Bedeutung, die der Suizidprävention aktuell in der Bundesrepublik Deutschland zukommt. Mit dem Zusammenspiel von parlamentarischen Initiativen, der Veröffentlichung der Nationalen Suizidpräventionsstrategie und dem Entwurf eines Suizidpräventionsgesetzes liegt erstmals ein Rahmen vor, der das Thema aus der gesundheitspolitischen Randständigkeit herauslöst und auf gesamtgesellschaftlicher Ebene adressiert. Die Herausforderung besteht nun darin, die formulierten Ziele in konkrete, flächendeckende und nachhaltig wirksame Strukturen zu überführen.

Dabei kommt insbesondere der Implementierung der vorgesehenen Maßnahmen in die pflegeberufliche Praxis eine zentrale Bedeutung zu. Berufsgruppen wie die professionelle Pflege, die im unmittelbaren Kontakt mit suizidgefährdeten Menschen stehen, müssen nicht nur als Teil der präventiven Infrastruktur mitgedacht, sondern in die Entwicklung von Gesetzen und Konzepten aktiv einbezogen, konsequent qualifiziert und unterstützt werden. Die Entwicklung von Fort- und Weiterbildungsstandards, die Bereitstellung psychosozialer Unterstützungsangebote für Fachkräfte sowie die Verankerung suizidpräventiver Inhalte in der beruflichen Bildung sind dabei ebenso unerlässlich wie eine strukturelle Einbindung in regionale Versorgungsnetzwerke.

Zukünftig wird es darauf ankommen, bestehende Programme zu evaluieren, Qualitätsstandards zu definieren und gleichzeitig Raum für regionale und zielgruppenspezifische Modellprojekte zu schaffen. Eine systematische Surveillance von Suizidversuchen, der Ausbau niedrigschwelliger Hilfsangebote und eine konsequente Entstigmatisierung psychischer und suizidaler Krisen stellen hierbei zentrale Eckpfeiler dar. Auch Fragen der ethischen Rahmung – insbesondere im Spannungsfeld zwischen Prävention und dem Recht auf Selbstbestimmung – bedürfen weiterer fachlicher und gesellschaftlicher Auseinandersetzung.

Die kommenden Jahre werden zeigen, ob es gelingt, aus der politischen Dynamik eine strukturelle und professionelle Verbindlichkeit zu entwickeln. Suizidprävention darf nicht von Einzelinitiativen oder Projektförderungen abhängig bleiben, sondern muss als dauerhafte Querschnittsaufgabe in die Versorgungslandschaft, das Bildungssystem und die Gesundheitsberufe integriert werden. Die Etablierung einer nationalen Koordinierungsstelle sowie die gesetzgeberische Verankerung wesentlicher Grundsätze sind erste Schritte auf diesem Weg – sie müssen nun durch konkrete Umsetzung, wirksame Ressourcensteuerung und breite gesellschaftliche Akzeptanz ergänzt werden.

## Literatur


Bausewein C (2024) Die aktuelle Gesetzeslage zum assistierten Suizid. Onkologie 30:38–42

Bundesministerium für Gesundheit (2024) Nationale Suizidpräventionsstrategie. https://www.bundesgesundheitsministerium.de/fileadmin/Dateien/5_Publikationen/Praevention/abschlussbericht/240430_Nationale_Suizidpraeventionsstrategie.pdf. Zugegriffen: 31. Juli 2025

Deutscher Bundestag (2023a) Stenografischer Bericht 115. Sitzung, 06.07.2023, Plenarprotokoll 20/115. https://dserver.bundestag.de/btp/20/20115.pdf. Zugegriffen: 31. Juli 2025

Deutscher Bundestag (2023b) Antrag im Wortlaut: Suizidprävention stärken. https://dserver.bundestag.de/btd/20/076/2007630.pdf. Zugegriffen: 31. Juli 2025

Deutscher Ethikrat (2022) Suizid – Verantwortung, Prävention und Freiverantwortlichkeit. Stellungnahme. https://www.ethikrat.org/fileadmin/Publikationen/Stellungnahmen/deutsch/stellungnahme-suizid.pdf. Zugegriffen: 31. Juli 2025

Etzersdorfer E (2024) Suizidprävention im Alter. Z Gerontol Geriatr 57(3):186–191

Schneider B, Lindner R, Giegling I, Müller S, Müller-Pein H, Rujescu D, Urban B, Fiedler G (2021) Suizidprävention in Deutschland – Aktueller Stand und Perspektiven. Deutsche Akademie für Suizidprävention e.V. https://www.naspro.de/dl/Suizidpraevention-Deutschland-2021.pdf. Zugegriffen: 31. Juli 2025

# Suizidprävention und Recht

# 4

Alexander Schmid

**Zusammenfassung**

Das Urteil des BVerfG zur Zulässigkeit des assistierten Suizids (E 153, 182) zeigt die Notwendigkeit für einen neuen gesetzlichen Rahmen auf, der zugleich der Suizidprävention dient. Pflegefachpersonen müssen durch entsprechende Regelungen ausreichend handlungssichere Vorgaben erhalten. Da die heutige gesetzliche Aufgabenteilung zwischen Ärzt*innen, Psychologischen Psychotherapeut*innen und Pflegefachpersonen und die haftungsrechtliche Rechtsprechung in einem Widerspruch stehen, muss das multiprofessionelle Zusammenwirken zum Schutz des Lebens besonders in den Blick genommen werden.

## 4.1 Einleitung

Nachdem der 20. Bundestag das Gesetz zur Stärkung der nationalen Suizidprävention nicht mehr beschlossen hat, soll hier eine kurze rechtliche Einordnung der sich nun stellenden Fragen erfolgen. Nach Darstellung der verfassungsrechtlichen Ausgangslage wird auf aktuelle Regelungen, deren Auswirkungen auf die Praxis sowie auf neuere haftungsrechtliche Rechtsprechung eingegangen.

A. Schmid (✉)
Fakultät Soziale Arbeit, Bildung und Pflege, Hochschule Esslingen, Esslingen, Deutschland
E-Mail: alexander.Schmid@hs-esslingen.de



A. Riedel et al. (Hrsg.), *Suizidprävention in der Pflege*,
https://doi.org/10.1007/978-3-662-72796-6_4

## 4.2 Verfassungsrechtliche Ausgangslage

Die verfassungsrechtliche Frage, ob und welche Regelungen zur Suizidprävention erfolgen müssen, ist anhand des Spannungsverhältnisses zwischen der staatlichen Verantwortung für das Leben und dem Selbstbestimmungsrecht zu bewerten.

In einer Entscheidung über die Zulässigkeit des Schwangerschaftsabbruches hat das BVerfG 1975 hervorgehoben: „Die Schutzpflicht des Staates ist umfassend. Sie (…) gebietet dem Staat auch, sich schützend und fördernd vor dieses Leben zu stellen (…). Das menschliche Leben stellt (…) innerhalb der grundgesetzlichen Ordnung einen Höchstwert dar; es ist die vitale Basis der Menschenwürde und die Voraussetzung aller anderen Grundrechte" (BVerfGE 39, 1, Rn. 153). Diese Schutzpflicht endet jedoch dort, wo das Selbstbestimmungsrecht beginnt (BVerfGE 153, 182, 261 f., Rn. 209 f.). Das BVerfG hat 2020 zur Zulässigkeit eines damals in § 217 StGB enthaltenen Verbots der „geschäftsmäßigen Förderung der Sterbehilfe" sehr grundsätzliche Aussagen über das allgemeine Persönlichkeitsrecht (Art. 2 Abs. 1 i. V. m. Art. 1 Abs. 1 GG) und über die persönliche Autonomie in Bezug auf ein Recht auf selbstbestimmtes Sterben getroffen. Danach schließt dieses Recht „die Freiheit ein, sich das Leben zu nehmen. Die Entscheidung des Einzelnen, seinem Leben entsprechend seinem Verständnis von Lebensqualität und Sinnhaftigkeit der eigenen Existenz ein Ende zu setzen, ist im Ausgangspunkt als Akt autonomer Selbstbestimmung von Staat und Gesellschaft zu respektieren" (BVerfGE 153, 182, Rn. 210). Bedeutsam ist zudem, dass es nach Ansicht des BVerfG keine rechtliche Pflicht geben darf, vor der Durchführung eines assistierten Suizids bestehende Therapieangebote anzunehmen (BVerfGE 153, 182, Rn. 277).

Wesentliche Bedingung für eine autonome Entscheidung über das eigene Leben ist nach dem BVerfG die Frage nach der Freiverantwortlichkeit: „Der vom Grundgesetz geforderte Respekt vor der autonomen Selbstbestimmung des Einzelnen (…) setzt eine frei gebildete und autonome Entscheidung voraus. Angesichts der Unumkehrbarkeit des Vollzugs einer Suizidentscheidung gebietet die Bedeutung des Lebens als ein Höchstwert innerhalb der grundgesetzlichen Ordnung (…), Selbsttötungen entgegenzuwirken, die nicht von freier Selbstbestimmung und Eigenverantwortung getragen sind. Der Staat hat dafür Sorge zu tragen, dass der Entschluss, begleiteten Suizid zu begehen, tatsächlich auf einem freien Willen beruht" (BVerfGE 153, 182, Rn. 232 m. w. Nw.). Prüfmaßstab für einen autonom gebildeten, freien Willen sind nach dem BVerfG (153, 182, Rn. 240–244; Cording und Saß 2020) insbesondere folgende Punkte:

- Die Entscheidung des Einzelnen auf der Grundlage einer realitätsbezogenen, am eigenen Selbstbild ausgerichteten Abwägung des Für und Wider.
- Die vorhandene Fähigkeit, seinen Willen frei und unbeeinflusst von einer akuten psychischen Störung zu bilden und nach dieser Einsicht handeln zu können.
- Die Kenntnis aller entscheidungserheblichen Gesichtspunkte. Erforderlich ist, dass eine betroffene Person über sämtliche Informationen verfügt, sie also in

der Lage ist, auf einer hinreichenden Beurteilungsgrundlage realitätsgerecht das Für und Wider abzuwägen. Eine freie Willensbildung setzt hierbei insbesondere voraus, dass der Entscheidungsträger Handlungsalternativen zum Suizid erkennt, ihre jeweiligen Folgen bewertet und seine Entscheidung in Kenntnis aller erheblichen Umstände und Optionen trifft. Insoweit gelten dieselben Grundsätze wie bei einer Einwilligung in eine Heilbehandlung.
- Keine unzulässigen Einflussnahmen oder Druck auf die betroffene Person.
- Der Entschluss, aus dem Leben zu scheiden, muss von einer „gewissen Dauerhaftigkeit" und „inneren Festigkeit" getragen sein.

Am Ende der o. g. Entscheidung betont das BVerfG zudem, dass niemand zur Suizidhilfe verpflichtet werden kann (BVerfGE 153, 182, Rn. 289, 342). Der Gesetzgeber ist daher auch verpflichtet, Regelungen zu schaffen, die es insbesondere Pflegefachpersonen und Ärzt*innen ermöglichen, an einer Suizidhilfe ***nicht*** mitzuwirken.

Zum Schutz der Freiverantwortlichkeit müssen daher entsprechende Regelungen zur Konkretisierung der o. g. Vorgaben geschaffen werden. Die Beachtung dieser strengen Vorgaben des BVerfG dient dem eingangs dargestellten staatlichen Schutzauftrag für das Leben und somit auch der Suizidprävention. Dabei dürfen diese Regelungen dennoch einen freiverantwortlichen Suizid nicht verhindern (siehe auch BVerfG v. 07.04.2022–1 BvR 1187/19). Zudem ist zwischen den Maßstäben im Zusammenhang mit einem assistierten Suizid und einer allgemeinen Suizidprävention zu unterscheiden.

Innerhalb der Regelungen über einen assistierten Suizid sieht es das BVerfG als zulässig an, die Autonomie und den Lebensschutz mit Mitteln des Strafrechts zu schützen (BVerfGE 153, 182, Rn. 268). Eine Regelung, unter welchen Bedingungen ein assistierter Suizid gestattet ist, sollte allerdings sehr umfassend den staatlichen Schutzauftrag für das Leben beachten und insbesondere mit Mitteln des Sozialrechts an erster Stelle wirksame Beratungs- und Hilfeangebote vorsehen. Erst an zweiter Stelle sollte sodann die heute bestehende strafrechtliche Vorschrift des § 216 StGB (Tötung auf Verlangen) an entsprechende präventive sozial- und zivilrechtliche Hilfe- und Beratungsangebote angepasst werden.

Außerhalb der Regelungen über einen assistierten Suizid besteht keine prominente Entscheidung des BVerfG zur allgemeinen Suizidprävention. Damit besteht eine größere Regelungsfreiheit des Gesetzgebers. Betrachtet man jedoch nicht nur die Freiheit zum freiverantwortlichen Suizid, sondern auch die mit jedem Suizid einhergehende, ebenfalls grundrechtlich relevante Belastung von Angehörigen, Rettungs- und Sicherheitskräften sowie allgemein der Mitarbeitenden im Gesundheitswesen, kann der Gesetzgeber sich nicht auf Regelungen zur Suizidprävention im Rahmen des assistierten Suizids beschränken. Vielmehr ist er verpflichtet, zum Schutz des Einzelnen, aber auch zum Schutz der psychischen Belastungen der o. g. Personengruppen eine effektive allgemeine Suizidprävention vorzusehen.

## 4.3 Gesetzliche Regelungen im Zusammenhang mit der Suizidprävention

Entgegen der eben dargestellten verfassungsrechtlichen Verpflichtung bestehen die erforderlichen gesetzlichen Regelungen nicht. Eine umfassende Darstellung der aktuellen Rechtslage ist im Rahmen dieses Beitrages nicht möglich, dennoch soll auf einige wesentliche Aspekte eingegangen werden.

### 4.3.1 Wann sind Handlungen im Zusammenhang mit einem Suizid strafbar?

Suizidprävention ist zunächst begrifflich an einen Suizid gebunden. Im deutschen Recht ist auch der Versuch eines Suizids für die handelnde Person straflos. Es stellt sich jedoch die Frage, inwieweit Personen strafrechtlich verantwortlich sind, die an einem Suizid mitwirken. Daher soll auch sehr kurz auf die strafrechtlich relevanten Regelungen in diesem Zusammenhang eingegangen werden (ausführlich: Hoyer 2022, S. 594 ff.):

- § 211, § 212, § 213 StGB: Mord, Totschlag und minderschwerer Fall des Totschlags sind strafbar, auch wenn diese beispielsweise aus Mitleid geschehen.
- § 216 StGB regelt den Totschlag auf Verlangen. Hier kommt es wesentlich darauf an, wer die Tatherrschaft hat. Öffnet der/die **freiverantwortlich** handelnde Patient*in beispielsweise selbst die todbringende Infusion, ist die sogenannte Beihilfe am Suizid durch weitere Personen straflos. An dieser Stelle kommt die o. g. Rechtsprechung des BVerfG zum assistierten Suizid zum Tragen (Kraatz 2025, S. 33; s. a. BGH 28.06.2022–6 StR 68/21).
- „Passive Sterbehilfe" liegt nach der Rechtsprechung vor, sofern in Übereinstimmung mit den Regelungen der §§ 1827 und 1829 BGB eine weitere Behandlung unterbleibt oder nicht fortgeführt wird. Ein Beispiel besteht in der Umsetzung einer Patient*innenverfügung.
- „Indirekte Sterbehilfe" besteht nach der Rechtsprechung in einer Therapie, insbesondere mit Medikamenten zur Schmerzlinderung mit der unbeabsichtigten Folge, dass dadurch eine Lebensverkürzung eintritt.

Gegen die Begriffe der „passiven" und „indirekten" Sterbehilfe bestehen aus medizinethischer Sicht Bedenken (Chabiera und Duttge 2023, S. 685), die sich noch nicht in der rechtswissenschaftlichen Literatur durchsetzen konnten.

Neben der in Abschn. 4.2 aufgezeigten Notwendigkeit für gesetzliche Regelungen zum assistierten Suizid zeigt sich erneut anhand der kurz dargestellten Regelungen der §§ 211, 212, 213, 216 StGB der Bedarf für gesetzliche, praxistaugliche Regelungen. Diese für den Lebensschutz relevanten Bestimmungen können aufgrund des staatlichen Schutzauftrages für das Leben nicht wesentlich durch das o. g. Richter*innenrecht und damit durch die durch Einzelfälle geprägte Rechtslage gestaltet werden.

### 4.3.2 Welche Regelungen bestehen zur Suizidprävention?

Dem Bundestag wurden am 6. Juli 2023 zwei Gesetzentwürfe zur Frage des assistierten Suizids vorgelegt, die nicht die erforderliche Zustimmung fanden (Deutscher Bundestag 2023). Am selben Tag konnte sich die Mehrheit im Bundestag zumindest auf einen Antrag zur Stärkung der Suizidprävention verständigen (BT-Drs. 20/7630). Am 19.02.2025 wurde dann ein Gesetzentwurf zur Stärkung der nationalen Suizidprävention (BT-Drs. 20/14987) vorgelegt, der vom 20. Dt. Bundestag nicht mehr beraten werden konnte. Stellungnahmen der Fachverbände kritisieren den eben genannten Entwurf erheblich. Beispielsweise bewertet ihn die Deutsche Gesellschaft für Suizidprävention als unvollständig, an vielen Stellen unkonkret, er lasse zudem wesentliche Aspekte einer wirksamen Suizidprävention und deren gesetzliche Verankerung unberücksichtigt (DGS 2024). Nachvollziehbar ist diese Sichtweise insbesondere durch das unzureichende Zusammenspiel von § 3 und § 5 des Entwurfes. Die sehr allgemein aufgeführten Aufgaben der im Entwurf genannten Professionen werden weder durch konkrete Unterstützungsangebote noch durch Strukturen für ein multiprofessionelles Zusammenwirken ergänzt.

Aus der Kritik an der nicht erfolgten Gesetzgebung zu Regelungen über den assistierten Suizid und zur Stärkung der nationalen Suizidprävention darf allerdings nicht geschlossen werden, dass es aktuell überhaupt keine gesetzlichen Regelungen oder Fördermaßnahmen in diesem Bereich gibt. Diese sind allerdings zersplittert und zielen nur bedingt auf eine unmittelbare Suizidprävention ab.

Insbesondere bei psychischen Erkrankungen besteht ein Versorgungsauftrag im SGB V für die an der vertragsärztlichen Versorgung teilnehmenden Psychologischen Psychotherapeut*innen und Ärzt*innen (GKV-Spitzenverband 2025). Die im Rahmen der GKV zu erbringenden Leistungen sind in der Psychotherapie-Richtlinie des Gemeinsamen Bundesausschusses festgelegt (Gemeinsamer Bundesausschuss 2025) Daneben gibt es bei Suizidgedanken ein breites Hilfsangebot aufgrund von unterschiedlicher öffentlicher, kirchlicher oder privater Förderung mit hohem ehrenamtlichen Engagement (DGS 2025). Allerdings bestehen im aktuellen Recht keine aufeinander bezogenen Regelungen. Zumindest hat das Bundesministerium für Gesundheit im April 2024 in einer Nationalen Suizidpräventionsstrategie Handlungsfelder für weitere Maßnahmen entwickelt, die u. a. auch dazu dienen sollen, die bestehenden Angebote weiterzuentwickeln und miteinander zu vernetzen (Bundesministerium für Gesundheit 2024).

Somit fehlen der Praxis im Gesundheitswesen für einen effektiven Grundrechtsschutz bis heute wesentliche, aufeinander abgestimmte Entscheidungen des Gesetzgebers. Dies führt auch für Pflegefachpersonen zu unnötigen Belastungen und Handlungsunsicherheit im täglichen Handeln, da sich konkrete Verpflichtungen bei der Prävention eines Suizids und gegebenenfalls bei der Durchführung eines assistierten Suizides nur bedingt aus der Rechtsprechung und den o. g. Regelungen ableiten lassen. Besondere Herausforderungen bestehen für kirchliche Einrichtungen (Dittke und Gutmann 2024).

## 4.4 Weitere Herausforderungen für die Praxis

Zu der eben erwähnten Handlungsunsicherheit für die Praxis kommen allgemeine Fragen der zulässigen Aufgabenteilung im Gesundheitswesen. Im Nachfolgenden soll daher am Beispiel des klinischen Settings zunächst kurz auf die Abgrenzung der Aufgaben von Ärzt*innen, Psychologischen Psychotherapeut*innen und Pflegefachpersonen eingegangen werden. Sodann wird die Frage gestellt, ob aktuelle Leitlinien hier eine Hilfestellung für die Praxis bieten könnten. Anschließend erfolgt ein kurzer Blick in einige aktuelle Gerichtsentscheidungen, die erneut aufzeigen, wie notwendig aufeinander abgestimmte, gesetzlich zugewiesene Aufgabenbereiche sind.

### 4.4.1 Unklare Aufgabenteilung

Aus Sicht der Pflegefachpersonen stellt sich im Bereich der Suizidprävention besonders die Frage, welche Aufgaben diese im Zusammenwirken mit Ärzt*innen und Psychologischen Psychotherapeut*innen haben.

- Ärzt*innen haben die umfassende Befugnis, Patient*innen zu behandeln (§ 1 Abs. 1, 2 HeilprG) und verschreibungspflichtige Arzneimittel zu verordnen (§ 48 AMG). Neben diesen Arztvorbehalten haben Rechtsprechung und Literatur einen Kernbereich ärztlicher Tätigkeiten entwickelt, der nicht delegierbar sein soll: Anamnese, Indikationsstellung, Untersuchung der Patient*innen, Diagnose, Aufklärung und Entgegennahme der Einwilligung, Entscheidung über Therapie und Durchführung invasiver Maßnahmen, operative Eingriffe (Schmid 2017, S. 56). Ärzt*innen sind zudem verpflichtet, den Facharztstandard einzuhalten (Weiß 2020, S. 213). Dieser wird maßgeblich durch die kammerrechtlich geregelten Weiterbildungsordnungen bestimmt, die sich an der Musterweiterbildungsordnung (MWBO) der Bundesärztekammer orientieren. Hierin finden sich in mehreren fachärztlichen Weiterbildungen Aussagen zur Behandlung von Suiziden und zur ***Prävention*** (BÄK 2025).
- Psychologische Psychotherapeut*innen haben dagegen nach § 1 Abs. 2 S. 1 PsychThG die Aufgabe der Ausübung der Psychotherapie. In § 1 Abs. 3 PsychThG wird zudem festgelegt, dass hierzu auch die Beratung, ***Prävention*** und Rehabilitation zur Erhaltung, Förderung und Wiederherstellung der psychischen Gesundheit der Bevölkerung gehören (Haage 2024: § 1 Rn. 8). Verschreibungspflichtige Arzneimittel dürfen Psychologische Psychotherapeut*innen hingegen nach § 48 AMG nicht verordnen.
- Die Aufgaben von Pflegefachpersonen gem. § 1 und § 5 Abs. 2 PflBG Pflege umfassen ***präventive,*** kurative, rehabilitative, palliative und sozialpflegerische Maßnahmen zur Erhaltung, Förderung, Wiedererlangung oder Verbesserung der physischen und psychischen Situation der zu pflegenden Menschen, ihre Bera-

tung sowie ihre Begleitung in allen Lebensphasen und die Begleitung Sterbender. In § 4 PflBG sind zudem Vorbehaltsaufgaben geregelt. Hierzu gehören:

- die Erhebung und Feststellung des individuellen Pflegebedarfes,
- die Organisation, Gestaltung und Steuerung des Pflegeprozesses und
- die Analyse, die Evaluation, Sicherung und Entwicklung der Qualität der Pflege gem. § 5 Abs. 3 PflBG.

Nach allgemeiner Auffassung wird auch die „Planung“ der Pflege von den Vorbehaltsaufgaben umfasst (Weiß 2020, S. 68).

***Prävention*** und damit auch die Suizidprävention stehen somit im Grundsatz in der Verantwortung aller drei dargestellten Professionen, deren Verantwortungsbereiche nicht ausreichend aufeinander abgestimmt sind. Schon diese kurzen Darlegungen machen deutlich, dass es innerhalb der Aufgabenteilung Überschneidungen gibt und allein die allgemeine Organisationsverpflichtung eines Krankenhauses (Gross und Kucharz 2018) es verlangt, Aufgabenbereiche so festzulegen, dass jede Profession ihren durch Gesetz übertragenen Aufgaben nachkommen kann und ausreichende Unterstützung erfährt (§ 4 Nr. 1 ArbSchG) und Patient*innen eine standardgemäße Behandlung erfahren.

Solange der Gesetzgeber hier keine klaren Aufgabenbereiche und den Rahmen für eine Zusammenarbeit definiert, muss dies im Interesse der in der Praxis Handelnden auf andere Weise geschehen. In der Literatur werden als Lösungsmöglichkeit beispielsweise Verfahrensregelungen, Standards oder Betriebs- und Dienstvereinbarungen oder auch interdisziplinäre Delegationsleitlinien genannt (Weiß 2020, S. 74 f.). Als Beispiel kann der lange vor der o. g. Entscheidung des BVerfG entstandene Standard „Suizidprophylaxe in der Pflege“ (Hemkendreis 2010, S. 161) genannt werden. Auch sollten die Vorbehaltsaufgaben der Pflegefachpersonen im Bereich der Suizidprävention in Abgrenzung zu jenen von Ärzt*innen und Psychologischen Psychotherapeut*innen in ähnlicher Weise bearbeitet werden, wie dies im Bereich der Intensiv- und Anästhesiepflege erfolgt ist (Waydhas et al. 2024; Weimer und Duttge 2024, S. 12.).

### 4.4.2 Leitlinien und haftungsrechtlicher Standard

Leitlinien können als Standard für die gebotene haftungsrechtliche Sorgfalt gem. § 276 Abs. 2 BGB und damit zur Vermeidung von Schadensersatzansprüchen dienen (Schmid 2020, S. 10). Diese ergänzen im Regelfall die gesetzlichen Rahmenbedingungen und werden bei deren Fehlen umso bedeutsamer. Aber auch hier ist festzustellen, dass aktuelle Leitlinien und weitere Grundlagen der Fachgesellschaften nur bedingt vorhanden sind.

Für die hausärztliche Versorgung wurde im Jahr 2024 eine S1-Handlungsempfehlung herausgegeben (Blumenthal et al. 2024). Diese Handlungsempfehlung zielt auf die ambulante hausärztliche Behandlung ab und nimmt relevante Schnittstellen, beispielsweise zur Pflege, nicht genügend in den Blick.

Im AWMF-Leitlinien-Register ist seit 2021 eine S3-Leitlinie „Umgang mit Suizidalität“ angemeldet, die nunmehr für das Jahr 2026 angekündigt ist und auch zum Ziel hat, gezielte Suizidpräventionsstrategien für den ambulanten sowie klinischen Versorgungsbereich zu entwickeln. In dieser Leitlinie soll „die Vielzahl an unterschiedlichen Standards und Verfahrensanweisungen zum Umgang mit Suizidalität und nach einem Suizid im psychiatrischen Kontext mithilfe wissenschaftlicher Evidenz sowie einer Konsensusgruppe aus Suizidolog*innen, Psychiater*innen, Mitarbeitenden der Pflege, Psychotherapeut*innen und Mitarbeitenden der multiprofessionellen psychiatrisch und psychotherapeutischen Versorgung sowie Hinterbliebenen und Betroffenen vereinheitlicht werden“ (AWMF o. J.).

Weitere Leitlinien und andere Grundlagen der Fachgesellschaften vor der grundlegenden Entscheidung des BVerfG 2020 gehen von veralteten rechtlichen Rahmenbedingungen aus und konnten zudem nicht die seitdem vorhandene Rechtsprechung berücksichtigen. Dies gilt beispielsweise für die in Überarbeitung befindliche S2k-Leitlinie „Notfallpsychiatrie“ (Stand: 13.04.2019, AWMF-Register-Nr. 038–023).

Die fehlenden gesetzlichen Grundlagen und die fehlenden oder nicht vollständig aktuellen Leitlinien machen den Blick auf relevante Rechtsprechung noch in höherem Maße erforderlich.

### 4.4.3 Rechtsprechung zur Verantwortung in einem multiprofessionellen Team im Krankenhaus

Im Rahmen der haftungsrechtlichen Betrachtungsweise kommt auch dem klinischen Setting zugute, dass nicht jeder fachliche Fehler, bspw. aufgrund fehlender beweisbarer Kausalität, zu einem Schaden führt. Dabei genügt der Blick auf die wenigen bekannt gewordenen Gerichtsentscheidungen nicht, um ein Gesamtbild der relevanten Pflichten zur Suizidprävention zu erhalten. Dennoch kann die Rechtsprechung wesentliche Hinweise für die Praxis geben.

Das OLG Hamm stellte 2022 klar, dass Suizidprävention eine besondere haftungsrechtliche Verantwortung für das Krankenhaus als Gesamteinrichtung beinhaltet. Ein Verdacht auf einen Suizid begründet das Erfordernis einer fachgerechten Behandlung, verbunden mit einer gesteigerten Sicherungspflicht des behandelnden Krankenhauses. Dabei darf die Diagnose der akuten Suizidalität aufgrund unzureichender Befunderhebung nicht vorschnell fallen gelassen werden. Zudem gehört es zur psychiatrischen Kernarbeit, den psychiatrischen Befund nicht nur fachlich korrekt zu erheben, sondern auch so zu dokumentieren, dass die Dokumentation als Grundlage für das Behandlungsteam zur Einschätzung von Sicherungs- und Therapiemaßnahmen genügt. Es muss gewährleistet sein, dass das gesamte ärztliche und pflegerische Team den gleichen Informationsstand hat. Wichtig sind darüber hinaus regelmäßige Befunderhebungen. Werden diese nur an Aufnahmetagen und ansonsten einmal wöchentlich vorgenommen, genügen diese auch im Zusammenhang mit unregelmäßigen Untersuchungen durch die

Stationsärzt*innen und Befunderhebungen durch die Pflege nicht (OLG Hamm v. 20.12.2022 – I-26 U 15/22 – Rn. 96 ff.; Lafontaine 2024: Rn. 356).

Konkreter auf die Pflichtenstellung der Pflegefachpersonen geht das OLG Köln ein. In einer Entscheidung aus 2024 (OLG Köln v. 21.08.2024 – I-5 U 127/23) war zu entscheiden, ob Ärzt*innen und Pflegende den Suizid eines Patienten hätten vermeiden können. Das OLG Köln geht im Grundsatz davon aus, dass es Pflegenden auf einer psychiatrischen Akutstation nicht grundsätzlich untersagt sei, von der ärztlichen Anordnung einer dauerhaften Überwachung abzuweichen und Patient*innen unbeaufsichtigte Phasen, wie etwa hier zur Durchführung der Körperpflege, zu gestatten. Es gehöre zu den Aufgaben und zum Alltag von berufserfahrenen Pflegefachpersonen in einer psychiatrischen Klinik, eine mögliche Suizidalität von Patient*innen zu hinterfragen und zu beurteilen (OLG Köln, Az. I-5 U 127/23, Rn. 30).

In einer weiteren Entscheidung hat das OLG Köln im Juni 2024 nicht beanstandet, dass die Evaluation der Suizidalität bei Äußerung bloßer suizidaler Gedanken – etwa bei der Rückkehr von Patient*innen aus der Belastungserprobung an einem Wochenende – lediglich durch eine Pflegekraft ohne Hinzuziehung des ärztlichen Dienstes erfolgte. Bei der damaligen Äußerung suizidaler Gedanken durch den Patienten handele es sich um ein in der Psychiatrie regelmäßig vorkommendes Geschehen. Das OLG geht zwar davon aus, dass im Falle einer Kenntnis der Behandler*innen von zwei weiteren Suizidversuchen der Patient nicht nur durch eine Pflegekraft hätte evaluiert, sondern zwingend auch ärztlich hätte gesehen und untersucht werden müssen; in diesem Fall wäre eine psychopathologische Befunderhebung und Einschätzung der Suizidalität vorzunehmen gewesen. Im zugrunde liegenden Sachverhalt konnte jedoch von der Gegenseite nicht bewiesen werden, dass die konkreten Hinweise auf fortbestehende Suizidgedanken des Patienten der o. g. Pflegekraft mitgeteilt worden seien (OLG Köln v. 17.06.2024 – I-5 U 112/23 – Rn. 25).

Alle hier dargestellten Entscheidungen zeigen sehr deutlich die Notwendigkeit des Zusammenwirkens in einem multiprofessionellen Team auf. Entgegen den oben dargestellten gesetzlichen Regelungen zur Aufgabenteilung wird Pflegenden in der haftungsrechtlichen Rechtsprechung allerdings eine höhere Verantwortung zuerkannt.

## 4.5 Ausblick

Pflegende haben einen Anspruch darauf, einen rechtlichen Rahmen vorzufinden, der eine ausreichende Handlungssicherheit gibt. Der Gesetzgeber muss dringend einen solchen Rahmen im Bereich des assistierten Suizides zur Sicherung der individuellen Freiverantwortlichkeit, aber auch für die allgemeine Suizidprävention schaffen. Hierzu sollte er sehr umfassend den staatlichen Schutzauftrag für das Leben beachten und insbesondere mit Mitteln des Sozialrechts wirksame Beratungs- und Hilfeangebote vorsehen. Daneben muss zwingend auch das Zusammenwirken der

Professionen in den Blick genommen werden. Benötigt werden somit auch aktuelle gesetzliche Aufgabenbeschreibungen unter Beachtung der aktuellen haftungsrechtlichen Rechtsprechung für die einzelnen Professionen.

## Literatur

Arbeitsgemeinschaft der Wissenschaftlichen Medizinischen Fachgesellschaften e.V. (AWMF) (o.J.) S3-Leitlinie Umgang mit Suizidalität. https://register.awmf.org/de/leitlinien/detail/038-028. Zugegriffen: 23. November 2025

Blumenthal S, Farr L, Fuchs S, Kahle C, Karl I, Lunden L (2024) Der Umgang mit dem Wunsch nach Suizidassistenz in hausärztlichen Praxen. www.degam.de/files/Inhalte/Leitlinien-Inhalte/Dokumente/DEGAM-S1-Handlungsempfehlung/053-063-umgang-mit-dem-wunsch-nach-suizidassistenz-in-der-hausaerztlichen-praxis/oeffentlich/degam-ll-suizidassistenz-s1_130924.pdf. Zugegriffen: 23. November 2025

Bundesärztekammer (BÄK) (2025) Musterweiterbildungsordnung 2018, i.d.F. v. 3.07.2025. Suchbegriffe: Suizid, Prävention; https://www.bundesaerztekammer.de/fileadmin/user_upload/BAEK/Themen/Aus-Fort-Weiterbildung/Weiterbildung/20250703_MWBO-2018.pdf. Zugegriffen: 23. November 2025

Bundesministerium für Gesundheit (2024) Nationale Suizidpräventionsstrategie. www.bundesgesundheitsministerium.de/fileadmin/Dateien/5_Publikationen/Praevention/abschlussbericht/240430_Nationale_Suizidpraeventionsstrategie.pdf. Zugegriffen: 23. November 2025

Chabiera P, Duttge G (2023) Ausgewählte juristische Aspekte der Medizin am Lebensende: Sterbehilfe, palliative Sedierung und Notfälle. Medizinische Klinik: Intensivmedizin & Notfallmedizin. https://doi.org/10.1007/s00063-023-01074-z

Cording C, Saß H (2020) Die Freiverantwortlichkeit der Entscheidung für einen assistierten Suizid. NJW 37:2695–2697

Deutscher Bundestag (2023) 115. Sitzung des Deutschen Bundestages v. 6. Juli 2023. www.bundestag.de/dokumente/protokolle/amtlicheprotokolle/ap20115-958072. Zugegriffen: 23. November 2025

DGS (Deutsche Gesellschaft für Suizidprävention) (2024) Stellungnahme der Deutschen Gesellschaft für Suizidprävention. https://www.bundesgesundheitsministerium.de/fileadmin/Dateien/3_Downloads/Gesetze_und_Verordnungen/Stellungnahmen_WP20/SuizidPraevG-E/DGS.pdf. Zugegriffen: 23. November 2025

DGS (2025) Hilfsangebote. www.suizidprophylaxe.de/hilfsangebote/hilfsangebote/. Zugegriffen: 23. November 2025

Dittke P, Gutmann T (2024) Zur rechtlichen Unzulässigkeit von Verboten der Suizidassistenz in kirchlichen Pflegeeinrichtungen – eine Gegenrede. GesundheitsRecht 2:69–76

Gemeinsamer Bundesausschuss (2025) Richtlinie über die Durchführung der Psychotherapie. https://www.g-ba.de/downloads/62-492-3977/PT-RL_2025-08-21_iK-2025-11-11.pdf. Zugegriffen: 23. November 2025

GKV-Spitzenverband (2025) Fokus: Ambulante Psychotherapie. www.gkv-spitzenverband.de/gkv_spitzenverband/presse/fokus/psychotherapie.jsp. Zugegriffen: 23. November 2025

Gross B, Kucharz N (2018) Organisationsverschulden in Krankenhäusern. MedR 36(3):143–155. https://doi.org/10.1007/s00350-018-4857-4

Haage H (2024) Psychotherapeutengesetz – PsychThG, Kommentar, 3. Aufl., Nomos, Baden-Baden

Hemkendreis B (2010) Standard „Suizidprophylaxe in der Pflege“. PPH. https://doi.org/10.1055/s-0030-1254515

Hoyer A (2022), in: Gesundheitsrecht: Eine Systematische Einführung. Igl G, Welti F (Hrsg), 4. Auflage, Verlag Franz Vahlen, München

Kraatz E (2025) Aus der Rechtsprechung zum Arztstrafrecht 2024. NStZ-Rechtssprechungsreport Strafrecht 2:33–39

Lafontaine C (2024) in: JurisPraxisKommentar-BGB, 10. Aufl., § 630a BGB (Stand: 09.07.2024) Herberger M, Martinek M, Rüßmann H, Weth S, Würdinger M, (Hrsg), Saarbrücken

Schmid A (2017) Aufgabenverteilung im Krankenhaus aus rechtlicher Sicht. In: Stemmer R, Remmel-Faßbender R, Schmid M, Wolke R, Anderl-Dolia B (Hrsg) Aufgabenverteilung und Versorgungsmanagement im Krankenhaus gestalten, medhochzwei Verlag GmbH, Heidelberg, S. 53–69

Schmid A (2020) Konventionen, Chartas und andere Regelungen im Pflege- und Gesundheitswesen als normative Grundlagen für das professionelle Entscheiden und Handeln. In: Riedel A, Lehmeyer S (Hrsg) Ethik im Gesundheitswesen. Springer, Berlin, Heidelberg, S 1–19

Waydhas C, Deininger M, Dubb R, Hoffmann F, van den Hooven T, Janssens U, Kaltwasser A, Markewitz A, Pelz S (2024) Interprofessionelle Handlungsfelder in der Intensivmedizin – Empfehlungen der DIVI. DMW. https://doi.org/10.1055/a-2246-9536

Weimer T, Duttge G (2024) Rechtliche Rahmenbedingungen für Vorbehaltsaufgaben der Fachkrankenpflege „Intensiv- und Anästhesiepflege“. Intensiv. https://doi.org/10.1055/a-2198-5617

Weiß T (2020) Recht in der Pflege. C.H.BECK, München

# Teil II
# Professioneller Auftrag im Rahmen der Suizidprävention und die Rolle der Pflegefachpersonen

# 5 Identifikation von Todeswünschen und Suizidalität seitens Pflegefachpersonen

Pia Madeleine Haug, Karen Klotz, Stephanie Feinauer, Annette Riedel und Thomas Heidenreich

**Zusammenfassung**

Pflegefachpersonen nehmen eine Schlüsselrolle in der Suizidprävention ein, da sie im interprofessionellen Team maßgeblich an der frühzeitigen Identifikation von Todeswünschen beteiligt sind. Durch Gespräche mit den pflegebedürftigen Menschen sowie den Einsatz geeigneter Screening- und Assessmentinstrumente können entsprechende Wünsche sowie eine potenzielle Suizidalität frühzeitig erkannt, analysiert und eingeordnet werden, wodurch suizidpräventive Maßnahmen eingeleitet und Suizidprävention praktiziert werden kann. Grundlegend hierfür ist eine offene, reflektierte Haltung der Pflegefachpersonen, sodass eine professionelle Beziehung mit den pflegebedürftigen Menschen aufgebaut und aufrechterhalten werden kann. Die fachlich und ethisch anspruchsvolle Thematik kann zu situativen (moralischen) Unsicherheiten führen, weshalb in den Organisationen und Einrichtungen Rahmenbedingungen notwendig sind, die den pflegeprofessionellen Umgang mit Todeswünschen sowie deren Identifikation unterstützen und fördern.

P. M. Haug (✉) · K. Klotz · S. Feinauer · A. Riedel · T. Heidenreich
Fakultät Soziale Arbeit, Bildung und Pflege, Hochschule Esslingen, Esslingen am Neckar, Deutschland
E-Mail: pia-madeleine.haug@hs-esslingen.de

K. Klotz
E-Mail: karen.klotz@hs-esslingen.de

S. Feinauer
E-Mail: stephanie.feinauer@hs-esslingen.de

A. Riedel
E-Mail: annette.riedel@hs-esslingen.de

T. Heidenreich
E-Mail: thomas.heidenreich@hs-esslingen.de



A. Riedel et al. (Hrsg.), *Suizidprävention in der Pflege*,
https://doi.org/10.1007/978-3-662-72796-6_5

## 5.1 Hintergrund

Todeswünsche, verstanden als Wünsche „nach baldigem Sterben bzw. dem Wunsch danach, tot zu sein“ (Leitlinienprogramm Onkologie 2020, S. 413)[1], können unterschiedliche Ausprägungen annehmen: von der Akzeptanz des Todes zu dem Wunsch nach einer aktiven Beschleunigung des Todesprozesses bis hin zu einer (akuten) Suizidalität, die alle Gefühle, Gedanken und Handlungen hinsichtlich des eigenen Suizids umfasst (Leitlinienprogramm Onkologie 2020; vgl. Kap. 1 in diesem Band). In Todeswünschen kommt vielfach „das Verlangen zum Ausdruck, (…) frei von den Belastungen und Konflikten zu sein, die das Erleben stark beeinflussen“ (DER 2022, S. 37). Der Wunsch bedeutet folglich nicht zwangsläufig, nicht mehr leben zu wollen (Streeck 2022). Vielmehr kann der Wunsch bestehen, weiterleben zu wollen, aber nicht unter den aktuellen spezifischen Umständen. Die Todeswünsche weisen deshalb eine Ambivalenz zum Lebenswunsch auf (DER 2022; Leitlinienprogramm Onkologie 2020). Beeinflusst werden die Wünsche durch die jeweilige „Stimmungs- und Leid(ens)erfahrung“, weshalb sie sich äußerst volatil zeigen und auch in ihrer Intensität variieren können (Riedel et al. 2024a, S. 267).

Werden Todeswünsche bzw. eine potenziell bestehende Suizidalität frühzeitig erkannt und eingeordnet sowie die individuellen Hintergründe und zugrunde liegenden Umstände identifiziert, ist es möglich, rechtzeitig erforderliche suizidpräventive Unterstützungs- und Hilfsangebote bereitzustellen (WHO 2021; DGP 2021; Rauch 2025), um jene Lebenslagen zu vermeiden, „in denen sich Menschen genötigt fühlen, einer zumindest subjektiv als unerträglich erlebten Lebenssituation durch Suizid ein Ende zu setzen“ (DER 2022, S. 21).

Pflegefachpersonen kommt dabei eine zentrale Rolle und Verantwortung zu (WHO 2021; Klotz et al. 2025a, b; Riedel et al. 2024a; Bolster et al. 2015; Rauch 2025; Riedel et al. 2025a). Dies ist darauf zurückzuführen, dass sie in verschiedenen Settings tätig sind, in denen sie Menschen mit einem erhöhten Risiko für Todeswünsche bzw. Suizidalität pflegen und in denen es demzufolge möglich und nötig ist, diejenigen Personen zu identifizieren, deren Wünsche und Absichten andernfalls unbemerkt bleiben könnten (King et al. 2017). Zudem fungieren sie häufig als erste Ansprechpersonen, wenn entsprechende Gedanken aufkommen, aufgrund ihrer meist engen und langfristigen Beziehung zu den pflegebedürftigen Menschen (Klotz et al. 2025a, b; Riedel et al. 2024a, b; Wachter 2025; Pleschberger und Petzold 2022; Feichtner 2022, 2024).

Angesichts des subjektiven Erlebens von Todeswünschen ist es erforderlich, diese gemeinsam mit den pflegebedürftigen Menschen zu analysieren (Feichtner 2022; DGP 2021; Riedel et al. 2025b; Lindner 2025; Wärdig et al. 2024; Wachter

[1]Zum Zeitpunkt der Erstellung des Buches befindet sich die S3-Leitlinie "Palliativmedizin für Patienten mit einer nicht heilbaren Krebserkrankung" in der Überarbeitung. Die Publikation der aktualisierten Leitlinie ist für Sommer 2026 geplant. https://register.awmf.org/de/leitlinien/detail/128-001OL; Zugegriffen: 15. Juni 2026.

2025). Auf dieser Basis können individuelle, personenorientierte Maßnahmen abgeleitet werden, um den Wünschen und Bestrebungen möglichst entgegenzuwirken bzw. ihnen Handlungsalternativen gegenüberzustellen (Kar Ray et al. 2020; Murphy et al. 2018a; DGP 2021) (vgl. Kap. 7 in diesem Band). Gespräche mit den pflegebedürftigen Menschen bilden die Grundlage für den Identifikations- und Einordnungsprozess durch Pflegefachpersonen (Feichtner 2022; RNAO 2009; RCN 2016; Lindner 2025; Leitlinienprogramm Onkologie 2020; Wärdig et al. 2024; Rauch 2025).

## 5.2 Die Rolle von Gesprächsangeboten

Entscheidend für die Identifikation von Todeswünschen und einer möglichen Suizidalität mithilfe von Gesprächsangeboten ist eine offene und respektvolle Haltung (Feichtner 2022, 2024; Convoy et al. 2019; Edwards et al. 2021; Klotz et al., 2025b; RCN 2016; Leitlinienprogramm Onkologie 2020). Angesichts der Bedeutsamkeit einer entsprechenden zugewandten Haltung und der damit verbundenen empathischen Offenheit gegenüber der subjektiv erlebten Not der pflegebedürftigen Menschen sind Pflegefachpersonen angehalten, bei geäußerten oder vermuteten Todeswünschen stets proaktiv und respektvoll das Gespräch zu suchen und entsprechende Äußerungen sensibel anzusprechen (Edwards et al. 2021; Feichtner 2022, 2024; RCN 2016; Streeck 2022; Riedel et al., 2024b). Häufig besteht dabei die Sorge, die Wünsche dadurch zu verstärken. Dem entgegengesetzt empfinden die Betroffenen entsprechende Dialoge meist als entlastend (Feichtner 2022; Leitlinienprogramm Onkologie 2020; Rauch 2025; Streeck 2022).

Wenn Todeswünsche verbal, direkt oder indirekt geäußert werden, beispielsweise durch Aussagen wie „Ich möchte mich töten" oder „Ich kann das alles nicht mehr" (Leitlinienprogramm Onkologie 2020; Kremeike et al. 2024), ist es folglich der professionelle Auftrag der Pflegefachpersonen, Verantwortung zu übernehmen, indem sie die Äußerungen ernst nehmen, das Gespräch mit den pflegebedürftigen Menschen suchen und – in Rücksprache mit dem interprofessionellen Team – entsprechende Aussagen näher einordnen (RNAO 2009; Klotz et al. 2025a; RCN 2016; Riedel et al. 2024b, 2025b; Derblom et al. 2021). Dies ist auch bei nonverbalen Anzeichen bzw. Warnsignalen für Todeswünsche und (akuter) Suizidalität geboten, etwa bei veränderten Verhaltensweisen, z. B. wenn pflegebedürftige Menschen Tätigkeiten vernachlässigen, die ihnen sonst besonders wichtig sind, und/oder sie sich sozial zurückziehen (Eink und Haltenhof 2022; Chu et al. 2015; Rudd et al. 2006).

Pflegefachpersonen sind des Weiteren angehalten, auf zentrale Risiko- und Einflussfaktoren zu achten, die mit Todeswünschen und Suizidalität in Zusammenhang stehen (Kozel 2015; Abderhalden et al. 2005; Riedel et al. 2025a). Diese können sich im Laufe des Lebens verändern und variieren (DER 2022; Steele et al. 2018). Bei Jugendlichen und jungen Erwachsenen sind u. a. „als Demütigung erlebte Verhaltensweisen der Peergroup" (DER 2022, S. 39), wie durch (Cyber-) Mobbing, von Bedeutung.

Bei Erwachsenen können

- berufliche, finanzielle, rechtliche oder familiäre Probleme (Steele et al. 2018; DER 2022),
- aber auch physisches (z. B. Schmerz), psychisches (z. B. Depressionen, Angstzustände), spirituelles (z. B. Glaubensverlust/Hoffnungslosigkeit) und/oder soziales Leiden (z. B. Einsamkeit)

die Entstehung und die Intensität von Todeswünschen beeinflussen (Riedel et al. 2024a, 2025b; Rodríguez-Prat et al. 2017, 2024; Steele et al. 2018; DER 2022; Forkmann et al. 2012; Wachter 2025; Streeck 2022).

Bei älteren und hochaltrigen Menschen über 65 Jahren ist aufgrund der im gesamtgesellschaftlichen Vergleich überproportional hohen Suizidrate per se von einem erhöhten Risiko für Todeswünsche auszugehen (Lindner et al. 2021, 2022, 2024; Lindner 2025; Dierickx et al. 2020; Güth et al. 2024a, b; Riedel et al. 2025b; Statista 2025). Zurückführen lässt sich dies u. a. auf unerfüllte Lebenspläne, alters- und krankheitsbedingte körperliche und/oder kognitive Funktionseinschränkungen, Gefühle der Abhängigkeit bzw. das Gefühl, anderen zur Last zu fallen, sowie soziale Isolation (Mezuk et al. 2014; Murphy et al. 2018a, b; Lindner et al. 2021; Lindner 2025; Riedel et al. 2025b; Salvatore 2023).

Während des Gesprächs sollte aufgrund der sensiblen und intimen Thematik nach Möglichkeit eine ruhige, angenehme und geschützte Umgebung sichergestellt werden, wofür es ausreichend Zeit einzuplanen und zu signalisieren gilt (Kremeike und Voltz 2022; Eriksson et al. 2024). Es sollte auf eine für die pflegebedürftigen Menschen verständliche Sprache geachtet und auch Stille ausgehalten werden. Gegebenenfalls kann, wenn beidseitig erwünscht, professioneller Körperkontakt hergestellt werden (Kremeike und Voltz 2022). Zu vermeiden sind hingegen ein Bagatellisieren des Gesagten sowie das ausschließliche Suchen nach Lösungen für die offenbarten Probleme und das individuelle Leiden (Feichtner 2022), da durch eine Fixierung auf (schnelle) Lösungen möglicherweise der Kern der Not nicht erfasst wird.

Während des gesamten Gespräches ist außerdem zu beachten, dass inhaltlich diejenigen Aspekte fokussiert werden, die von den pflegebedürftigen Menschen freiwillig und initiativ eingebracht werden. Diese subjektiven Mitteilungen gilt es in das Zentrum der pflegerischen Aufmerksamkeit zu stellen, nicht ein vorrangiges Erkenntnisinteresse seitens der Pflegefachpersonen. Letzteres birgt durch beispielsweise ein zu intensives Nachfragen das Risiko, den natürlichen Erzählfluss zu unterbrechen oder gar zu blockieren, wodurch die Beziehungsgestaltung und das Vertrauensverhältnis beeinträchtigt werden können (vgl. Kar Ray et al. 2020).

Pflegerelevante Informationen, die eine nähere Einordnung bezüglich des Vorliegens eines Todeswunsches zulassen oder Aufschluss über die Intensität geben – etwa im Hinblick auf eine mögliche (akute) Suizidalität – und die angesichts der Volatilität eine Analyse der Beständigkeit erlauben (Riedel et al. 2024b, 2025b; DGP 2021), sind deshalb mit größtmöglicher Sensibilität, Offenheit und frei von jeglichem Druck zu erfassen. Neben individuellen Lebenskontexten und -situationen,

Hintergründen sowie aktuellen Auslösern (WHO 2018; Correia und Jackson 2021; Riedel et al. 2025b; Leitlinienprogramm Onkologie 2020; DGP 2021) sind protektive Faktoren, wie soziale Eingebundenheit und Unterstützung, zu berücksichtigen, da sie die Resilienz der Betroffenen stärken und wichtige Ansatzpunkte für die Planung und Umsetzung suizidpräventiver Maßnahmen bieten können (WHO 2018; Correia und Jackson 2021; Lutz et al. 2019; Edwards et al. 2021; Calati et al. 2019; Wärdig et al. 2024).

Folgende beispielhafte Fragen *können* hilfreich sein, um die relevanten Informationen sensibel und ohne Drängen in Erfahrung zu bringen:

- „Geht es Ihnen so schlecht, dass Sie über den Tod nachdenken oder daran, dass es besser wäre, tot zu sein?" (Leitlinienprogramm Onkologie 2020, S. 393)
- „Was ist es, dass Sie so verzweifeln lässt, was halten Sie nicht mehr aus?"
- „Was belastet Sie am meisten?"
- „Warum ist dieser Wunsch gerade jetzt so deutlich?" (Feichtner 2022, S. 9)
- „Haben Sie schon seit Längerem solche Gedanken?"
- „Haben Sie konkrete Pläne, sich das Leben zu nehmen?"
- „Was oder welche Menschen in ihrem Leben halten Sie davon ab, sich das Leben nehmen zu wollen?" (RNAO 2009; Leitlinienprogramm Onkologie 2020).

Für eine möglichst umfassende Informationssammlung und um ein vertieftes Verständnis für die Situation der pflegebedürftigen Menschen zu erhalten, können – mit deren vorherigem Einverständnis – auch die An- und Zughörigen einbezogen werden (Edwards et al. 2021; DGP 2021).

▶ **Wichtig**
Derartige Konversationen erfordern von den Pflegefachpersonen eine reflektierte Wahrnehmung ihrer eigenen Haltung, einschließlich „alle[r] Affekte, Gefühle, Gedanken" und des eigenen Verhaltens, da diese während der pflegerischen Interaktion gezeigt werden und auf die pflegebedürftigen Menschen Einfluss nehmen können (Leitlinienprogramm Onkologie 2020, S. 427). Eine solche pflegeprofessionelle Haltung hilft zudem beim Aufbau einer vertrauensvollen Beziehung, die es den pflegebedürftigen Menschen ermöglicht, sich zu öffnen, und die Angst vor Stigmatisierung reduziert (Kar Ray et al. 2020; RNAO 2009; Feichtner 2022, 2024; Riedel et al. 2024b; Derblom et al. 2021; Rauch 2025). Sie bildet deshalb die Basis für das Gespräch. Gleichsam gilt es hervorzuheben, dass eine situative, von Offenheit und Respekt geprägte professionelle Haltung der Pflegefachpersonen „nicht notwendigerweise eine Zustimmung zur aktiven Beendigung des Lebens darstellt" (Leitlinienprogramm Onkologie 2020, S. 428).

Erhärtet sich in einem Gespräch der Eindruck eines Todeswunsches oder bleibt diesbezüglich eine Unsicherheit bestehen, können in einem nächsten Schritt für eine vertiefte, differenzierte Erhebung und Einordnung Screening- und Assessmentinstrumente eingesetzt werden (Kozel 2015; Runeson et al. 2017; Wärdig et al. 2024). Deren Anwendung ist besonders geeignet, um möglichst vielfältige Informationen zu erfassen und die Identifikation und Einschätzung von Todeswünschen zu strukturieren und zu objektivieren (Granek et al. 2019; Andreotti et al. 2020).

## 5.3 Der Einsatz von Screening- und Assessmentinstrumenten

Der ergänzende Einsatz von Screening- und Assessmentinstrumenten im Rahmen des persönlichen Gesprächs wird empfohlen, weil sie die pflegebedürftigen Menschen unterstützen können, ihr individuelles Erleben und die damit verbundenen Emotionen zum Ausdruck zu bringen (Teismann et al. 2021; Wärdig et al. 2024). Voraussetzung für die Anwendung ist stets eine zuvor erfolgte informierte Einwilligung (Bobbert und Rabe 2023).

Da Todeswünsche sowie damit möglicherweise verbundenes suizidales Erleben und Verhalten stark durch die subjektive Wahrnehmung der betroffenen Personen geprägt sind, empfiehlt sich die Anwendung von Selbsteinschätzungsinstrumenten, die eine zuverlässigere Erfassung ermöglichen als Fremdbeurteilungen (Teismann et al. 2021). Entsprechende Instrumente können entweder von den pflegebedürftigen Menschen selbstständig oder von den Pflegefachpersonen im Rahmen eines Interviews verwendet werden (Kozel 2015). Die Fragen sollten möglichst in einem kontinuierlichen Gespräch gestellt sowie offen und empathisch formuliert werden (DGP 2021). Ein standardisiertes Ablesen gilt es hingegen zu vermeiden (Powsner et al. 2023).

Für eine erste Einschätzung bezüglich eines potenziell vorliegenden Todeswunsches kann beispielsweise die Kurzversion des „Schedule of Attitudes toward Hastened Death“ (SAHD) – der SAHD-10 – als Screeninginstrument eingesetzt und als Ausgangspunkt für eine vertiefte Exploration genutzt werden (Kremeike et al. 2025). Ergibt sich der Bedarf für eine differenziertere Einschätzung, kann die Langversion des Instruments – der SAHD nach Rosenfeld et al. (1999) – angewendet werden. Die deutschsprachige Version umfasst 20 Items; ein höherer Summenwert weist auf einen intensiveren Todeswunsch hin (Galushko et al. 2015).

Auf Grundlage der Gesprächs- und Instrumentenergebnisse kann im interprofessionellen Team geprüft werden, ob ein Todeswunsch vorliegt, welche Motive und Beweggründe diesen zugrunde liegen und welche Intensität und Beständigkeit die geäußerten Wünsche und Gedanken aufweisen (Riedel et al. 2024b, 2025b; RCN 2016). Die gemeinsame Entscheidungsfindung stellt sicher, dass vielfältige Informationen Beachtung finden und dass die Verantwortung und das Risiko nicht von Einzelnen getragen werden müssen (Correia und Jackson 2021).

Hervorzuheben ist, dass die Ergebnisse nur den jeweiligen Zeitpunkt der Erhebung widerspiegeln. Aufgrund der Unbeständigkeit von Todeswünschen muss die Beurteilung ihrer Ausprägung und Stabilität als ein kontinuierlicher Prozess verstanden werden, der regelmäßiger Überprüfung bedarf (Jansson und Graneheim 2018; Correia und Jackson 2021; NSW Department of Health 2004). Der

Evaluationszeitpunkt hängt von unterschiedlichen Faktoren ab, die in die Entscheidung einbezogen werden müssen. Diese betreffen vor allem die Gefahr einer akuten Veränderung der Intensität sowie das Vertrauen in die Ergebnisse und können Faktoren sein, die

- die pflegebedürftigen Menschen (z. B. Neigung zu Impulsivität),
- das soziale Umfeld (z. B. belastende Ereignisse wie anstehende Gerichtsverfahren),
- die Pflegefachpersonen (z. B. geringe Expertise)
- oder das Assessment betreffen (z. B. unzureichende Informationen) (NSW Department of Health 2004).

Um eine möglichst hohe Aussagekraft der Instrumentenergebnisse zu gewährleisten, sodass diese die Entscheidungsfindung wirksam unterstützen, sollten die Instrumente unter Berücksichtigung der jeweils adressierten Zielgruppe ausgewählt werden (Reuschenbach 2020; vgl. Dürst et al. 2020). Vor diesem Hintergrund werden im Folgenden exemplarische Instrumente vorgestellt, die für professionelle Pflegesettings und Zielgruppen im Kontext der Thematik von besonderer Relevanz sind.

## 5.4 Zielgruppen- und settingspezifische Instrumente

Im internationalen Raum existiert eine Vielzahl an (Selbsteinschätzungs-)Instrumenten, die sich in ihrer inhaltlichen Ausrichtung hinsichtlich der zugrunde liegenden theoretischen Konstrukte, der verschiedenen Zielgruppen sowie der Settings, in denen sie angewendet werden, unterscheiden (Gleeson et al. 2022; Bellido-Pérez et al. 2017; Harris et al. 2019; Rodríguez-Prat et al. 2024; Kozel 2015).

Zur Identifikation und differenzierten Einordnung von Todeswünschen bei Menschen mit terminalen, onkologischen oder chronisch-progredient verlaufenden Erkrankungen, die besonders von Todeswünschen betroffen sein können, wird häufig der SAHD herangezogen. Das Instrument findet vor allem im Palliative-Care-Setting Anwendung, etwa in der stationären Hospizversorgung sowie auf spezialisierten Palliativstationen innerhalb der Akutpflege (Bellido-Pérez et al. 2017; Rodríguez-Prat et al. 2024). Die Kurzversion (SAHD-10) gilt aufgrund ihres geringen zeitlichen Aufwandes als besonders geeignet für die zumeist geschwächten pflegebedürftigen Menschen (Kremeike et al. 2025).

Bei Jugendlichen und Erwachsenen mit psychischen Erkrankungen, die ein erhöhtes Suizidrisiko aufweisen können (Steele et al. 2018), wird häufig die „Beck Scale for Suicide Ideation“ (BSS) von Fachpersonen im Gesundheitswesen eingesetzt (Beck und Steer 1991; Andreotti et al. 2020; Kliem et al. 2017; Ghasemi et al. 2015). Anwendung findet sie beispielsweise in psychiatrischen Notaufnahmen sowie in der stationären und ambulanten psychiatrischen Betreuung und Versorgung (Batterham et al. 2015). Die für den deutschen Sprachraum validierte Version „erfasst mit 19 Items u. a. den Wunsch zu sterben, sowie die Intensität und

Dauer von Suizidwünschen und -plänen“ (Teismann et al. 2021, S. 118), wobei die ersten fünf Fragenkategorien als Screeninginstrument von suizidalen Gedanken dienen. Bestätigen sich diese und es besteht der Bedarf für eine vertiefte Einschätzung, können dafür die weiteren 14 Fragen angewendet werden. Zwei zusätzliche Items dienen der näheren Erfassung vergangener Suizidversuche (Kliem et al. 2017; Kliem und Brähler 2015).

Für die Zielgruppe der älteren oder hochaltrigen Menschen lassen sich exemplarisch zwei Instrumente für die Identifikation von Todeswünschen nennen: Als Screeninginstrument kann laut Dürst et al. (2020) der Fragebogen „Categories of Attitudes toward Death Occurrence (CADO)“ eingesetzt werden. Die pflegebedürftigen Menschen bewerten bei diesem Fragebogen, inwiefern unterschiedliche Aussagen zutreffen, woraus abgeleitet wird, ob demnach ein Todeswunsch vorliegt. Als Assessmentinstrument kann die adaptierte Version des SAHD – „Schedule of Attitudes toward Hastened Death adapted to Seniors“ (SAHD-Senior) – zur Hilfe genommen werden, der Rückschlüsse auf die Intensität von Todeswünschen bei älteren Menschen zulässt (Dürst et al. 2020). Beide Instrumente wurden in die deutsche Sprache übersetzt und im Rahmen einer Schweizer Studie im Langzeitpflegesetting angewendet (Rubli Truchard et al. 2022).

Außerdem steht mit der „Nurses' Global Assessment of Suicide Risk“ (NGAS-R)-Skala ein spezifisch für die Anwendung durch Pflegefachpersonen konzipiertes Instrument zur Verfügung (Cutcliffe und Barker 2004; Kozel et al. 2016). Die deutschsprachige Version enthält 16 Kriterien, anhand derer das Suizidrisiko abgeleitet wird (Kozel et al. 2016).

Werden zielgruppen- und settingspezifische Instrumente ausgewählt, gilt es jedoch zu beachten, dass deren „Verfügbarkeit und Verwendung (...) im deutschsprachigen Raum bislang gering“ ausfällt (Teismann et al. 2021, S. 116). Zudem sind einige der Instrumente primär für Forschungszwecke entwickelt und aufgrund ihres Umfanges für den Einsatz in der (pflegerischen) Praxis ungeeignet, auch aufgrund hoher Lizenzkosten. Weiterhin besteht zum Teil die Kritik bezüglich ungeeigneter Begrifflichkeiten, einer unzureichenden Abbildung des zugrunde liegenden theoretischen Konstrukts und mangelhafter psychometrischer Eigenschaften (Kozel et al. 2016; Teismann et al. 2021; Andreotti et al. 2020; Runeson et al. 2017; Powsner et al. 2023; Carter et al. 2017).

**Wichtig**

Kozel (2015) hebt deshalb hervor, dass die mithilfe der Instrumente gewonnenen Ergebnisse nur im individuellen Gesamtkontext betrachtet und als Ergänzung zu den Gesprächen und Verhaltensbeobachtungen genutzt werden sollten. Der Einsatz wird lediglich eingeschränkt empfohlen, wie aus pädagogischen Gründen zur Schulung unerfahrenerer Mitarbeitenden. Die Instrumentennutzung kann für sie eine Orientierungshilfe darstellen und dazu beitragen, eine größere Anzahl relevanter Informationen zu erfassen (Runeson et al. 2017; Wärdig et al. 2024; Correia und Jackson 2021).

## 5.5 Exemplarischer Identifikations- und Einschätzungsprozess

Der gesamte Identifikations- und Einschätzungsprozess mithilfe des Gesprächs und unter Einbezug geeigneter Instrumente wird nachfolgend beispielhaft in Abb. 5.1 dargestellt und zusammengefasst. Gerahmt wird der gesamte Ablauf von der pflegeprofessionellen Haltung als zentrale Voraussetzung für die Identifikation und Einordnung von Todeswünschen (Riedel et al. 2024b, 2025b; Feichtner 2022, 2024; Convoy et al. 2019; Edwards et al. 2021; Klotz et al. 2025b; RCN 2016; Leitlinienprogramm Onkologie 2020). Die oberen drei Kästen in der Abbildung veranschaulichen erste Identifikationsmöglichkeiten von Todeswünschen bzw. Suizidalität durch Pflegefachpersonen. Dies kann durch die Beobachtung nonverbaler Warnsignale, die bewusste Wahrnehmung von (in)direkten verbalen Äußerungen sowie individueller Risikofaktoren der pflegebedürftigen Menschen erfolgen (Abderhalden et al. 2005; Derblom et al. 2021; Riedel et al. 2025a, 2025b; Cummins et al. 2015; Kozel 2015).

Zeigen sich ein oder mehrere dieser Aspekte bei den pflegebedürftigen Menschen als zutreffend, sollte im Rahmen des persönlichen Gesprächs eine nähere Exploration erfolgen (Riedel et al. 2024b, 2025b; Kozel 2015). Bei Bedarf können von den Pflegefachpersonen – in Rücksprache mit dem interprofessionellen Team – für das Setting und die Zielgruppe angemessene Screening- und Assessmentinstrumente verwendet werden (Kozel 2015; Wärdig et al. 2024; Runeson et al. 2017).

Trifft keiner dieser Anhaltspunkte zu, liegt derzeit vermutlich kein Todeswunsch und/oder keine Suizidalität vor. Dennoch sollte auch in diesem Fall bei einem bestehenden Verdacht oder einem unguten bzw. unsicheren Gefühl der Dialog mit den pflegebedürftigen Menschen gesucht werden sowie eine regelmäßige Beobachtung und Analyse der Identifikationskriterien erfolgen.

Im Anschluss an das Gespräch erfolgt dessen Einordnung im interprofessionellen Team, wobei folgende zentrale Fragen gemeinsam geklärt werden sollten:

- Liegt (derzeit) ein Todeswunsch und/oder eine (akute) Suizidalität vor?
- Wie intensiv und beständig sind die Wünsche?
- Was sind die individuellen Hintergründe bzw. Beweggründe? Welche Kontextfaktoren beeinflussen die Situation? (Riedel et al. 2024b, 2025b; RCN 2016; Leitlinienprogramm Onkologie 2020; Feichtner 2022, 2024; Wachter 2025)

Um die Einschätzung zu unterstützen und zu objektivieren, können auch die kritisch in den Gesamtkontext eingeordneten Ergebnisse der Screening- und Assessmentinstrumente einbezogen werden (King et al. 2017; Kozel 2015; Andreotti et al. 2020).

Bestätigt sich der Todeswunsch, können vor dem Hintergrund der analysierten Aspekte bedarfs-, bedürfnis- und ressourcenorientierte pflegerische Maßnahmen abgeleitet werden (Correia und Jackson 2021; RCN 2016; Riedel et al. 2025b, DGP 2021). Um deren suizidpräventive Wirksamkeit zu überprüfen, sollten die Intensität, Beständigkeit und beeinflussenden Faktoren zu einem späteren Zeitpunkt

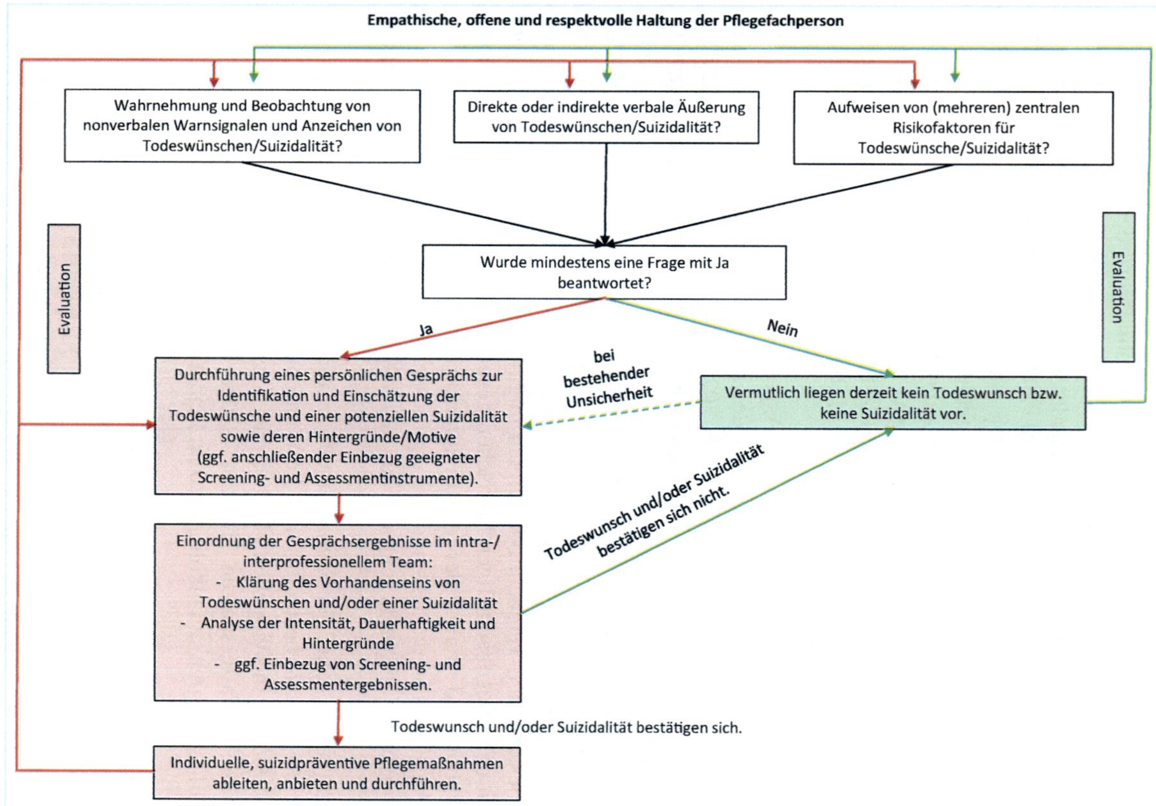


**Abb. 5.1** Identifikations- und Einschätzungsprozess von Todeswünschen und Suizidalität

evaluiert werden, wofür erneut das Gespräch mit den pflegebedürftigen Menschen initiiert wird (vgl. NSW Department of Health 2004).

Auf mögliche nonverbale Anzeichen und Warnsignale von Todeswünschen und einer (akuten) Suizidalität, wie Agitation oder Schlafstörungen, sowie auf entsprechende Äußerungen sollte weiterhin sensibel geachtet und die Beobachtungen in die Überlegungen bezüglich des geeigneten Evaluationszeitpunktes einbezogen werden, ebenso wenn neue Informationen zu relevanten Risikofaktoren vorliegen (vgl.: RNAO 2009; NSW Department of Health 2004; Spangenberge et al. 2015; Chu et al. 2015). Dies gilt auch, wenn sich im Rahmen des persönlichen Gesprächs keine Hinweise auf einen Todeswunsch oder eine potenzielle Suizidalität ergeben sollten, insbesondere bei bestehendem Unbehagen oder einer professionellen Intuition und Sorge.

**Wichtig**

Der erfolgreiche Identifikations- und Einschätzungsprozess setzt neben fundiertem Wissen über Risikofaktoren und mögliche Hintergründe (Sela und Levi-Belz 2024; APNA 2015; Bolster et al. 2015) auch Kenntnisse bezüglich der sachgerechten Anwendung von Screening- und Assessmentinstrumenten von Pflegefachpersonen voraus (Jansson und Graneheim 2018; Bolster et al. 2015; Batterham et al. 2015). Darüber hinaus sind Kompetenzen hinsichtlich der Gesprächsführung gefordert. Es bedarf insbesondere Empathie, „Aufmerksamkeit für eigene und fremde Emotionen" sowie ein konstruktiver Umgang mit herausfordernden Emotionen, die möglicherweise im Rahmen der Gespräche aufkommen können, um diese professionell und situationsgerecht führen zu können (Riedel et al. 2024b, S. 9). Grundlegend ist jedoch, dass sich Pflegefachpersonen ihrer möglichen Vorurteile und Stigmatisierungen gegenüber den pflegebedürftigen Menschen – etwa der Annahme, Depressionen oder Todeswünsche seien im Alter eine Normalität – bewusst werden und diese kritisch reflektieren (Gleeson et al. 2022; Riedel et al. 2025b; Eriksson et al. 2024). Nur durch eine offene, zugewandte und selbstreflexive Haltung können entsprechende Risikofaktoren, Warnsignale und Äußerungen wahr- und ernst genommen sowie eine von Vertrauen und Offenheit geprägte professionelle Beziehung aufgebaut werden.

## 5.6 Fazit

Pflegefachpersonen tragen im interprofessionellen Team eine große Verantwortung bei der frühzeitigen Erfassung und Einordnung von Todeswünschen sowie der potenziell damit einhergehenden Suizidalität (Jansson und Graneheim 2018; Derblom et al. 2021; Riedel et al. 2025a). Gleichsam gilt es zu beachten, dass sich die Intensität des Wunsches aufgrund des fluktuierenden und volatilen Charakters rasch ändern kann und deshalb auch von kompetenten und erfahrenen Pflegefachpersonen häufig nicht abgesehen werden kann, ob und wann jemand einen

Suizid begehen wird (Barros et al. 2016; Correia und Jackson 2021). Vor diesem Hintergrund zeigt sich die Identifikation von Todeswünschen möglicherweise als verunsichernd und belastend, jedenfalls herausfordernd sowie fachlich und ethisch komplex (Riedel et al. 2024a, b, 2025b; Klotz et al. 2025a, b; Jansson und Graneheim 2018; Derblom et al. 2021; Barros et al. 2016; Wärdig et al. 2024) – auch hinsichtlich der Interpretation ambivalenter Aussagen der pflegebedürftigen Menschen (Jansson und Graneheim 2018; Derblom et al. 2021).

Begünstigt werden kann die situative fachliche und moralische Unsicherheit der Pflegefachpersonen durch mangelnde Kompetenzen und veraltetes Wissen (Jansson und Graneheim 2018; Bolster et al. 2015; Derblom et al. 2021; Granek et al. 2019). Die Erfahrung, der situativen pflegeethischen Verantwortung nicht gerecht werden zu können und Werte zu verletzen oder sich für Werte nicht einsetzen zu können, kann in diesem Kontext zur Entstehung eines (moralischen) Belastungserlebens beitragen (Jansson und Graneheim 2018; Riedel et al. 2024b, 2025b; Klotz et al. 2025a, 2025b).

Verdeutlicht wird hierdurch, dass in den Einrichtungen und Organisationen Strukturen und Prozesse notwendig sind, die zur Handlungsorientierung und (moralischen) Entlastung der Pflegefachpersonen beitragen, wie kollegiale Austausch- und Beratungsformate (Jansson und Graneheim 2018; Riedel et al. 2024b, 2025a; Derblom et al. 2021). Außerdem müssen die für den Identifikations- und Einschätzungsprozess erforderlichen fachlichen, sozialen, kommunikativen sowie emotionalen Kompetenzen im Rahmen von Aus-, Fort- und Weiterbildungen angebahnt und weiterentwickelt werden (vgl. Kap. 13 in diesem Band) (Jansson und Graneheim 2018; Riedel et al. 2024b, 2025b; Lindner 2025; Derblom et al. 2021; APNA 2015; Kar Ray et al. 2020; Eriksson et al. 2024; Rauch 2025). Dies unterstützt nicht nur eine fundierte und differenzierte Identifikation und Einordnung von Todeswünschen als Basis für eine praktizierte Suizidprävention, wodurch bestenfalls Menschenleben geschützt werden können, sondern trägt zugleich zur Stärkung der Selbstwirksamkeitserwartung und Handlungssicherheit von Pflegefachpersonen im Rahmen ihrer zentralen Rolle innerhalb der Suizidprävention bei (Sela und Levi-Belz 2024).

## Literatur


Abderhalden C, Grieser M, Kozel B, Seifritz E, Rieder P (2005) Wie kann der pflegerische Beitrag zur Einschätzung der Suizidalität systematisiert werden? Bericht über ein Praxisprojekt. Psych. Pflege Heute 11(03):160–164. https://doi.org/10.1055/s-2005-858213

Andreotti ET, Ipuchima JR, Cazella SC, Beria P, Bortoncello CF, Silveira RC, Ferrão YA (2020) Instruments to assess suicide risk: a systematic review. Trends in Psychiatry and Psychotherapy 42(3):276–281. https://doi.org/10.1590/2237-6089-2019-0092

APNA (American Psychiatric Nurse Association) (2015) Psychiatric-Mental Health Nurse Essential Competencies for Assessment and Management of Individuals at Risk for Suicide. https://www.apna.org/wp-content/uploads/2021/08/Suicide-Competencies-for-Psychiatric-Mental-Health-Nurses11.pdf. Zugegriffen: 12.05.2025

Barros J, Morales S, Echávarri O, García A, Ortega J, Asahi T, Moya C, Fischman R, Maino MP, Núñez C (2016) Suicide detection in Chile: proposing a predictive model for suicide risk in a clinical sample of patients with mood disorders. Rev Bras Psiquiatr 39(1):1–11. https://doi.org/10.1590/1516-4446-2015-1877

Batterham PJ, Ftanou M, Pirkis J, Brewer JL, Mackinnon AJ, Beautrais A, Fairweather-Schmidt AK, Christensen H (2015) A systematic review and evaluation of measures for suicidal ideation and behaviors in population-based research. Psychol Assess 27(2):501–512. https://doi.org/10.1037/pas0000053

Beck AT, Steer RA (1991) Manual for the Beck scale for suicide ideation. Psychological Corporation, San Antonio, TX

Bellido-Pérez M, Monforte-Royo C, Tomás-Sábado J, Porta-Sales J, Balaguer A (2017) Assessment of the wish to hasten death in patients with advanced disease: a systematic review of measurement instruments. Palliat Med 31(6):510–525. https://doi.org/10.1177/0269216316669867

Bobbert M, Rabe M. (2023). Ethische Fragen digitaler Pflegeplanung und Pflegedokumentation. Ethik Med 35: 285–302 (2023). https://doi.org/10.1007/s00481-023-00754-w

Bolster C, Holliday C, Oneal G, Shaw M (2015) Suicide Assessment and Nurses: What does the Evidence Show? OJIN: Online J Issues Nurs 20(1). https://doi.org/10.3912/OJIN.Vol20No01Man02

Calati R, Ferrari C, Brittner M, Oasi O, Olié E, Carvalho AF, Courtet P (2019) Suicidal thoughts and behaviors and social isolation: a narrative review of the literature. J Affect Disord 245:653–667. https://doi.org/10.1016/j.jad.2018.11.022

Carter G, Milner A, McGill K, Pirkis J, Kapur N, Spittal MJ (2017) Predicting suicidal behaviours using clinical instruments: systematic review and meta-analysis of positive predictive values for risk scales. Br J Psychiatry 210(6):387–395. https://doi.org/10.1192/bjp.bp.116.182717

Chu C, Klein KM, Buchman-Schmitt JM, Hom MA, Hagan CR, Joiner TE (2015) Routinized Assessment of Suicide Risk in Clinical Practice: an Empirically Informed Update. J Clin Psychol 71(12):1186–1200. https://doi.org/10.1002/jclp.22210

Convoy SP, Westphal RJ, Convoy DW (2019) Concordant Actions in Suicide Assessment Model. Nurs Clin North Am 54(4):533–539. https://doi.org/10.1016/j.cnur.2019.07.003

Correia R, Jackson D (2021) Risk to self: identifying and managing risk of suicide and self-harm. BJPsych Advances 27(2):126–136. https://doi.org/10.1192/bja.2020.48

Cummins N, Scherer S, Krajewski J, Schnieder S, Epps J, Quatieri TF (2015) A review of depression and suicide risk assessment using speech analysis. Speech Commun 71:10–49. https://doi.org/10.1016/j.specom.2015.03.004

Cutcliffe JR, Barker P (2004) The Nurses' Global Assessment of Suicide Risk (NGASR): developing a tool for clinical practice. J Psychiatr Ment Health Nurs 11:393–400

Dierickx S, Onwuteaka-Philipsen B, Penders Y, Cohen J, Van Der Heide A, Puhan MA, Ziegler S, Bosshard G, Deliens L, Chambaere K (2020) Commonalities and differences in legal euthanasia and physician-assisted suicide in three countries: a population-level comparison. Int J Public Health 65(1):65–73. https://doi.org/10.1007/s00038-019-01281-6

Derblom K, Lindgren B-M, Johansson A, Molin J (2021) Engagement, Responsibility, Collaboration, and Abandonment: nurses' Experiences of Assessing Suicide Risk in Psychiatric Inpatient Care. Issues Ment Health Nurs 42(8):776–783. https://doi.org/10.1080/01612840.2020.1864686

DER (Deutscher Ethikrat) (2022) Suizid – Verantwortung, Prävention und Freiverantwortlichkeit: Stellungnahme. https://www.ethikrat.org/fileadmin/Publikationen/Stellungnahmen/deutsch/stellungnahme-suizid.pdf. Zugegriffen: 04 April 2025

DGP (Deutsche Gesellschaft für Palliativmedizin) (2021) Empfehlungen der Deutschen Gesellschaft für Palliativmedizin (DGP) zum Umgang mit dem Wunsch nach Suizidassistenz in der Hospizarbeit und Palliativversorgung (September 2021). https://www.dgpalliativmedizin.de/images/211213_Broschuere_Suizidassistenz_100dpi.pdf. Zugegriffen: 04 April 2025

Dürst A, Spencer B, Büla C, Fustinoni S, Mazzocato C, Rochat E, Rubli Truchard E, Monod S, Jox RJ (2020) Wish to Die in Older Patients: development and Validation of Two Assessment Instruments. J Am Geriatr Soc 68(6):1202–1209. https://doi.org/10.1111/jgs.16392

Edwards TM, Patterson JE, Griffith JL (2021) Suicide prevention: the role of families and carers. Asia Pac Psychiatry 13(3):e12453. https://doi.org/10.1111/appy.12453

Eink M, Haltenhof H (2022) Beziehungsgestaltung mit suizidgefährdeten Menschen (Neuausgabe). Psychiatrie Verlag, Köln

Eriksson E, Säfströmer K, Hultsjö S, Persdotter A, Wärdig R (2024) The Importance of Time: Nurses' Experiences of Working with Suicide Prevention and Suicide Risk Assessment in the Care of Older People. Int J Older People Nurs 19(5). https://doi.org/10.1111/opn.12650

Feichtner A (2024) Assistierter Suizid aus Sicht der Pflege. 2. überarbeitete und erweiterte Auflage. facultas, Wien

Feichtner A (2022) Der Wunsch zu sterben. In: Feichtner A, Körtner U, Likar R, Watzke H, Weixler D (Hrsg) Assistierter Suizid. Springer, Berlin, Heidelberg, S 3–10. https://doi.org/10.1007/978-3-662-64347-1_1

Forkmann T, Brähler E, Gauggel S, Glaesmer H (2012) Prevalence of Suicidal Ideation and Related Risk Factors in the German General Population. Journal of Nervous & Mental Disease 200(5):401–405. https://doi.org/10.1097/NMD.0b013e31825322cf

Galushko M, Strupp J, Walisko-Waniek J, Hahn M, Löffert S, Ernstmann N, Pfaff H, Radbruch L, Nauck F, Ostgathe C, Voltz R (2015) Validation of the German version of the Schedule of Attitudes Toward Hastened Death (SAHD–D) with patients in palliative care. Palliat Support Care 13(3):713–723. https://doi.org/10.1017/S1478951514000492

Ghasemi P, Shaghaghi A, Allahverdipour H (2015) Measurement Scales of Suicidal Ideation and Attitudes: a Systematic Review Article. Health Promotion Perspectives 5(3): 156–168. https://doi.org/10.15171/hpp.2015.019

Gleeson H, Roesch C, Hafford-Letchfield T, Ellmers T (2022) Assessing suicide ideation among older adults: a systematic review of screening and measurement tools. Int Psychogeriatr 34(5):439–452. https://doi.org/10.1017/S1041610221002659

Granek L, Nakash O, Ariad S, Shapira S, Ben-David M (2019) Strategies and Barriers in Addressing Mental Health and Suicidality in Patients With Cancer. Oncol Nurs Forum 46(5):561–571. https://doi.org/10.1188/19.ONF.561-571

Güth U, Battegay E, Jox R J, Abawi K, Weitkunat R, Schneeberger A R (2024a) Der assistierte Suizid in der Schweiz (Teil 1). Medizinethische Kontroversen und das Dilemma des Zauberlehrlings. Praxis 113(9): 230–235

Güth U, Battegay E, Jox R J, Abawi K, Weitkunat R, Schneeberger A R (2024b) Der assistierte Suizid in der Schweiz (Teil 2). Der «unsichtbare» Alterssuizid. Praxis 113(10): 274–279

Harris IM, Beese S, Moore D (2019) Predicting future self-harm or suicide in adolescents: a systematic review of risk assessment scales/tools. BMJ Open 9(9):e029311. https://doi.org/10.1136/bmjopen-2019-029311

Jansson L, Graneheim UH (2018) Nurses' Experiences of Assessing Suicide Risk in Specialised Mental Health Outpatient Care in Rural Areas. Issues Ment Health Nurs 39(7):554–560. https://doi.org/10.1080/01612840.2018.1431823

Kar Ray M, Wyder M, Crompton D, Kousoulis AA, Arensman E, Hafizi S, Van Bortel T, Lombardo C (2020) PROTECT: relational safety based suicide prevention training frameworks. Int J Ment Health Nurs 29(3):533–543. https://doi.org/10.1111/inm.12685

King CA, Horwitz A, Czyz E, Lindsay R (2017) Suicide Risk Screening in Healthcare Settings: identifying Males and Females at Risk. J Clin Psychol Med Settings 24(1):8–20. https://doi.org/10.1007/s10880-017-9486-y

Kliem S, Brähler E (2015) Beck-Suizidgedanken-Skala (BSS). Pearson, Frankfurt

Kliem S, Lohmann A, Mößle T, Brähler E (2017) German Beck Scale for Suicide Ideation (BSS): psychometric properties from a representative population survey. BMC Psychiatry 17(1):389. https://doi.org/10.1186/s12888-017-1559-9

Klotz K, Seidlein A-H, Riedel A (2025a). Suizidprävention, professioneller Auftrag und ethische Implikationen. In: Klotz K, Seidlein A-H, Riedel A (Hrsg), Todes- und Suizidwünsche. Springer, Berlin, Heidelberg S 21–27. https://doi.org/10.1007/978-3-662-71019-7_3

Klotz K, Seidlein A-H, Riedel A (2025b) Todeswünsche, Suizidwünsche und Suizidprävention. In: Riedel A, Linde A-C (Hrsg), Ethische Reflexion in der Pflege. Konzepte – Werte – Phänomene, 2. Auflage. Springer, Berlin, Heidelberg, S 135–140. https://doi.org/10.1007/978-3-662-70612-1_15
Kozel B (2015) Professionelle Pflege bei Suizidalität. Psychiatrie Verlag, Köln
Kozel B, Grieser M, Abderhalden C, Cutcliffe JR (2016) Inter-rater reliability of the German version of the Nurses' Global Assessment of Suicide Risk scale. Int J Ment Health Nurs 25(5):409–417. https://doi.org/10.1111/inm.12193
Kremeike K, Boström K, Dojan T, Montforte-Royo C, Rosenfeld B, Voltz R, Rietz C, Strupp J (2025) SAHD-10: development and initial validation of a short version of the Schedule of Attitudes Toward Hastened Death based on a large multinational sample. Palliat Support Care 23:e14. https://doi.org/10.1017/S1478951524001524
Kremeike K, Boström K, Preiser C, Dojan T, Voltz R (2024) Desire to Die: how Does the Patients' Chorus Sound? OMEGA - Journal of Death and Dying 90(1):318–335. https://doi.org/10.1177/00302228221103393
Kremeike K, Voltz R (2022) Leitfaden zum Umgang mit Todeswünschen. https://palliativzentrum.uk-koeln.de/forschung/letzte-lebenszeit/umgang-mit-todeswuenschen-dedipom/. Zugegriffen: 04 April 2025
Leitlinienprogramm Onkologie (2020) Erweiterte S3-Leitlinie Palliativmedizin für Patienten mit einer nicht-heilbaren Krebserkrankung. Langversion 2.2. https://register.awmf.org/de/leitlinien/detail/128-001OL. Zugegriffen: 12 Mai 2025
Lindner R (2025) Suizidprävention und assistierter Suizid – unvereinbar? Z Gerontol Geriatr 58(1):23–27. https://doi.org/10.1007/s00391-024-02394-1
Lindner R, Drinkmann A, Schneider B, Sperling U, Supprian T (2022) Suizidalität im Alter. Z Gerontol Geriat 55(3):157–164. https://doi.org/10.1007/s00391-022-02030-w
Lindner R, Schneider B, Wächtler C (2024) Suizidprävention im Alter. In: Lindner H, Hery D, Schaller B, Schneider S, Sperling U (Hrsg) Suizidgefährdung und Suizidprävention bei älteren Menschen. Springer, Heidelberg, S 67–74
Lindner R, Sperling U, Drinkmann A, et al. (2021). Suizidprävention für alte Menschen. In: Schneider B, Lindner R, Giegling I, et al. (Hrsg) Suizidprävention in Deutschland. Aktueller Stand und Perspektiven, S 141–168
Lutz J, Edelstein B, Katz E, Gallegos JV (2019) A Shortened Version of the Reasons for Living – Older Adults Scale for Clinical and Research Utility. Gerontologist 59(4):e241–e247. https://doi.org/10.1093/geront/gny009
Mezuk B, Rock A, Lohman MC, Choi M (2014) Suicide risk in long-term care facilities: a systematic review. Int J Geriatr Psychiatry 29(12):1198–1211. https://doi.org/10.1002/gps.4142
Murphy BJ, Bugeja LC, Pilgrim JL, Ibrahim JE (2018a) Suicide among nursing home residents in Australia: a national population-based retrospective analysis of medico-legal death investigation information. Int J Geriatr Psychiatry 33(5):786–796. https://doi.org/10.1002/gps.4862
Murphy B, Kennedy B, Martin C, Bugeja L, Willoughby M, Ibrahim JE (2018b) Health and Care Related Risk Factors for Suicide Among Nursing Home Residents: a Data Linkage Study. Suicide and Life-Threatening Behavior 49(3):695–706. https://doi.org/10.1111/sltb.12465
NSW Department of Health (2004) Framework for suicide risk assessment and management for NSW Health staff (with New South Wales. & NSW Health). https://www.health.nsw.gov.au/mentalhealth/resources/Publications/framework-suicide-risk-assess.pdf. Zugegriffen: 04 April 2025
Pleschberger S, Petzold C (2022) Implikationen des assistierten Suizids für die professionelle Pflege. In: Feichtner A, Körtner U, Likar R, Watzke H, Weixler D (Hrsg) *Assistierter Suizid.* Springer, Berlin, Heidelberg, S 141–148. https://doi.org/10.1007/978-3-662-64347-1_15
Powsner S, Goebert D, Richmond JS, Takeshita J (2023) Suicide Risk Assessment, Management, and Mitigation in the Emergency Setting. Focus 21(1):8–17. https://doi.org/10.1176/appi.focus.20220072

Rauch S (2025) Pflege in der Psychiatrie: Assessment, Kommunikation und Beziehungsgestaltung, Suizidprävention. In: Giese C, Rabe M, Salomon F (Hrsg) Assistierter Suizid. De Gruyter, Berlin, S 89–104. https://doi.org/10.1515/9783111371795-007
RCN (Royal College of Nursing) (2016) When someone asks for your assistance to die: RCN guidance on responding to a request to hasten death. London, RCN.
Reuschenbach B (2020) Gütekriterien. In: Reuschenbach B, Mahler C (Hrsg) Pflegebezogene Assessmentinstrumente: Internationales Handbuch für Pflegeforschung und -praxis (2., unveränderte Auflage). Hogrefe AG, Bern, S 57–80.
Riedel A, Klotz K, Heidenreich T (2024a) Ethische Aspekte von Todes- und Suizidwünschen älterer Menschen in der Pflege und für Pflegefachpersonen. Ethik in der Medizin 36(3):263–281. https://doi.org/10.1007/s00481-024-00822-9
Riedel A, Klotz K, Seidlein A-H (2024b). Assistierter Suizid und die ethischen Implikationen für die Pflegefachpersonen. In: Riedel A; Lehmeyer S (Hrsg) Ethik im Gesundheitswesen. Springer, Berlin, Heidelberg, S 1–34. https://doi.org/10.1007/978-3-662-58685-3_102-1
Riedel A, Feinauer S, Jacob E, Haug PM, Klotz K, Heidenreich T (2025a) Nurses' roles and responsibilities in suicide Important prevention: a scoping review. BMC Nursing 24, 1308, https://doi.org/10.1186/s12912-025-04009-5.
Riedel A, Seidlein A-H, Klotz K (2025b) Gerontologische Pflege und Ethik als Grundlage für den professionellen Umgang mit Todeswünschen und dem Wunsch nach einem assistierten Suizid älterer Menschen. In: Bobbert M, Giese C, Rabe M, Salomon F (Hrsg) Assistierter Suizid – ein Thema für die Pflege. De Gruyter, Berlin, S 105–132.
RNAO (Registered Nurses' Association of Ontario) (2009) Assessment and Care of Adults at Risk for Suicidal Ideation and Behaviour. https://rnao.ca/sites/rnao-ca/files/Assessment_and_Care_of_Adults_at_Risk_for_Suicidal_Ideation_and_Behaviour_0.pdf. Zugegriffen: 04. April 2025
Rodríguez-Prat A, Balaguer A, Booth A, Monforte-Royo C (2017) Understanding patients' experiences of the wish to hasten death: An updated and expanded systematic review and meta-ethnography. BMJ Open 7(9):e016659. https://doi.org/10.1136/bmjopen-2017-016659
Rodríguez-Prat A, Pergolizzi D, Crespo I, Julià-Torras J, Balaguer A, Kremeike K, Voltz R, Monforte-Royo C (2024) The Wish to Hasten Death in Patients With Life-Limiting Conditions. A Systematic Overview. Journal of Pain and Symptom Management 68(2): e91–e115. https://doi.org/10.1016/j.jpainsymman.2024.04.023
Rosenfeld B, Breitbart W, Stein K, Funesti-Esch J, Kaim M, Krivo S, Galietta M (1999) Measuring desire for death among patients with HIV/ AIDS: the schedule of attitudes toward hastened death. Am J Psychiatry 156(1):94–100. https://doi.org/10.1176/ajp.156.1.94
Rubli Truchard E, Monod S, Bula CJ, Dürst A-V, Levorato A, Mazzocato C, Münzer T, Pasquier J, Quadri P, Rochat E, Spencer B, Von Gunten A, Jox RJ (2022) Wish to Die Among Residents of Swiss Long-Term Care Facilities: a Multisite Cross-Sectional Study. J Am Med Dir Assoc 23(12):1935–1941. https://doi.org/10.1016/j.jamda.2022.09.001
Rudd MD, Berman AL, Joiner TE Jr, Nock MK, Silverman MM, Mandrusiak M, Van Orden K, Witte T (2006) Warning signs for suicide: theory, research, and clinical applications. Suicide Life Threat Behav 36(3):255–262. https://doi.org/10.1521/suli.2006.36.3.255
Runeson B, Odeberg J, Pettersson A, Edbom T, Jildevik Adamsson I, Waern M (2017) Instruments for the assessment of suicide risk: a systematic review evaluating the certainty of the evidence. PLoS ONE 12(7):e0180292. https://doi.org/10.1371/journal.pone.0180292
Salvatore T (2023) Dying by Suicide in Nursing Homes: a Preventable End of Life Outcome for Older Residents. OMEGA - Journal of Death and Dying 88(1):20–37. https://doi.org/10.1177/00302228211038798
Sela Y, Levi-Belz Y (2024) Nurses' Attitudes and Perceptions Regarding Suicidal Patients: a Quasi-Experimental Study of Depression Management Training. Healthcare 12(3):284. https://doi.org/10.3390/healthcare12030284

Spangenberg L, Forkmann T, Glaesmer H (2015) Investigating dynamics and predictors of suicidal behaviors using ambulatory assessment. Neuropsychiatrie 29(3):139–143. https://doi.org/10.1007/s40211-015-0142-1

Statista (2025) Selbstmordrate in Deutschland nach Altersgruppe in den Jahren 2017–2023. https://de.statista.com/statistik/daten/studie/318224/umfrage/selbstmordrate-in-deutschland-nach-altersgruppe/. Zugegriffen: 12.05.2025

Steele IH, Thrower N, Noroian P, Saleh FM (2018) Understanding Suicide Across the Lifespan: a United States Perspective of Suicide Risk Factors, Assessment & Management. J Forensic Sci 63(1):162–171. https://doi.org/10.1111/1556-4029.13519

Streeck N (2022) Sterbewünsche: Aktuelle Diskurse und ethische Implikationen im Pflege- und Gesundheitswesen. In: Riedel A, Lehmeyer S (Hrsg) *Ethik im Gesundheitswesen*. Springer, Berlin Heidelberg, S 717–733. https://doi.org/10.1007/978-3-662-58680-8_75

Teismann T, Forkmann T, Glaesmer H, Juckel G, Cwik JC (2021) Skala Suizidales Erleben und Verhalten (SSEV): Faktorstruktur und psychometrische Eigenschaften. Diagnostica 67(3):115–125. https://doi.org/10.1026/0012-1924/a000269

Wachter A (2025) Vielschichtigkeit von Todeswünschen: Erwägungen, das eigene Leben zu beenden. In: Giese C, Rabe M, Salomon F (Hrsg) Assistierter Suizid. De Gruyter, Berlin, S 31–42. https://doi.org/10.1515/9783111371795-002

Wärdig R, Wallerstedt I, Nyström AM, Hultsjö S (2024) How, Why and When: Nursing Staff's Experiences of Working with Suicide Risk Assessment Instruments. Nurs Open 11(11):e70068. https://doi.org/10.1002/nop2.70068

WHO (World Health Organization) (2021) Live Life: an Implementation Guide for Suicide Prevention in Countries, 1. Aufl. World Health Organization, Genf

WHO (World Health Organization) 2018 National Suicide Prevention Strategies: Progress, Examples and Indicators. World Health Organization, Genf

# 6 Als Pflegefachperson eine professionelle Haltung in der Begegnung mit suizidgefährdeten Personen einnehmen, reflektieren und bewahren

Alexander Noyon, Annette Riedel und Thomas Heidenreich

**Zusammenfassung**

Die Prävention suizidalen Verhaltens stellt eine professionelle Herausforderung dar, besonders für Pflegefachpersonen, die häufig in unmittelbarem Kontakt mit Menschen in existenziellen Krisen stehen. Hierzu bedarf es gemäß dem Konzept der Suicide Literacy nicht nur einer spezifischen fachlichen Expertise, sondern insbesondere auch einer professionellen Haltung. Der Beitrag beschreibt die zentralen Elemente einer professionellen Grundhaltung von Pflegefachpersonen in der Begleitung von suizidgefährdeten und suizidalen Personen, die eine Grundlage und ein wichtiges Element im Rahmen der Suizidprävention bildet.

## 6.1 Einführung

McCabe et al. (2016) betonen, dass zwar viel darüber bekannt ist, was bei Suizidalität erfragt werden sollte, jedoch kaum Evidenz besteht, wie man diese heiklen Themen am besten anspricht. Moderne Ansätze empfehlen eine empathische,

A. Noyon (✉)
Fakultät für Sozialwesen, Technische Hochschule Mannheim, Mannheim, Deutschland
E-Mail: a.noyon@th-mannheim.de

A. Riedel · T. Heidenreich
Fakultät Soziale Arbeit, Bildung und Pflege, Hochschule Esslingen, Esslingen, Deutschland
E-Mail: annette.riedel@hs-esslingen.de

T. Heidenreich
E-Mail: thomas.heidenreich@hs-esslingen.de



A. Riedel et al. (Hrsg.), *Suizidprävention in der Pflege*,
https://doi.org/10.1007/978-3-662-72796-6_6

nicht wertende Haltung und die Normalisierung suizidaler Gedanken, um Offenheit zu fördern. So wird Suizidalität als verständliche Reaktion auf extreme Belastungen gesehen, anstatt sofort zu pathologisieren. Pflegefachpersonen spielen nachweislich im Rahmen der Suizidprävention eine zentrale Rolle (Bolster et al. 2015). Hierzu bedarf es gemäß dem Konzept der Suicide Literacy nicht nur einer spezifischen fachlichen Expertise (vgl. Kap. 2, 3, 13 in diesem Band), sondern insbesondere auch einer professionellen Haltung. In unserem Beitrag beschreiben wir eine hierzu passende Grundhaltung und stellen dar, wie vor diesem Hintergrund die Brücke zu dem Menschen mit suizidalen Gedanken oder Wünschen nach assistiertem Suizid gestaltet werden kann. Wir adressieren nachfolgend dezidiert Pflegefachpersonen, um deren professionelle Haltung zu konturieren. Die dargelegten Elemente der Haltung weisen indes auch für andere Berufsgruppen Bedeutsamkeit und Gültigkeit auf.

## 6.2 Suicide Literacy

Die Prävention suizidalen Verhaltens stellt eine interdisziplinäre Herausforderung dar – besonders für Pflegefachpersonen, die häufig in unmittelbarem Kontakt mit Menschen in existenziellen Krisen stehen. In diesem Kontext gewinnt das Konzept der „Suicide Literacy" zunehmend an Bedeutung. Es beschreibt die Kenntnisse, Einstellungen und Kompetenzen, die notwendig sind, um Suizidrisiken frühzeitig zu erkennen, angemessen zu bewerten und professionell darauf zu reagieren (Batterham et al. 2013).

Analog zur „Health Literacy" (Gesundheitskompetenz) umfasst Suicide Literacy vier zentrale Dimensionen:

1. Faktenwissen über Suizid – z. B. epidemiologische Daten, Risikofaktoren, Warnzeichen, Verlauf suizidaler Prozesse
2. Kenntnis verfügbarer Hilfsangebote – etwa Krisendienste, psychiatrische Notfallversorgung, Hospiz- und Palliativangebote
3. Einstellungen und Haltungen – insbesondere entstigmatisierende, akzeptierende und ressourcenorientierte Sichtweisen auf Menschen mit Suizidgedanken
4. Kommunikative Handlungskompetenz – die Fähigkeit, Suizidgedanken aktiv und empathisch anzusprechen, ohne Angst, „etwas falsch zu machen"

Die Bedeutung dieses Konzepts für die Pflege ist empirisch gut belegt: Studien zeigen, dass ein höheres Maß an Suicide Literacy mit einer geringeren Stigmatisierung suizidgefährdeter Personen, einer höheren Interventionsbereitschaft und einem besseren Selbstwirksamkeitserleben bei Fachkräften assoziiert ist (Batterham et al. 2013). Gerade in Pflegekontexten mit erhöhter psychosozialer Vulnerabilität – wie der Langzeitpflege, Onkologie oder Psychiatrie – kann eine hohe Suicide Literacy die Grundlage für wirksame Prävention darstellen.

Kap. 1 und 2 in diesem Band liefern wichtige Fakten über Suizid und Suizidalität sowie einen knappen allgemeinen Überblick zu verfügbaren Hilfsangeboten. In Zentrum dieses Kapitels stehen die Einstellungen und Haltungen sowie die kommunikativen Handlungskompetenzen.

## 6.3 Haltung

Haltung wird in einer Gesamtbetrachtung zumeist als ein Teilaspekt innerhalb unterschiedlicher Kompetenzen angesehen, d. h. nicht als eigenständige Kompetenz, die es singulär zu betrachten gilt. Eine Haltung zu verinnerlichen impliziert zwangsläufig, dass sie zu einer bestimmten Handlung führt. Hierbei tritt das Innere mit dem Äußeren in Kontakt (Jacob et al. 2024). Aus einer Haltung entwickelt sich somit der Vorsatz einer Handlung und dadurch der Wille, diese Handlung mit einer entsprechenden Haltung umzusetzen (Jacob et al. 2024). Zur Entwicklung von Haltung ist ein kontinuierliches Einbinden von Reflexionsprozessen und kritischem Denken grundlegend (Lademann 2018), was nachfolgend ebenfalls deutlich wird. Aus der professionellen Perspektive sollte der Haltung im Rahmen der Suizidprävention ein hoher Stellenwert beigemessen werden, dies auch angesichts der Beziehungsgestaltung als zentralem Gegenstand professionellen Pflegehandelns (Jacob et al. 2024), die wiederum die Basis für eine vertrauensvolle und empathische Begegnung legt. In dem Verständnis, dass Haltung Handlung beeinflusst, erscheint uns die dezidierte Perspektive auf die Haltung im Kontext der Suizidprävention grundlegend. Dies auch angesichts dessen, dass in der Begegnung mit und der Begleitung von suizidalen Personen die jeweilige Handlung und Reaktion ausschlaggebend dafür sein kann, wie Hoffnung geweckt, Lebensmut erhalten und die Vertrauensbasis stabilisiert werden kann. Zentrale Elemente einer professionellen Grundhaltung von Pflegefachpersonen in der Begleitung von suizidgefährdeten und suizidalen Personen werden nachfolgend dargelegt.

## 6.4 Die Grundhaltung im Umgang mit suizidgefährdeten und suizidalen Personen

Menschen mit Suizidgedanken befinden sich in der Regel in einer zugespitzten psychischen Krise, auf die Pflegefachpersonen in einer behutsamen Balance reagieren müssen. Diese Balance bezieht sich auf eine ausgewogene Position zwischen einfühlend-unterstützendem bzw. validierendem Eingehen auf die Person einerseits und konfrontationsbereitem und sehr spezifischem Nachfragen und Herausfordern andererseits. In der Arbeit mit suizidalen Personen ist es wichtig, ein klares Bild von der Gefahrenlage zu erhalten, um gegebenenfalls Notfallmaßnahmen einleiten zu können. Denn fortlaufende Unterstützung zum Beispiel bei der Problemlösung oder Bewältigung von Krisensituationen ist nur möglich, solange keine akute Gefahr im Verzug ist. Pflegefachpersonen sollten somit durchgängig eine zugewandte und empathisch-verständnisvolle Grundhaltung bewahren, dabei aber gleichzeitig stets in einer Art „Überwachungsmodus" bleiben, um eine Zuspitzung der Problematik in Richtung einer akuter werdenden Suizidalität nicht zu übersehen. Differenziert betrachtet zeichnet sich die anzustrebende Grundhaltung also durch die folgenden Komponenten aus:

**Empathie und Vorurteilsfreiheit** Suizidalität an sich ist kein krankhaftes Symptom. Es liegen aufgrund der Komplexität der Frage wenige Daten darüber vor, wie häufig suizidale Gedanken in der Normbevölkerung vorkommen. In einer der wenigen Studien, die darüber Aufschluss geben, haben Dreier et al. (2021) N = 2002 erwachsene Proband*innen im Alter von mehr als 18 Jahren befragt, ob sie schon einmal suizidale Gedanken hatten. 30 % der Personen haben dies bejaht. Diese Zahl macht deutlich, dass es sich bei suizidalen Gedanken keineswegs um ein seltenes Phänomen handelt. Tatsächlich gehen wir aufgrund unserer praktischen Erfahrung von einer sehr viel höheren Quote aus und würden sagen, dass zumindest nichternsthafte Suizidgedanken vermutlich bei fast jedem Menschen schon einmal vorgekommen sind und auch ernsthaftere Gedanken in diese Richtung mindestens recht häufig vorkommen. In einem entstigmatisierenden Sinne sollten Pflegefachpersonen suizidalen Gedanken deshalb möglichst entpathologisierend begegnen, um die Betroffenen zu völliger Offenheit zu ermutigen. Denn eine fruchtbare Arbeit ist nur möglich, wenn zu den Betroffenen eine gute und vertrauensvolle Beziehung aufgebaut werden kann, die vonseiten der Pflegenden durch Empathie, Verständnis und Toleranz gekennzeichnet ist. Darüber hinaus zeigen Studien, dass eine von Anfang an stabile therapeutische Beziehung mit einer reduzierten Anzahl an Suizidgedanken bzw. -versuchen einhergeht (Huggett et al. 2022).

**Hoffnung vermitteln** Grundsätzlich ist davon auszugehen, dass Menschen prinzipiell am Leben bleiben wollen. Suizidale Gedanken kommen dann ins Spiel, wenn die erlebte Lage so schwer bzw. aussichtslos wird, dass die Betroffenen sich nicht mehr vorstellen können, dass es noch einmal besser und lebenswert werden könnte. Somit ergibt sich für Pflegefachpersonen zwangsläufig als Element der eigenen Grundhaltung, dass wir Hoffnung auf eine Besserung der Lebenslage vermitteln müssen. Das heißt, dass wir – wenn auch angemessen vorsichtig – prinzipiell optimistisch und zuversichtlich sein sollten und auch authentisch verkörpern können sollten, dass sich eine Lage verbessern kann. Entsprechend wundert es nicht, dass der Erhalt der Hoffnung einer der wichtigsten Prädiktoren in der antisuizidalen Therapie ist (Ropaj 2023). Dies darf allerdings nicht in so etwas wie eine Garantie übergehen, weil wir letztlich in keiner Lage zusichern können, dass sich eine Krise absehbar oder überhaupt verbessern wird.

**Suizid ist keine Lösung (außer in den allerseltensten Ausnahmen)** Wir gehen davon aus, dass eine Pflegefachperson nur dann effektiv mit einer suizidalen Person zusammenarbeiten kann, wenn sie selbst sehr prinzipiell davon ausgeht, dass ein Suizid in so gut wie keinem Fall eine adäquate Antwort auf eine Problemlage ist. Denn nur dann wird die Pflegefachperson dazu in der Lage sein, auch in einer für die betroffene Person sehr zugespitzten Lage noch hoffnungsbereit, lösungsorientiert und lebensbejahend zu bleiben. Für die meisten Menschen wird es hierfür aber Grenzen geben, also Lebenssituationen, Schicksalsschläge, Erkrankungen usw., angesichts derer sie sich selbst auch nicht mehr so klar wie erforderlich von Suizidalität distanzieren können. Dies verweist auf die Notwendigkeit einer tiefgreifenden Auseinandersetzung mit der eigenen Betroffenheit. Wenn eine Pflegefachperson in Bezug auf die ganz konkrete Notlage einer Person befürchtet, dass sie in einer vergleichbaren Situation selbst akut suizidal wäre, dann sollte sie den Einfluss der subjektiven Perspektive auf die Begegnungen mit der suizidalen Person reflektieren und möglicherweise die Begleitung an eine/n Kollegen*in übergeben, die/der hier besser distanziert ist und somit authentisch auftreten kann.

**Angstfreiheit** Die Arbeit mit suizidalen Personen ist nicht nur anstrengend, sondern kann infolge der möglichen Eskalation in jeder Interaktion auch angstauslösend sein. Das kann dazu führen, dass gerade dann, wenn es besonders wichtig ist, kritische Fragen nicht gestellt werden (wie z. B.: „Erleben Sie aktuell Suizidgedanken?“, „Haben Sie sich schon einmal überlegt, mit welcher Methode Sie sich das Leben nehmen würden?“), aus Angst vor einer sich zeigenden akuten Suizidalität. So verständlich dies einerseits ist, so wesentlich ist es natürlich andererseits, dass die Angst vor einer bestätigenden Antwort („Im Moment kann ich wirklich für nichts garantieren, die Suizidgedanken sind sehr drängend und verlockend“) nicht dazu führt, klärende Frage nicht zu stellen. Denn dann wird im schlimmsten Fall eine bestehende kritische Suizidalität nicht entdeckt und es unterbleibt eine wichtige Intervention. Deshalb müssen sich Pflegefachpersonen vor und in der Arbeit mit suizidalen Personen sehr klar machen, dass sie immer eine Handlungsoption haben und durch keine denkbare Antwort einer/eines Betroffenen handlungsunfähig werden können. Die „schlimmste“ Situation ergibt sich dann, wenn eine Person tatsächlich akut suizidgefährdet erscheint, sich also nicht mehr glaubhaft distanzieren kann und zu keiner Absprache in der Lage ist. Dann ist die Einbindung der Ärztin und des Arztes unabdingbar, um hier eine mögliche Einweisung in die psychiatrische Klinik oder die Verlegung auf eine andere Abteilung abzuklären oder einzuleiten. Pflegefachpersonen sollten sich in der Begegnung mit suizidalen Personen auf diesen Fall explizit vorbereiten (durch bereitliegende Notfallpläne, Rufnummern usw.), um auch für diesen Fall angstfrei zu sein und handlungsfähig zu bleiben.

## 6.5 Selbstreflexion

Die Arbeit mit suizidalen Menschen kann Pflegefachpersonen emotional und fachlich vor große Herausforderungen stellen. Die regelmäßige Selbstreflexion und kritische Auseinandersetzung mit den eigenen emotionalen Reaktionen, Ängsten und Belastungsgrenzen ist daher essenziell. Eine achtsame Haltung gegenüber den eigenen Grenzen kann dabei helfen, emotionalen Überlastungen vorzubeugen und langfristig arbeitsfähig und gesund zu bleiben. Zudem sollten Pflegefachpersonen (und die Teams) ihre Einstellungen zu Themen wie Tod, Sterben und Suizid reflektieren und kontinuierlich im Rahmen von Fort- und Weiterbildungen aktualisieren. Der bewusste Umgang mit eigener emotionaler Belastung ist unverzichtbar, um den Risiken eines Burn-outs vorzubeugen und dauerhaft verantwortungsvoll und empathisch mit den pflegebedürftigen Menschen umgehen zu können.

Einige Fragen, die bei der Selbstreflexion und Vorbereitung hilfreich sein können, sind die folgenden:

- Habe ich Angst vor den Themen Tod und Suizid?
- Hatte ich schon mal den Gedanken, mir etwas anzutun?
- Wen hätte es am meisten/wenigsten getroffen?
- Fühle ich mich fachlich in der Lage, mit Personen/pflegebedürftigen Menschen, die akut suizidgefährdet sind, zu arbeiten?
- Welche Gründe könnte es für mich selbst geben, mein Leben zu beenden?
- Wie würde ich reagieren, wenn sich eine/r meiner Patient*innen/Bewohner*innen suizidieren würde?

Gerade die letzte Frage ist sehr bedeutsam, weil im Laufe einer längeren Berufslaufbahn eine sehr hohe Wahrscheinlichkeit besteht, dass sich irgendwann einmal ein/e Patient*in/Bewohner*in tatsächlich suizidiert. Übergreifend ist es sehr wichtig, sich jederzeit klarzumachen, dass in einem konkreten Einzelfall eine sichere Vorhersage der konkreten Suizidalität so gut wie unmöglich ist (vgl. z. B. Belsher et al. 2019). Das heißt, das Risiko eines Suizids lässt sich nicht immer vermeiden, da sich eine suizidale Zuspitzung prinzipiell auch völlig unvorhergesehen ergeben kann, also bei einer/einem Patienten*in/Bewohner*in, die initial überhaupt nicht suizidal erscheint. Auch gut vorbereitete Pflegefachpersonen (und andere Professionen) reagieren auf solch ein Ereignis regelmäßig mit massiven Schuldgedanken und -gefühlen, Selbstvorwürfen, starker Verunsicherung usw. Gerade in solchen Situationen ist es sehr wichtig, dies dann nicht mit sich alleine auszumachen, sondern sich in einem supervisorischen bzw. intervisorischen Kontext einer vertrauenswürdigen und fachlich versierten Person mitzuteilen und das Ereignis aufzuarbeiten. Die Selbstreflexion sollte bewusst und kontinuierlich erfolgen, sowohl im Vorfeld der Begegnung mit einer suizidalen Person wie auch im Nachgang, um die eigenen Ressourcen, die Selbstwirksamkeit, die persönliche Verfasstheit, aber auch die fachlichen und persönlichen wie auch die professionellen moralischen Grenzen einzuschätzen und angesichts der Komplexität und damit einhergehenden Verantwortung abzuwägen.

Ein wichtiger Bestandteil der Selbstreflexion besteht darin, sich persönlicher Werthaltungen und ethischer Maximen bewusst zu werden. Die Auseinandersetzung mit diesen Aspekten fördert das professionelle Selbstverständnis und kann auch Antworten auf die Frage liefern, ob beispielsweise bei Anfragen nach assistiertem Suizid (und insbesondere dessen Realisierung) ein Gewissensvorbehalt eingefordert werden soll. Dabei kommt der moralischen Entlastung an dieser Stelle eine bedeutsame Rolle zu.

## 6.6 Fazit

Zweifelsohne gehört die Arbeit mit suizidalen Personen zu den herausfordernsten Aufgaben, denen sich eine Pflegefachperson ausgesetzt sehen kann. Im vorliegenden Beitrag haben wir initial eine hilfreiche Grundhaltung beschrieben, die wir für einen günstigen Ausgangspunkt – neben den evidenten fachlichen Kenntnissen – zur Begegnung mit und Begleitung von suizidalen Patient*innen und Bewohner*innen halten. Wichtig sind zugleich die wiederkehrende Selbstreflexion und die Vergewisserung dahingehend, im Rahmen der Suizidprävention verantwortungsvoll und empathisch zugewandt handeln zu können.

Dennoch bleibt zu konstatieren: Trotz umfassender fachlicher Expertise, zugewandter Aufmerksamkeit und einer professionellen Haltung ist es auch bei größter Wachsamkeit nicht auszuschließen, dass eine suizidale Person sich tatsächlich etwas antut. In der Begleitung und Pflege suizidaler Personen gibt es keine wirkliche Sicherheit, keine wirkliche Kontrolle. Letztlich liegt die Verantwortung für das eigene Leben immer bei der Person selbst, und wenn diese beschließt, ihrem Leben ein Ende setzen zu wollen, so wird eine noch so qualifizierte und professionell agierende Pflegefachperson das in aller Regel nicht sicher verhindern können.

Wir möchten Pflegefachpersonen ausdrücklich ermutigen, sich dieser wichtigen, anspruchsvollen Tätigkeit der Suizidprävention bewusst und verantwortlich zu widmen. Menschen mit Suizidgedanken benötigen in besonderem Maße pflegeprofessionelle Unterstützung, da hier – insbesondere in den Settings der Langzeitpflege und im Rahmen einer längeren Pflege – bereits eine Vertrauensbasis wachsen konnte, die eine gute Grundlage dafür ist, als Pflegefachperson dazu beizutragen, dass jemand wieder Hoffnung schöpfen und sich dem Leben erneut zuwenden kann.

## Literatur

Batterham PJ, Calear AL, Christensen H (2013) Correlates of suicide stigma and suicide literacy in the community. Suicide and Life-Threatening Behavior 43(4):406–417. https://doi.org/10.1111/sltb.12026

Belsher BE, Smolenski DJ, Pruitt LD, Bush NE, Beech EH, Workman DE et al (2019) Prediction models for suicide attempts and deaths: a systematic review and simulation. JAMA Psychiat 76(6):642–651

Bolster C, Holliday C, Oneal G, Shaw M (2015). Suicide assessment and nurses: what does the evidence show? Online J Issues Nurs 20(1):2; PMID: 26824260

Dreier M, Ludwig J, Baumgardt J, Härter M, Dirmaier J, von dem Knesebeck O, Bock T, Liebherz S (2021) Sachbericht: Entwicklung und Evaluation von E-Mental-Health-Interventionen zur Entstigmatisierung von Suizidalität (4E) (Förderkennzeichen ZMVI1–2517FSB117). Universitätsklinikum Hamburg-Eppendorf, Zentrum für Psychosoziale Medizin. https://www.bundesgesundheitsministerium.de/fileadmin/Dateien/5_Publikationen/Praevention/abschlussbericht/suizidprojekt_4E_abschlussbericht_bf.pdf Zugegriffen: 25. Juli 2025

Huggett C, Gooding P, Haddock G, Quigley J, Pratt D (2022) The relationship between the therapeutic alliance in psychotherapy and suicidal experiences: a systematic review. Clin Psychol Psychother 29(4):1203–1235

Jacob E, Ristow L, Riedel A (2024) Haltung: Was bedeutet sie für die berufliche Praxis? Pflege Z 77(11):19–23. https://doi.org/10.1007/s41906-024-2717-6

Lademann (2018) Entwicklung des Pflegeberufs. In: Büker C, Lademann J, Müller K (Hrsg) Moderne Pflege heute – Beruf und Profession zeitgemäß verstehen und leben. Kohlhammer, Stuttgart, S 44–80

McCabe R, Garside R, Backhouse A, Xanthopoulou P (2016) Effective communication in eliciting and responding to suicidal thoughts: a systematic review protocol. Syst Rev 17(5):31. https://doi.org/10.1186/s13643-016-0211-y

Ropaj E (2023) Hope and suicidal ideation and behaviour. Curr Opin Psychol 49:101491. https://doi.org/10.1016/j.copsyc.2022.101491

# 7 Das Potenzial professioneller Pflege in der Suizidprävention am Beispiel älterer (pflegebedürftiger) Menschen

Karen Klotz, Stephanie Feinauer, Pia Madeleine Haug, Annette Riedel und Thomas Heidenreich

**Zusammenfassung**

Ältere Menschen weisen ein besonders hohes Suizidrisiko auf. Auch Todes- und Suizidwünsche sind in dieser Lebensphase verbreitet. Die Ursachen sind vielfältig – physisch, psychisch, sozial und spirituell – und eingebettet in gesellschaftliche Altersbilder und auch wiederkehrend in diskriminierende Strukturen (Ageism). Suizidprävention gewinnt daher in der Arbeit mit älteren Menschen an besonderer Bedeutung. Pflegefachpersonen können dabei als Teil interprofessioneller Teams eine zentrale Rolle einnehmen: Durch ihre Nähe und professionelle Beziehung zu älteren Menschen – besonders in der stationären und ambulanten Langzeitpflege – haben sie Zugang zu einer sonst schwer erreichbaren Zielgruppe und können frühzeitig intervenieren. Um dieses Potenzial auszuschöpfen, sind geeignete strukturelle Rahmenbedingungen nötig. Dazu zählen gezielte Aus-, Fort- und Weiterbildungen, institutionelle suizidpräventive Strategien sowie unterstützende gesellschafts- und gesundheitspolitische Maßnahmen.

K. Klotz (✉) · S. Feinauer · P. M. Haug · A. Riedel · T. Heidenreich
Fakultät Soziale Arbeit, Bildung und Pflege, Hochschule Esslingen, Esslingen am Neckar, Deutschland
E-Mail: karen.klotz@hs-esslingen.de

S. Feinauer
E-Mail: stephanie.feinauer@hs-esslingen.de

P. M. Haug
E-Mail: pia-madeleine.haug@hs-esslingen.de

A. Riedel
E-Mail: annette.riedel@hs-esslingen.de

T. Heidenreich
E-Mail: thomas.heidenreich@hs-esslingen.de



A. Riedel et al. (Hrsg.), *Suizidprävention in der Pflege*,
https://doi.org/10.1007/978-3-662-72796-6_7

Nur durch ein Zusammenspiel dieser Ebenen lässt sich das präventive Potenzial der Pflege wirksam entfalten, sodass Pflegefachpersonen ihrer (Mit-)Verantwortung in der Suizidprävention gerecht werden können, um Suiziden im höheren Lebensalter entgegenzuwirken.

## 7.1 Hinführung

In Deutschland rückt das Thema der Suizidprävention für ältere Menschen zunehmend in den Fokus des politischen[1] (BMG 2024a, b), gesellschaftlichen und wissenschaftlichen Diskurses (Lindner 2025; SALTHO, 2025; Etzersdorfer 2024; D-A-CH-Forum 2025, 2024; Eggert et al. 2023; Lindner et al. 2022, 2021; Schneider 2023; DER 2022). Auch die Rolle der Pflege wird in diesem Zusammenhang verstärkt thematisiert (Riedel et al. 2025a, b, 2024a, b; Riedel 2024; Klotz et al. 2025a, b, c, d; Seidlein et al. 2025; Giese 2025; Feinauer et al. 2024; DPR 2025, 2024; Bundespflegekammer 2024). Insbesondere Pflegefachpersonen mit vertiefter Expertise in der Versorgung und Begleitung älterer Menschen (z. B. Tätige in der stationären und ambulanten Langzeitpflege) könn(t)en zentrale Akteur*innen in der Suizidprävention dieser Bevölkerungsgruppe sein (Seidlein et al. 2025; Klotz et al. 2025a, c, d; Riedel et al. 2025a, b, 2024a; Giese 2025; Eriksson et al. 2024; Feinauer et al. 2024; Lapierre et al. 2026).

Die Relevanz der Suizidprävention im höheren Lebensalter und das darin liegende Potenzial der professionellen Pflege lassen sich auf verschiedenen Ebenen begründen:

*Erstens* betrifft Suizidalität insbesondere die Gruppe älterer Menschen,[2] die in der stationären und ambulanten Langzeitpflege den Großteil der zu versorgenden Personen ausmacht (Destatis 2025a). Im Jahr 2024 entfielen 4952 der insgesamt 10.372 registrierten Suizide in Deutschland auf Menschen über 65 Jahre – nahezu die Hälfte aller Fälle (Destatis 2025b). Im Vergleich zum Vorjahr stieg die Suizidrate der über 65-Jährigen um 0,8 % an (Wache und Fiedler 2025). Die Ursachen sind vielfältig – physisch, psychisch, sozial und spirituell – und eingebettet in gesellschaftliche Altersbilder und auch wiederkehrend in diskriminierende Strukturen (Ageism) (Kessler 2025). Neben den sogenannten herkömmlichen Suiziden rückt seit dem Urteil des Bundesverfassungsgerichts vom 26. Februar 2020[3] auch der

---

[1] So z. B. die Veröffentlichung der Nationalen Suizidpräventionsstrategie durch das Bundesministerium für Gesundheit im April 2024, die Suizide als „Phänomen des höheren Lebensalters" (BMG 2024a, S. 7) beschreibt, sowie der im Dezember 2024 durch das Bundeskabinett beschlossene „Entwurf eines Gesetzes zur Stärkung der nationalen Suizidprävention", der betont, dass besonders ältere Männer in den Fokus der Suizidprävention rücken sollten (BMG 2024b).

[2] Nach Angaben der World Health Organization (WHO 2024) existieren vielfältige Definitionen von Alter. Im vorliegenden Kapitel wird unter „ältere Menschen" die Bevölkerungsgruppe der über 65-Jährigen verstanden – eine Gruppe, die laut bundesweiten Statistiken ein erhöhtes Suizidrisiko aufweist (Destatis 2025b) und in der Pflegebedürftigkeit häufiger auftritt (Destatis 2025a).

[3] Vgl. https://www.bundesverfassungsgericht.de/SharedDocs/Entscheidungen/DE/2020/02/rs20200226_2bvr234715.html.

assistierte Suizid verstärkt in den Fokus (Lindner 2025; Kessler 2025; Klotz et al. 2025a, b, c, d, e; Riedel et al. 2025a, 2024a, b; D-A-CH-Forum 2025, 2024; Etzersdorfer 2024; Eggert et al. 2023; Wolfersdorf und Etzersdorfer 2023; DER 2022). Angaben von drei Sterbehilfevereinen (Deutsche Gesellschaft für Humanes Sterben, Sterbehilfe Deutschland, Dignitas) zufolge stieg die Zahl assistierter Suizide von 340 Fällen im Jahr 2021 auf 977 Fälle im Jahr 2024 – und damit um 287 % (Wache und Fiedler 2025). Da die Veröffentlichung der Zahlen zum assistierten Suizid in Deutschland derzeit nicht verpflichtend ist, gehen Expert*innen zudem von einer Dunkelziffer aus (Wache und Fiedler 2025; NaSPro und DASP 2025). Internationale wie deutsche Daten zeigen, dass diese Suizidform vor allem von älteren Menschen gewählt wird (Statista 2025; NaSPro 2024; Gleich et al. 2024; Swissinfo 2023; Dierickx et al. 2020) – ein Hinweis darauf, dass sie stärker in den Fokus suizidpräventiver Maßnahmen rücken sollten (Kessler 2025; Lindner 2025; Riedel et al. 2025a, 2024a; Klotz et al. 2025a, d; NaSPro 2024; BMG 2024a, b; Eriksson et al. 2024; Lindner et al. 2022, 2021; Frühwald et al. 2021). Der demografische Wandel verstärkt die Dringlichkeit präventiver Maßnahmen zusätzlich (NaSPro 2024; Etzersdorfer 2024; Lindner et al. 2022). Ein zentrales Hindernis für wirksame Suizidprävention im Alter besteht jedoch darin, dass betroffene ältere Menschen häufig nicht aktiv nach Hilfe suchen und damit für Unterstützungsangebote schwer erreichbar bleiben (Etzersdorfer 2024; Crăciun 2023; Lindner et al. 2022, 2021).

Vor diesem Hintergrund ergibt sich *zweitens* die zentrale Bedeutung von Pflegefachpersonen in der Suizidprävention: insbesondere im Setting der Langzeitpflege, in der die Pflege als „tragende Profession" gilt (Riedel und Lehmeyer 2022, S. 995). Aufgrund ihrer kontinuierlichen, oft intensiven Nähe zu den Pflegebedürftigen sind Pflegefachpersonen häufig erste Ansprechpersonen für Menschen mit Todes- und Suizidwünschen in diesem Setting (Werner et al. 2025; Giese 2025; Klotz et al. 2025a, c, d; Seidlein et al. 2025; SALTHO 2025; Riedel et al. 2025a, 2024a; Salvatore 2023; Bareeqa et al. 2023). Zugleich sind suizidale Gedanken und Suizide (Mezuk et al. 2019) sowie Todeswünsche (Eggert et al. 2023; Rubli Truchard et al. 2022) in der Langzeitpflege unter älteren pflegebedürftigen Menschen verbreitet. Demnach kommt Pflegefachpersonen eine zentrale Rolle bei der Identifikation und Begleitung potenziell suizidgefährdeter älterer Menschen zu (vgl. Kap. 5 in diesem Band), denn durch ihre professionelle Beziehung und das Wissen um biografische, soziale und gesundheitliche Aspekte der pflegebedürftigen Menschen verfügen sie über besondere Voraussetzungen, um hier suizidpräventiv zu wirken (Seidlein et al. 2025; Riedel et al. 2025a, b, 2024a, 2022; Klotz et al. 2025a, c, d; Feinauer et al. 2024).

*Drittens* entfaltet sich dieses Potenzial im Rahmen der Suizidprävention insbesondere durch fachliche Qualifikationen und berufliche Erfahrung – vor allem bei ausgewiesener Expertise in den Bereichen Geriatrie, Gerontologie (Riedel et al. 2025a, 2024a) und Palliative Care (Sattelberger 2025; Klotz et al. 2025c).

*Viertens* lässt sich aus den zuvor genannten Aspekten, den professionsethischen Wertorientierungen und anerkannten Standards – wie sie etwa im Ethikkodex des International Council of Nurses (ICN 2021) verankert sind – sowie dem der professionellen Pflege inhärenten Engagement für die Förderung von Gesundheit, den Schutz, die Sicherheit und die Kontinuität der Versorgung pflegebedürftiger Menschen (ICN 2025) eine besondere Verantwortung der Pflegefachpersonen ableiten (vgl. Kap. 11 und Kap. 13 in diesem Band) (Riedel et al. 2025a, 2024a, b; Klotz et al. 2025a; Feinauer et al. 2024; DER 2022; DGP 2021). Um dieser Verantwortung gerecht zu werden, sind Pflegefachpersonen aufgefordert, sich aktiv und verantwortungsvoll in die Suizidprävention einzubringen.

Dabei ist die pflegerische Rolle in der Suizidprävention stets vor dem Hintergrund einer interprofessionellen Zusammenarbeit zu verstehen, die ihre volle Bedeutung im Kontext eines gesamtgesellschaftlichen Verständnisses von Suizidprävention entfaltet. Demzufolge umfasst Suizidprävention ein breites Spektrum an Interventionen und setzt die (Mit-)Verantwortung zahlreicher Akteur*innen auf unterschiedlichen Ebenen voraus (Klotz et al. 2025a; BMG 2024a, b; Feinauer et al. 2024; Riedel et al. 2024a, b; DER 2022; Schneider 2023; Fiedler et al. 2021). Übergreifend und allen Perspektiven gemeinsam ist das Ziel, Lebenslagen zu vermeiden, in denen Menschen das subjektive Gefühl entwickeln, nur durch den Suizid einer als unerträglich erlebten Situation entkommen zu können (DER 2022). Auf dieser Basis ist die Suizidprävention zugleich als fachliche und moralische (Mit-)Verantwortung der Pflege zu erachten (Klotz et al. 2025a; Riedel et al. 2024a, b, 2022; Giese 2025; Feinauer et al. 2024; DER 2022). Dem steht in Deutschland entgegen, dass das bedeutsame Potenzial der Pflegeprofession in politischen und gesellschaftlichen Debatten bislang unzureichend Beachtung findet (Bundespflegekammer 2024; DPR 2024; Riedel et al. 2024a, b, 2022; Feinauer et al. 2024).

Dieses Kapitel beginnt mit einer begrifflichen Einordnung von Todes- und Suizidwünschen und einer Übersicht über die vielschichtigen Einflussfaktoren und Hintergründe dieser komplexen Phänomene bei älteren (pflegebedürftigen) Menschen. Darauf aufbauend werden das spezifische Potenzial und die genuine Rolle, Verantwortung und Verantwortlichkeit(en) der Pflegeprofession beleuchtet, einen wirksamen Beitrag zur Suizidprävention zu leisten und so zur Reduktion von Todes- und Suizidwünschen sowie Suiziden in dieser Zielgruppe beizutragen (vgl. Kap. 11 in diesem Band). Abschließend wird skizziert, welche gesellschaftlichen wie institutionellen Entwicklungen notwendig sind, um das Potenzial der Profession nachhaltig zu fördern.

## 7.2 Hintergründe von Todes- und Suizidwünschen älterer (pflegebedürftiger) Menschen

Todeswünsche stellen ein vielschichtiges, dynamisches und „breiter gefasstes Phänomen als Suizidalität“ dar (Kremeike et al. 2024, S. 26; Bausewein 2025; DER 2022; DGP 2021; Leitlinienprogramm Onkologie 2020; Ohnsorge et al. 2019). Sie zeichnen sich durch eine große Vielfalt an Ausprägungen und Intensitäten aus, sind häufig von Ambivalenzen geprägt und reichen von einer passiven Akzeptanz des Lebensendes bis hin zu akuter Suizidalität, die mit zunehmendem Handlungsdruck einhergeht (Bausewein 2025; Lindner 2025; Klotz et al. 2025a; Riedel et al.

2025a, 2024a; Feinauer et al. 2024; DER 2022; Leitlinienprogramm Onkologie 2020; Ohnsorge et al. 2019).[4] Todeswünsche sind im Kontext der Suizidprävention bedeutsam, da sie als möglicher Ausgangspunkt suizidalen Verhaltens gelten (Lindner 2025; Klotz et al. 2025a; Riedel et al. 2025a, 2024a; Feinauer et al. 2024; Ohnsorge et al. 2019). Suizidales Verhalten wiederum reicht von ersten Gedanken an den Suizid über die Entwicklung konkreter Pläne bis hin zu Suizidversuchen und letztlich dem Suizid selbst (Schneider 2023; Fiedler et al. 2021). Die „Erweiterte S3-Leitlinie Palliativmedizin für Patienten mit einer nicht heilbaren Krebserkrankung" spricht in diesem Zusammenhang von einem „Handlungsdruck", der sich aufbauen kann, „je drängender und akuter der Wunsch nach selbst herbeigeführtem Sterben ist" (Leitlinienprogramm Onkologie 2020, S. 415). Daher wird im Folgenden der Begriff „Todes- und Suizidwünsche" verwendet, um die gesamte Bandbreite dieser komplexen Phänomene abzubilden.

Todes- und Suizidwünsche älterer Menschen entstehen in der Regel nicht plötzlich, sondern sind häufig das Resultat fortschreitender Leidensprozesse, die durch vielfältige und komplex zusammenwirkende Einflussfaktoren und Verlusterfahrungen geprägt sind (Kessler 2025; BMG 2024a; Kremeike et al. 2024; Crăciun 2023; DER 2022; DGP 2021; Leitlinienprogramm Onkologie 2020; Ohnsorge et al. 2019). Diese Prozesse lassen sich u. a. mithilfe gängiger Suizidtheorien – etwa der sogenannten Ideation-to-Action-Modelle – erklären (vgl. Kap. 2 in diesem Band). Zugleich weisen sie Parallelen zu den multidimensionalen Leidensprozessen auf, wie sie durch den Total-Pain-Ansatz aus der Palliative Care bekannt sind (Bausewein 2025; Klotz et al. 2025c; Riedel et al. 2024a). So tragen individuell und subjektiv erlebte Einschränkungen und Funktionseinbußen auf der physischen (z. B. Schmerzen, Immobilität, reduziertes Seh- und Hörvermögen), psychischen (z. B. Depressionen, Ängste), sozialen (z. B. Verlust nahestehender Personen, Einzug ins Pflegeheim, Einsamkeit, Hoffnungslosigkeit, die Sorge, zur Last zu fallen) und spirituellen (z. B. wahrgenommener Verlust von Sinn und Lebensperspektive, existenzielle Verzweiflung, Glaubenskrisen) Ebene zur als unerträglich erlebten Lebenssituation bei (Werner et al. 2025; Klotz et al. 2025a, c; Kessler 2025; Riedel et al. 2025a, 2024a; NaSPro 2024; Etzersdorfer 2024; Eriksson et al. 2024; Crăciun 2023; Lindner et al. 2022, 2021; De Leo 2022; DER 2022; Kruse 2021; De Leo und Giannotti 2021; Roest et al. 2020; Ohnsorge et al. 2019). Die Entwicklung von Todes- und Suizidwünschen ist dabei stets subjektiv und individuell geprägt – nicht zuletzt durch die zunehmende Pluralisierung von Lebensentwürfen und Wertvorstellungen im Alter (Riedel et al. 2025a, 2024a; Kruse 2021).

Zugleich sind gesellschaftliche Rahmenbedingungen als kontextuelle Einflussfaktoren zu berücksichtigen: Altersbilder, strukturelle Benachteiligungen und Ageism – etwa in Form der bagatellisierenden Wahrnehmung psychischer Erkran-

---

[4] Zum Zeitpunkt der Erstellung des Buches befindet sich die S3-Leitlinie „Palliativmedizin für Patienten mit einer nicht heilbaren Krebserkrankung" in der Überarbeitung. Die Publikation der aktualisierten Leitlinie ist für Sommer 2026 geplant. https://register.awmf.org/de/leitlinien/detail/128-001OL; Zugegriffen: 15. Juni 2026.

kungen (z. B. Depressionen) bei älteren Menschen – beeinflussen sowohl das Erleben als auch die Art der Äußerung von Todes- und Suizidwünschen (Kessler 2025; Riedel et al. 2025a; Werner et al. 2025; Etzersdorfer 2024; WHO 2024; Salvatore 2023; Crăciun 2023; De Leo 2022; De Leo und Giannotti 2021; Frühwald et al. 2021; Roest et al. 2020). Besonders deutlich wird dies bei Aussagen wie der Sorge, „zur Last zu fallen“, die häufig Ausdruck einer verinnerlichten gesellschaftlichen Abwertung älterer Menschen sind (Kessler 2025; Riedel et al. 2025a; De Leo 2022; DER 2022). Darüber hinaus können strukturelle Defizite in der gesundheitlichen und pflegerischen Versorgung – beispielsweise infolge von Fachpersonalmangel oder ökonomischem Druck – die Lebensqualität weiter beeinträchtigen (Klotz et al. 2025a; Kessler 2025; Riedel et al. 2025a; Giese 2025; Etzersdorfer 2024; Eriksson et al. 2024; DER 2022; De Leo und Giannotti 2021). Der Einzug in ein Pflegeheim wird von vielen älteren Menschen als tiefer Einschnitt erlebt, oft begleitet von einem Verlust an Selbstbestimmung (Riedel et al. 2025a; Seidlein et al. 2025; Kessler 2025; Lindner et al. 2022, 2021; O'Neill et al. 2020). Nicht selten kommt es in den ersten Monaten nach dem Heimeinzug zur Reduktion von Lebensqualität, was die Entstehung von Todes- und Suizidwünschen zusätzlich begünstigen kann (Seidlein et al. 2025; Riedel et al. 2025a, 2024a).

Insgesamt zeigt sich, dass die Entstehung und das Erleben von Todes- und Suizidwünschen bei älteren (pflegebedürftigen) Menschen vielschichtig und komplex sind (Riedel et al. 2025a, 2024a; Klotz et al. 2025a, c; Etzersdorfer 2024; Lindner et al. 2022, 2021). Gerade in dieser Vielschichtigkeit eröffnen sich jedoch potenzielle Ansatzpunkte für eine wirkungsvolle Suizidprävention. Lindner et al. (2022) formulieren diesbezüglich: „Eine Voraussetzung für gelingende Suizidprävention im Alter ist das Bemühen, Lebensqualität und Wohlbefinden unter erschwerten Lebensbedingungen möglichst lange zu erhalten“ (S. 159). Als vertraute Bezugspersonen und Fürsprecher*innen für Lebensqualität im Alter kommt Pflegefachpersonen dabei eine besondere Rolle und Verantwortung zu (Riedel et al. 2025a, 2024a; Seidlein et al. 2025). Sie sind dafür prädestiniert, Todes- und Suizidwünsche frühzeitig zu identifizieren, angemessene Unterstützungsangebote einzuleiten und auf diese Weise ihrer fachlichen wie moralischen (Mit-)Verantwortung in der Suizidprävention gerecht zu werden (vgl. Kap. 5 in diesem Band).

## 7.3 Möglichkeiten und Chancen der Suizidprävention älterer (pflegebedürftiger) Menschen durch Pflegefachpersonen

In den vergangenen Jahren hat sich der Drei-Ebenen-Ansatz der Suizidprävention etabliert, der zwischen universellen (gerichtet an die gesamte Bevölkerung), selektiven (für spezifische Risikogruppen, wie z. B. ältere Menschen) und indizierten Maßnahmen und Interventionen (für eindeutig suizidgefährdete Personen, wie z. B. ältere pflegebedürftige Menschen, die einen Todes- oder Suizidwunsch äußern) unterscheidet (Riedel et al. 2025b; Klotz et al. 2025a; Etzersdorfer 2024; Feinauer et al. 2024; Crăciun 2023; Schneider 2023; DER 2022; Lindner et al.

2021; Fiedler et al. 2021). Für die Zielgruppe älterer Menschen betont die Arbeitsgruppe „Alte Menschen“ des Nationalen Suizidpräventionsprogramms vor allem Ansätze, die der universellen und selektiven Suizidprävention zuzuordnen sind, „ohne die indizierten zu vernachlässigen“ (Etzersdorfer 2024, S. 189). Dies gilt umso mehr, da suizidales Verhalten bei älteren Menschen häufig nicht rechtzeitig erkannt wird. Hinzu kommt, dass viele Betroffene nicht aktiv Hilfe suchen (Etzersdorfer 2024; Crăciun 2023; Lindner et al. 2022), nicht zuletzt, weil bestehende Unterstützungsangebote nicht ausreichend bekannt sind (Lindner et al. 2021). Prinzipiell können Pflegefachpersonen hier auf allen Ebenen der Prävention wirken (Riedel et al. 2025b). Gerade in der Langzeitpflege älterer Menschen können sie jedoch auch auf Ebene der selektiven und indizierten Prävention wirksam werden und eine bestehende Versorgungslücke schließen, da sie durch die professionelle Beziehung zu pflegebedürftigen älteren Menschen einen unmittelbaren Zugang zu einer der Risikogruppen und zu einzelnen suizidgefährdeten Personen haben (Klotz et al. 2025a; Feinauer et al. 2024). Welcher konkrete Auftrag sich an die Pflegefachpersonen stellt und welche Rolle und Verantwortung den Pflegefachpersonen auf allen drei Ebenen zur Suizidprävention älterer (pflegebedürftiger) Menschen zukommt, wird im Folgenden skizziert.

### 7.3.1 Die Rolle der Pflegefachpersonen im Rahmen der universellen Suizidprävention

Durch ihre besondere Expertise im Umgang mit älteren pflegebedürftigen Menschen und deren An- und Zugehörigen können Pflegefachpersonen mit beruflicher Erfahrung in der Versorgung und Betreuung älterer Menschen verschiedene berufliche Rollen und Funktionen im Rahmen der universellen Suizidprävention einnehmen. Potenziale zeigen dabei insbesondere – auch mit Blick über den nationalen Tellerrand hinaus – (erweiterte) pflegeberufliche Rollen wie Advanced Practice Nursing[5] und Public Health bzw. Community Health Nursing[6] sowie Tätigkeiten in Lehre und Forschung (Riedel et al. 2024b). Grundlegend ist, dass Pflegefachpersonen – in allen Settings und Kontexten – als gesellschaftliche Vorbilder agieren. Sie sollten eine offene, differenzierte und wertschätzende Haltung

[5] Eine Advanced Practice Nurse (APN) ist eine generalistisch oder spezialisiert ausgebildete Pflegefachperson, die durch ein weiterführendes Hochschulstudium (auf Master-Niveau) über ein vertieftes Fachwissen, ausgeprägte klinische Kompetenzen und komplexe Entscheidungsfähigkeiten verfügt. Zu möglichen beruflichen Rollen gehören z. B. die der/des „Nurse Practitioner“ oder der/des „Clinical Nurse Specialist“ (ICN 2020). Diese erweiterte Qualifikation befähigt APNs je nach Spezialisierung (z. B. Gerontologie, Psychiatrie) auch in besonderer Weise dazu, im Bereich der Suizidprävention tätig zu werden (American Association of Nurse Practitioners o. J.; Langster et al. 2024).

[6] Entsprechend qualifizierte Pflegefachpersonen stehen hier chronisch und/oder mehrfach erkrankten Menschen beratend zur Seite (DBfK o. J.) – und könn(t)en dadurch mit niederschwelligen Beratungs- und Kontaktangeboten auch einen wichtigen Beitrag zur Suizidprävention leisten.

gegenüber älteren Menschen einnehmen, für Ageism sensibilisiert sein, aber auch andere für das Phänomen sensibilisieren sowie ihre eigenen Altersbilder reflektieren (Kessler 2025; Riedel et al. 2025a; Seidlein et al. 2025; Etzersdorfer 2024). Universelle Suizidprävention kann dann z. B. erfolgen, indem Pflegefachpersonen Medien beratend zur Seite stehen – etwa, um einer vereinfachenden oder permissiven Berichterstattung über Suizidalität im Alter entgegenzuwirken – oder indem sie aktiv an der (Mit-)Gestaltung von Medienkampagnen beteiligt sind, die differenzierte Altersbilder fördern (Riedel et al. 2025b; Kessler 2025; Etzersdorfer 2024). So lassen sich etwa über Social-Media-Kampagnen, TV- oder Radiosendungen vielfältige Lebensentwürfe im Alter sichtbar machen – auch im Kontext von Pflegebedürftigkeit – und ein realistisches, vielschichtiges Bild des Alters in der öffentlichen Wahrnehmung stärken. Auch im Rahmen von allgemeinen und frühzeitigen präventiven und gesundheitsförderlichen Aufklärungskampagnen zu Themen wie psychischer Gesundheit (z. B. Depressionen) oder gesundem Altern (z. B. körperliche Aktivität, gesunde Ernährung) könn(t)en Pflegefachpersonen aktiv werden, um die physische und psychische Gesundheit und Resilienz der (älter werdenden) Bevölkerung nachhaltig zu stärken (Etzersdorfer 2024; Crăciun 2023; Lindner et al. 2022, 2021; De Leo und Giannotti 2021; Marutani et al. 2016).

### 7.3.2 Die Rolle der Pflegefachpersonen im Rahmen der selektiven Suizidprävention

Gerade Pflegefachpersonen, die in der Langzeitpflege älterer Menschen tätig sind, können auf dieser Ebene der Suizidprävention eine zentrale Rolle übernehmen (Klotz et al. 2025a; Feinauer et al. 2024; Eriksson et al. 2024; Eggert et al. 2023; Salvatore 2023; Bareeqa et al. 2023; DER 2022). Voraussetzung dafür ist, dass sie Todes- und Suizidwünsche bei älteren Menschen erkennen, ernst nehmen und professionell auf diese reagieren (vgl. Kap. 5 in diesem Band) (Riedel et al. 2025b; Kessler 2025; Klotz et al. 2025a; Crăciun 2023; Wolfersdorf und Etzersdorfer 2023). Dabei gilt es, Tabuisierung und Stigmatisierung konsequent zu vermeiden. Eine respektvolle, professionell gestaltete Beziehung ist die Grundlage erfolgreicher Prävention (Riedel et al. 2025b; Klotz et al. 2025a; Boström et al. 2024a, b; Eggert et al. 2023; DER 2022). Zentrale Aufgabe ist es, identifizierte Risiken zu reduzieren. Während besonders kritischer Phasen – wie etwa dem Umzug in ein Pflegeheim – tragen Pflegefachpersonen eine besondere Verantwortung: Sie begleiten diese Übergänge idealerweise sensibel und ressourcenorientiert, etwa durch regelmäßige Gesprächsangebote, durch die Förderung sozialer Teilhabe (z. B. die Ermutigung zur Teilnahme an Aktivitäten, die in der Pflegeeinrichtung angeboten werden) oder durch gezielte Unterstützungsangebote (z. B. Schmerzmanagement) (Riedel et al. 2025a, b; Klotz et al. 2025a; Crăciun 2023). Auch durch gezielte Aufklärungskampagnen – etwa über das Thema Depression im Alter – können sie einen wichtigen Beitrag leisten (Etzersdorfer 2024; Crăciun 2023). Ziel solcher Maßnahmen ist es, belastende Gefühle wie Hoffnungslosigkeit, Einsamkeit oder das Empfinden, eine Last zu sein, frühzeitig zu reduzieren – insbesondere in Lebensphasen, die von zunehmender Pflegebedürftigkeit und Abhängigkeit geprägt sind (Riedel et al. 2025a; Seidlein et al. 2025; Klotz et al. 2025a).

### 7.3.3 Die Rolle der Pflegefachpersonen im Rahmen der indizierten Suizidprävention

In der Langzeitpflege sind Pflegefachpersonen in ihrer Rolle und Verantwortung im Rahmen der Suizidprävention besonders gefordert. Ihre Nähe zu den (potenziell) Betroffenen versetzt sie in die Lage, frühe Anzeichen suizidalen Verhaltens wahrzunehmen und in wiederkehrenden, vertrauensvollen Gesprächen individuelle Belastungen, Bedürfnisse und Hintergründe sensibel zu erfassen (vgl. Kap. 5 in diesem Band) (Klotz et al. 2025a; Seidlein et al. 2025; Eriksson et al. 2024; Riedel et al. 2025a, b, 2024a). Auf dieser Basis können gemeinsam mit der betroffenen Person individuelle, personenzentrierte Unterstützungsangebote entwickelt werden, die Alternativen zum Suizid aufzeigen – unter Berücksichtigung ihrer Ressourcen und im interprofessionellen Austausch (Riedel et al. 2025b; Klotz et al. 2025a; Feinauer et al. 2024). Eine österreichische Studie zur Langzeitpflege verdeutlicht eindrücklich, wie durch gezielte pflegerische Maßnahmen ein konkreter Todeswunsch in einen Lebenswunsch umgewandelt werden konnte – durch „aktive Beziehungsgestaltung, Anteilnahme, Aufmerksamkeit und das Einbeziehen anderer Professionen" (Werner et al. 2025, S. 5). Die Ergebnisse der Studie verdeutlichen zwei Aspekte: Einerseits können Pflegefachpersonen aktiv suizidpräventiv handeln. Andererseits bedeutet Suizidprävention im Sinne geteilter Verantwortung auch, die Expertise anderer Berufsgruppen bedarfsgerecht einzubinden. So können Pflegefachpersonen – orientiert an der individuellen Leidenssituation – gezielt zur Schmerzlinderung beitragen (z. B. durch Anpassung der Medikation in Zusammenarbeit mit Ärzt*innen), soziale Teilhabe fördern (z. B. durch Motivation zur Teilnahme an Gruppenaktivitäten oder durch Aktivierung sozialer Netzwerke), die psychische Gesundheit stärken (z. B. durch bedarfsgerechte Vermittlung an psychotherapeutische Begleitung) und Sinnstiftung ermöglichen (z. B. durch gemeinsame Erarbeitung individuell bedeutungsvoller Aktivitäten) (Eriksson et al. 2024; Crăciun 2023; De Leo und Giannotti 2021). Als zentrale Vertrauenspersonen im Alltag älterer pflegebedürftiger Menschen können Pflegefachpersonen zudem bei der Entwicklung eines individuellen Sicherheitsplans unterstützen. Solche Pläne bieten in Krisensituationen – etwa bei aufkommenden Suizidgedanken – konkrete Handlungsstrategien und Kontaktadressen (Diözesan-Caritasverband für das Erzbistum Köln e. V. 2024; Haskell 2022). Wichtig ist dabei ein ethisch sensibler und verantwortungsvoller Umgang mit dem älteren Menschen in seiner individuellen Not (Giese 2025; Seidlein et al. 2025; Riedel et al. 2025a, b, 2024a, b; Klotz et al. 2025a, b, c). Das bedeutet: Ziel der Suizidprävention ist es, Perspektiven aufzuzeigen – doch in Einzelfällen muss auch ein fortbestehender Todes- oder Suizidwunsch respektiert werden (vgl. Kap. 11 in diesem Band) (Klotz et al. 2025a, b; Riedel et al. 2024a, b). Zugleich sollten anhaltende Todes- und Suizidwünsche sowie vollzogene Suizide nicht zu Scham- oder Versagensgefühlen oder gar zu Schuldzuweisungen gegenüber den Pflegefachpersonen führen, die ihrerseits Unterstützung im Umgang mit solchen herausfordernden Situationen benötigen und Raum für Reflexion brauchen (Riedel et al. 2025b; Croft et al. 2023; Spruch-Feiner et al. 2022).

> **Wichtig**
> Die Ausführungen verdeutlichen, dass Pflegefachpersonen aufgrund ihrer professionellen Rolle in besonderer Weise geeignet sind, einen aktiven Beitrag zur Suizidprävention älterer Menschen zu leisten. Dieses Potenzial ist untrennbar mit dem beruflichen Auftrag verbunden, eine fachlich fundierte und ethisch reflektierte Pflege sicherzustellen – eine Pflege, die sich durch Offenheit, Wertschätzung, Respekt und verantwortliches Handeln auszeichnet. Zugleich erfordert sie, dass Pflegefachpersonen ihre (Mit-)Verantwortung in der Suizidprävention erkennen, annehmen und engagiert umsetzen.

## 7.4 Handlungsimplikationen, die das Potenzial der Suizidprävention stärken und abstützen

Deutlich wird: Die Berufsgruppe der professionell Pflegenden bietet ein großes Maß an Potenzial für eine gezielte Mitwirkung an Strategien der Suizidprävention älterer (pflegebedürftiger) Menschen. Um diese vielfältigen Möglichkeiten auszuschöpfen, besteht gemäß der Bundespflegekammer (2024) jedoch „Handlungsbedarf in der stärkeren Berücksichtigung der Kompetenzen und der Verantwortungsbereiche von Pflegefachpersonen" (S. 2). Damit Pflegefachpersonen wirksam zur Suizidprävention älterer Menschen beitragen können, sind zunächst strukturelle Maßnahmen auf der institutionellen/organisatorischen Ebene (Mesoebene) und der gesellschaftlich-politischen und strukturellen Ebene (Makroebene) erforderlich – denn wenn die Rahmenbedingungen auf diesen Ebenen stimmen, kann auch die Mikroebene, also das pflegerische Handeln im direkten Kontakt mit älteren (pflegebedürftigen) Menschen, wirkungsvoller suizidpräventiv gestaltet werden.

### 7.4.1 Makroebene: Politische und gesellschaftliche Rahmenbedingungen

Im internationalen Vergleich existieren in Deutschland bislang nur wenige berufliche Rollen für Pflegefachpersonen, um auf der Ebene universeller Prävention aktiv zu werden. Um die Profession Pflege stärker in präventive und gesundheitsfördernde Tätigkeitsfelder einzubinden, sollten insbesondere berufliche Rollen wie Advanced Practice Nursing und Public Health bzw. Community Health Nursing systematisch ausgebaut werden.[7] Gleichzeitig bedarf es auf gesellschaftlicher Ebene politischer Maßnahmen, die der zunehmenden psychosozialen Belastung im Alter – etwa dem Gefühl, „zur Last zu fallen" – entgegenwirken. Dazu gehört eine qualitative pflegerische, medizinische und psychotherapeutische Versorgung ebenso wie eine gesellschaftlich wie politisch getragene Auseinandersetzung mit existenziellen Fragen rund um die Themen Tod, Sterben, Suizidalität und Lebenssinn im Alter (Kessler 2025; Klotz et al. 2025a; Riedel et al. 2025a; Lindner 2025; Etzersdorfer 2024; Wolfersdorf und Etzersdorfer 2023; DER 2022). Angesichts der spezifischen Expertise und des Potenzials der professionellen Pflege, einen bedeutenden Beitrag zur gesamtgesellschaftlichen Suizidprävention zu leisten, sollte sie aktiv in politische Entscheidungsprozesse und Strategien zur Suizidprävention in Deutschland einbezogen werden (Giese 2025; Bundespflegekammer 2024; DPR 2024; Riedel et al. 2024a, b, 2022).

### 7.4.2 Mesoebene: Organisationale Voraussetzungen in Pflegeeinrichtungen

Auch innerhalb pflegerischer Organisationen und Einrichtungen – der Mesoebene – sind strukturelle Veränderungen notwendig. Besonders in der Langzeitpflege fehlen bislang fundierte, wissenschaftlich evaluierte Interventionsstrategien zur Suizidprävention (Klotz et al. 2025a; Riedel et al. 2025a, 2024a; Lindner 2025; Etzersdorfer 2024; Salvatore 2023; DER 2022). Damit Pflegefachpersonen dort als zentrale Gatekeeper*innen agieren können, sind gezielte Aus-, Fort- und Weiterbildungsangebote und Reflexionsräume unabdingbar (vgl. Kap. 13 in diesem Band). Diese sollten unter anderem die Identifikation von Todes- und Suizidwünschen, Kenntnisse über suizidpräventive Maßnahmen, kommunikative Kompetenzen, ethische Reflexion und moralische Entlastung sowie die interprofessionelle Zusammenarbeit fokussieren (Seidlein et al. 2025; Riedel et al. 2025a, b, 2024a, b; Klotz et al. 2025a, b, c, d; Giese 2025; Feinauer et al. 2024; Langster et al. 2024; Haskell 2022). Darüber hinaus braucht es ausreichend qualifiziertes Personal mit geriatrischer und palliativer Fachkompetenz (Kessler 2025; Klotz et al. 2025a; De Leo 2022). Angesichts der komplexen Ursachen und Mechanismen, die Todes- und Suizidwünsche beeinflussen, wird zudem deutlich: Suizidprävention muss interprofessionell erfolgen. Erforderlich sind deshalb ein gemeinsames Verantwortungsverständnis zwischen verschiedenen Berufsgruppen sowie eine tragfähige, teamorientierte Zusammenarbeit (Klotz et al. 2025a; Werner et al. 2025; Seidlein et al. 2025; De Leo 2022).

[7] So beschreiben z. B. Newmann (2020) und Marutani et al. (2016), wie Public Health Nurses in Japan sich für die Suizidprävention einsetzen. Langster et al. (2024), Haskell (2022) und Ketel (2021) skizzieren, dass APNs sich in die Suizidprävention einbringen können. Der Ausbau entsprechender beruflicher Rollen für die Pflege in Deutschland könnte sich demzufolge auch hierzulande positiv auf die Suizidprävention älterer pflegebedürftiger Menschen auswirken.

### 7.4.3 Mikroebene: Verantwortungsübernahme durch Pflegefachpersonen

Damit Pflegefachpersonen im direkten Kontakt mit älteren – insbesondere pflegebedürftigen – Menschen wirksam suizidpräventiv handeln können, sind sie gefordert, ihre Rolle sowie ihren professionellen Auftrag in der Suizidprävention anzuerkennen und (Mit-)Verantwortung dafür zu übernehmen. Pflegefachpersonen sind angesichts ihrer Kompetenzen und ihrer professionellen, vielfach persönlichen Beziehungen bedeutsam, um eine „Kultur der Sorge" mitzugestalten, die per se suizidpräventiv wirken kann (D-A-CH-Forum 2025, S. 2). Eine zentrale Voraussetzung hierfür ist die kritische Auseinandersetzung mit den eigenen Altersbildern. Nur durch diese Reflexion lässt sich einer gesellschaftlichen wie professionellen Normalisierung assistierter Suizide im Alter aktiv entgegentreten (Kessler 2025; Seidlein et al. 2025; Riedel et al. 2025a; Etzersdorfer 2024; DER 2022). Darüber hinaus sind Pflegefachpersonen angehalten, sich in politische und interprofessionelle Diskurse einzubringen (Werner et al. 2025; DPR 2025) sowie Angebote der Aus-, Fort- und Weiterbildung gezielt zu nutzen (vgl. Kap. 13 in diesem Band).

## 7.5 Fazit

Suizidalität sowie Todes- und Suizidwünsche sind im höheren Lebensalter verbreitet – insbesondere dann, wenn ältere Menschen pflegebedürftig sind. Damit wird diese Bevölkerungsgruppe zu einer zentralen Zielgruppe für Suizidprävention (Lindner 2025; Riedel et al. 2025a, 2024a; Klotz et al. 2025a, c; Etzersdorfer 2024; Lindner et al. 2022, 2021). Pflegefachpersonen kommt im Langzeitpflegesetting aufgrund ihrer besonderen Expertise in der Versorgung und Begleitung älterer Menschen sowie der oft über längere Zeit aufgebauten, vertrauensvollen Beziehungen eine Schlüsselrolle zu (Giese 2025; Riedel et al. 2025a, 2024a; Klotz et al. 2025a, c; Seidlein et al. 2025; Feinauer et al. 2024; DER 2022). Durch gezielte Aufklärungsarbeit, strukturelle Mitgestaltung, eine reflektierte professionelle Haltung gegenüber dem Alter(n), Bildungs- und Öffentlichkeitsarbeit, gesellschaftliches Engagement, durch eine feinfühlige Beziehungsgestaltung mit älteren (pflegebedürftigen) Menschen sowie mithilfe interprofessioneller Zusammenarbeit können Pflegefachpersonen entscheidend dazu beitragen, das öffentliche Bewusstsein für die Vielfalt des Alter(n)s zu stärken und die körperliche wie seelische Gesundheit älterer (pflegebedürftiger) Menschen nachhaltig zu fördern. Insbesondere im Rahmen der selektiven und indizierten Suizidprävention können sie durch ihren besonderen Zugang zu dieser Personengruppe eine Versorgungslücke schließen (Riedel et al. 2025b; Klotz et al. 2025a; Feinauer et al. 2024). Um Pflegefachpersonen in ihrer Rolle als (Mit-)Verantwortungsträger*innen bei der Suizidprävention älterer Menschen gezielt zu unterstützen, braucht es jedoch konkrete Initiativen auf verschiedenen Ebenen. Dies umfasst unter anderem strukturelle Verbesserungen, bedarfsorientierte Aus-, Fort- und Weiterbildungen sowie eine stärkere

Einbindung der Pflege in die Planung, Entwicklung und Umsetzung suizidpräventiver Strategien (Giese 2025; Riedel et al. 2025a, b, 2024a, b; Klotz et al. 2025a, b, c, d, e; Feinauer et al. 2024; Bundespflegekammer 2024; DPR 2024). Nur durch ein Zusammenspiel dieser Ebenen lässt sich das präventive Potenzial der Pflege wirksam entfalten. So können Pflegefachpersonen ihrer genuinen (Mit-)Verantwortung in der Suizidprävention gerecht werden und einen wichtigen Beitrag leisten, um Suiziden im höheren Lebensalter entgegenzuwirken. Diese Verantwortung erfordert zugleich, dass sich Pflegefachpersonen aktiv mit der Thematik auseinandersetzen und sich engagiert für die Suizidprävention bei älteren Menschen einsetzen.

## Literatur

American Association of Nurse Practicioners (o. J.) What's a Nurse Practitioner (NP)? https://www.aanp.org/about/all-about-nps/whats-a-nurse-practitioner. Zugegriffen: 30. Jun 2025

Bareeqa SB, Samar SS, Masood Y, Husain MM (2023) Prevalence of suicidal behaviors in residents of long-term care facilities: A systematic review and meta-analysis. OMEGA: J Death Dying 0 (0). https://doi.org/10.1177/00302228231176309

Bausewein C (2025) Grundlagen und Herausforderungen im Kontext der Palliativmedizin. In: Giese C, Rabe M, Salomon F (Hrsg) Assistierter Suizid. Ein Thema in der Pflege? De Gruyter, Berlin/Boston, S 57–64

Boström K, Dojan T, Voltz R, Kremeike K (2024a) Gespräche über Todeswünsche. Empirie – Ergebnisse – Perspektiven. In: Arnold-Krüger D, Schäfer D, Frewer A (Hrsg) Herausforderung Sterbekultur. Ars moriendi nova in Zeiten von Pandemien und Suizidassistenz. Franz Steiner Verlag, Stuttgart, S 185–197

Boström K, Dohan T, Hellmich M, Kremeike K, Voltz R (2024b) The double awareness of the wish to hasten death and the will to live: A secondary analysis of outlier Patients of a mixed-methods study. Palliat Med 38(9):1042–1053. https://doi.org/10.1177/02692163241269689

BMG (Bundesministerium für Gesundheit) (2024a) Nationale Suizidpräventionsstrategie, Bonn. https://www.bundesgesundheitsministerium.de/fileadmin/Dateien/5_Publikationen/Praevention/abschlussbericht/240430_Nationale_Suizidpraeventionsstrategie.pdf. Zugegriffen: 3. Jun 2025

BMG (Bundesministerium für Gesundheit) (2024b) Gesetz zur Stärkung der nationalen Suizidprävention. https://www.bundesgesundheitsministerium.de/fileadmin/Dateien/3_Downloads/Gesetze_und_Verordnungen/GuV/S/SuizidPraevG_Kabinettsentwurf.pdf. Zugegriffen: 3. Jun 2025

Bundespflegekammer (2024) Stellungnahme zum Entwurf eines Gesetzes zur Stärkung der nationalen Suizidprävention (SuizidPrävG). https://www.bundesgesundheitsministerium.de/fileadmin/Dateien/3_Downloads/Gesetze_und_Verordnungen/Stellungnahmen_WP20/SuizidPraevG-E/BUNDESPFLEGEKAMMER.pdf. Zugegriffen: 3. Jun 2025

Crăciun IC (2023) Suizidprävention im Alter: Eine Sichtweise der Positiven Psychologie. In: Crăciun IC (Hrsg) Förderung der Entwicklung im mittleren und höheren Lebensalter. Springer, Cham, S 515–539. https://doi.org/10.1007/978-3-031-44679-5_19

Croft A, Lascelles K, Brand F, Carbonnier A, Gibbons R, Wolfart G, Hawton K (2023) Effects of patient deaths by suicide on clinicians working in mental health: A survey. Int J Mental Health Nurs, 32: 245–276. https://doi.org/10.1111/inm.13080.

D-A-CH-Forum (2024) Münchner Erklärung des D-A-CH Forums „Suizidprävention und assistierter Suizid“. 9. Juni 2024. https://hippokrates.ch/wp-content/uploads/muenchner-erklaerung-2024-d-a-ch-forum-suizidpravention-und-assistierter-suizid.pdf. Zugegriffen: 30. Mai 2025

D-A-CH-Forum (2025) Ittinger Erklärung des D-A-CH Forums „Suizidprävention und assistierter Suizid". https://www.d-a-ch-forum.org/wp-content/uploads/2025/06/2025_Ittinger_Erklaerung.pdf. Zugegriffen: 3. Sep 2025

DBfK (Deutscher Berufsverband für Pflegeberufe) (o. J.) Community Health Nursing. https://www.dbfk.de/de/berufspolitik/community-health-nursing/. Zugegriffen: 3. Jun 2025

De Leo D (2022) Late-life suicide in an aging world. Nat Aging 2:7–12. https://doi.org/10.1038/s43587-021-00160-1

De Leo D, Giannotti AV (2021) Suicide in late life: A viewpoint. Prev Med 152(Pt 1):106735. https://doi.org/10.1016/j.ypmed.2021.106735

DER (Deutscher Ethikrat) (2022) Suizid – Verantwortung, Prävention und Freiverantwortlichkeit. https://www.ethikrat.org/fileadmin/Publikationen/Stellungnahmen/deutsch/stellungnahme-suizid.pdf. Zugegriffen: 3. Jun 2025

Destatis (2025a) Pflegebedürftige nach Alter und Art der Versorgung. https://www-genesis.destatis.de/genesis/online?sequenz=tabelleErgebnis&selectionname=22421-0001.Zugegriffen: 3. Jun 2025

Destatis (2025b) Todesursachen. Suizide. https://www.destatis.de/DE/Themen/Gesellschaft-Umwelt/Gesundheit/Todesursachen/Tabellen/suizide.html#119324. Zugegriffen: 23. Mär 2026

DGP (Deutsche Gesellschaft für Palliativmedizin e. V.) (2021) Empfehlungen der deutschen Gesellschaft für Palliativmedizin. Zum Umgang mit dem Wunsch nach Suizidassistenz in der Hospizarbeit und Palliativversorgung. https://www.dgpalliativmedizin.de/dgp-aktuell/nun-auch-als-online-broschuere-dgp-empfehlungen-zum-umgang-mit-dem-wunsch-nach-suizidassistenz.html. Zugegriffen: 15. Mai 2025

Dierickx S, Onwuteaka-Philipsen B, Penders Y, Cohen J, van der Heide A, Puhan MA, Ziegler S, Bosshard G, Deliens L, Chambaere K (2020) Commonalities and differences in legal euthanasia and physician-assisted suicide in three countries: a population-level comparison. Int J Public Health 65(1):65–73. https://doi.org/10.1007/s00038-019-01281-6

Diözesan-Caritasverband für das Erzbistum Köln e. V. (2024) Sicherheitsplan für Menschen mit emotionalen Krisen und Suizidgedanken. https://www.suizidpraevention-im-alter.de/export/sites/suizidpraevention/.galleries/dokumente/Sicherheitsplan-Erlaeuterung-Druckversion.pdf. Zugegriffen: 3. Jun 2025

DPR (Deutscher Pflegerat) (2024) Stellungnahme des Deutschen Pflegerates e. V. (DPR) zum Entwurf eines Gesetzes zur Stärkung der nationalen Suizidprävention. https://www.bundesgesundheitsministerium.de/fileadmin/Dateien/3_Downloads/Gesetze_und_Verordnungen/Stellungnahmen_WP20/SuizidPraevG-E/DPR.pdf. Zugegriffen: 19. Mai 2025

DPR (Deutscher Pflegerat) (2025). Die pflegerische Begleitung von Personen mit Todeswunsch (10/24). https://deutscher-pflegerat.de/download/2025-01-06__positionspapier_pflegerische_begleitung_bei_personen_mit_todeswunsch_final.pdf. Zugegriffen: 23. Mär 2026

Eggert S, Haeger M, Teubner C, Sperling U, Drinkmann A, Lindner R, Kessler E-M, Schneider B (2023) Lebensendlichkeit, Lebensmüdigkeit und Suizidprävention im Kontext von Pflegebedürftigkeit – Eine Befragung pflegender Angehöriger. Projektbericht. Zentrum für Qualität in der Pflege, Berlin. https://www.zqp.de/wp-content/uploads/Abschlussbericht_ZQP_NaS-Pro_Lebensmuedigkeit.pdf. Zugegriffen: 3. Jun 2025

Eriksson E, Säfströmer K, Hultsjö S, Persdotter A, Wärdig R (2024) The importance of time: nurses' experiences of working with suicide prevention and suicide risk assessment in the care of older people. Int J Older People Nurs 19:e12650. https://doi.org/10.1111/opn.12650

Etzersdorfer E (2024) Suizidprävention im Alter. Bedeutung depressiver Störungen und Implikationen für die Diskussion um den assistierten Suizid. Z Gerontol Geriatr 57:186–191. https://doi.org/10.1007/s00391-024-02303-6

Feinauer S, Klotz K, Heidenreich T, Riedel A (2024) Gestärkte Suizidprävention fordert Verantwortung. Pflegezeitschrift 77:24–27. https://doi.org/10.1007/s41906-024-2683-z

Fiedler G, Schneider B, Giegling I, Rujescu D, Lindner R (2021) Suizidalität und Suizidprävention in Deutschland – Ein Blick auf den gegenwärtigen Stand. In: Schneider B, Lindner R, Giegling I, Müller S, Müller-Pein H, Rujescu D, Urban B, Fiedler G (Hrsg) Suizidprävention in Deutschland. Aktueller Stand und Perspektiven, S 17–60

Frühwald T, Pinter G, Österreichische Gesellschaft für Geriatrie und Gerontologie (ÖGGG). (2021) Stellungnahme der Österreichischen Gesellschaft für Geriatrie und Gerontologie zum assistierten Suizid bei älteren Menschen. Z Gerontol Geriat 54: 390–394. https://doi.org/10.1007/s00391-021-01924-5

Giese C (2025) Pflegeethik: Assistierter Suizid – pflegeethische Perspektiven. In: Giese C, Rabe M, Salomon F (Hrsg) Assistierter Suizid – ein Thema für die Pflege. De Gruyter, Berlin, S 3 –31

Gleich S, Peschel O, Graw M (2024) Assistierte Suizide in München – eine erste kritische Analyse. Rechtsmed 34(1):24–30. https://doi.org/10.1007/s00194-023-00668-3

Haskell B (2022) Suicide assessment and follow-up care. American Nurse Journal. https://www.myamericannurse.com/suicide-assessment-and-follow-up-care/. Zugegriffen: 29. Mai 2025

ICN (International Council of Nurses) (2020) Guidelines on Advanced Practice Nursing 2020. ICN, Genf. https://www.icn.ch/system/files/documents/2020-04/ICN_APN%20Report_EN_WEB.pdf. Zugegriffen: 1. Jun 2025

ICN (2021) Der ICN-Ethikkodex für Pflegefachpersonen. https://www.dbfk.de/media/docs/newsroom/publikationen/ICN_Code-of-Ethics_DE_WEB.pdf. Zugegriffen: 20. Jun 2025

ICN (2025) Renewing the Definitions of 'Nursing' and 'a Nurse'. Final Project Report. https://www.icn.ch/sites/default/files/2025-06/ICN_Definition-Nursing_Report_EN_Web_0.pdf. Zugegriffen: 20. Jun 2025

Kessler EM (2025) Ageismus „in den Köpfen" als Risikofaktor für Suizidalität im Alter. Z Gerontol Geriat 58:10–16. https://doi.org/10.1007/s00391-024-02396-z

Ketel C (2021) Nurse Practitioners as Gatekeepers for Suicidality: Asking Can Save a Life. https://journals.lww.com/tnpj/blog/newandnoteworthy/pages/post.aspx?PostID=128. Zugegriffen: 1. Jun 2025

Klotz K, Seidlein A-H, Riedel A (2025a) Todes- und Suizidwünsche. Ethische Herausforderungen in der Pflege. Springer essentials. https://doi.org/10.1007/978-3-662-71019-7

Klotz K, Seidlein A-H, Riedel A (2025b) Todeswünsche, Suizidwünsche und Suizidprävention. In: Riedel A, Linde A-C (Hrsg) Ethische Reflexion in der Pflege. Konzepte – Werte – Phänomene. 2. Auflage. Springer, Berlin, Heidelberg, S 135–140

Klotz K, Seidlein A-H, Riedel A (2025c) Moralische Herausforderungen für Pflegefachpersonen in der Langzeitpflege im Spannungsfeld zwischen Palliative Care und Suizidassistenz. In: Stanze H, Riedel A (Hrsg) Moral Distress und Moral Injury. Sensibilität, Verantwortung und Sorge in der Palliative Care. Kohlhammer, Stuttgart, S 247–264

Klotz K, Haug PM, Heidenreich T, Stratmann E-M, Jacob E, Riedel A (2025d) Assisted Suicide and Suicide Prevention: Ethical Perspectives Attitudes and Challenges for Nurses in Long-Term Care—A Qualitative Focus Group Study Healthcare 13(24):3263. https://doi.org/10.3390/healthcare13243263

Klotz K, Heidenreich T, Haug PM, Feinauer S, Riedel A (2025e) Nurses' Experience of Moral Distress in the Context of Medical Assistance in Dying (MAiD): A Systematic Review. Ethik Med 37: 585–619. https://doi.org/10.1007/s00481-025-00887-0

Kremeike K, Boström K, Voltz R (2024) Sterben als einziger Ausweg – wie Todeswünschen begegnen? Onkologie 30(Suppl 1):25–31. https://doi.org/10.1007/s00761-023-01447-1

Kruse A (2021) Vom Leben und Sterben im Alter. Wie wir das Lebensende gestalten können. Kohlhammer, Stuttgart

Langster H, Sartain K, Booher L (2024) Suicide Education to Improve Knowledge and Confidence of Nurse Practitioners. The Journal for Nurse Practitioners 20(3):104905. https://doi.org/10.1016/j.nurpra.2023.104905

Lapierre S, Bardon C, Viau-Quesnel C et al. (2026) How to prevent suicide on older patients with a neurocognitive disorder: A scoping review leading to the development of a clinical guide for healthcare workers. Healthcare 14, 36. https://doi.org/10.3390/healthcare14010036

Leitlinienprogramm Onkologie (2020) Erweiterte S3-Leitlinie Palliativmedizin für Patienten mit einer nicht-heilbaren Krebserkrankung Version 2.2. AWMF-Registernummer: 128/001OL. https://www.leitlinienprogramm-onkologie.de/fileadmin/user_upload/Downloads/Leitlinien/Palliativmedizin/Version_2/LL_Palliativmedizin_Langversion_2.2.pdf. Zugegriffen: 1. Jun 2025

Lindner R, Sperling U, Drinkmann A, Hery D, Renken S, Schneider B, Supprian T, Teising M (2021) Suizidprävention für alte Menschen. In: Schneider B, Lindner R, Giegling I, Müller S, Müller-Pein H, Rujescu D, Urban B, Fiedler G (Hrsg) Suizidprävention in Deutschland. Aktueller Stand und Perspektiven, S 141–168

Lindner R, Drinkmann A, Schneider B et al (2022) Suizidalität im Alter. Z Gerontol Geriat 55:157–164

Lindner R (2025) Suizidprävention und assistierter Suizid – unvereinbar? Z Gerontol Geriat 58:23–27. https://doi.org/10.1007/s00391-024-02394-1

Marutani M, Yamamoto-Mitani N, Kodama S (2016) Public Health Nurses' Activities for Suicide Prevention in Japan. Public Health Nurs 33(4):325–334. https://doi.org/10.1111/phn.12247

Mezuk B, Tomohiro M, Kalesknikava A, Jurgens D (2019) Suicide among older Adults Living in or Transitioning to Residential Long-term Care 2003 to 2015. JAMA Netw Open 2(6):e195627. https://doi.org/10.1001/jamanetworkopen.2019.5627

NaSPro (Nationales Suizidpräventionsprogramm Deutschland) (2024) Wenn das Altwerden zur Last wird. Suizidprävention im Alter. 7., aktualisierte Ausgabe. https://www.bmbfsfj.bund.de/resource/blob/95512/04f0c15cf975fce440c1cac7547fcfb7/wenn-das-altwerden-zur-last-wird-data.pdf. Zugegriffen: 15. Sep 2025

NaSPro (Nationales Suizidpräventionsprogramm), DASP (Deutsche Akademie für Suizidüräven-tion) (2025) Presseinformation. Mehr als jeder 10. Suizid ein assistierter Suizid? Anhaltend steigende Suizidzahlen in Deutschland. https://www.naspro.de/dl/2025-11-26-Presseinformation-NaSPro-Suizide-2024.pdf. Zugegriffen: 23. Mär 2026

Newman R (2020) Building a Whole-Society Approach to Suicide Prevention: Learning from Japan. https://media.churchillfellowship.org/documents/Rhea_Newman_Final_Report.pdf. Zugegriffen: 1. Jun 2025

Ohnsorge K, Rehmann-Sutter C, Streeck N, Gudat H (2019) Wishes to die at the end of life and subjective experience of four different typical dying trajectories. A qualitative interview study. PloS one 14(1):e0210784. https://doi.org/10.1371/journal.pone.0210784

O'Neill M, Ryan A, Tracey A, Laird L (2020) "You're at their mercy": older peoples' experiences of moving from home to a care home: A grounded theory study. Int J Older People Nurs 15(2):e12305. https://doi.org/10.1111/opn.12305

Riedel A (2024) Assistierter Suizid und die Pflege(nden). In: Bozzaro C, Richter G, Rehmann-Sutter C (Hrsg) Ethik des assistierten Suizids. Autonomien, Vulnerabilitäten, Ambivalenzen. transcript, Bielefeld, S 85–105

Riedel A, Giese C, Rabe M (2022) Böck S (2022) Pflege und assistierter Suizid: gesellschaftliche Verantwortung und ethische Implikationen – Denkanstöße für Profession und Gesellschaft. Ethik Med 34:709–714. https://doi.org/10.1007/s00481-022-00720-y

Riedel A, Lehmeyer S (2022) Organisationsethik in der stationären Langzeitpflege aus der Pflege heraus und mit der Pflege entwickeln – Professionelle Besonderheiten als Motiv und als intrinsische Motivation in den strukturierten Entwicklungs- und Implementierungsprozessen einbinden. In: Riedel A, Lehmeyer S (Hrsg) Ethik im Gesundheitswesen. Springer Reference Pflege – Therapie – Gesundheit. Springer, Berlin, Heidelberg, S 995–1010

Riedel A, Klotz K, Heidenreich T (2024a) Ethische Aspekte von Todes- und Suizidwünschen älterer Menschen in der Pflege und für Pflegefachpersonen. Ethik Med 36:263–281. https://doi.org/10.1007/s00481-024-00822-9

Riedel A, Klotz K, Seidlein A-H (2024b) Assistierter Suizid und die ethischen Implikationen für die Pflegefachpersonen. In: Riedel A, Lehmeyer S (Hrsg) Ethik im Gesundheitswesen. Springer Reference Pflege – Therapie – Gesundheit. Springer, Berlin, Heidelberg. https://doi.org/10.1007/978-3-662-58685-3_102-1

Riedel A, Seidlein A-H, Klotz K (2025a) Gerontologische Pflege und Ethik als Grundlage für den professionellen Umgang mit Todeswünschen und dem Wunsch nach einem assistierten Suizid älterer Menschen. In: Giese C, Rabe M, Salomon F (Hrsg) Assistierter Suizid – ein Thema für die Pflege. De Gruyter, Berlin, S 105–132

Riedel A, Feinauer S, Jacob E, Haug PM, Klotz K, Heidenreich T (2025b) Nurses' roles and responsibilities in suicide prevention: a scoping review. BMC Nursing 24(1): 1308. https://doi.org/10.1186/s12912-025-04009-5

Roest B, Trappenburg M, Leget C (2020) Being a burden to others and wishes to die: the importance of the sociopolitical context. Bioethics 34(2):195–199. https://doi.org/10.1111/bioe.12688

Rubli Truchard E, Monod S, Bula CJ, Dürst A-V, Levorato A, Mazzocato C, Münzer T, Pasquier J, Quadri P, Rochat E, Spencer B, von Gunten A, Jox RJ (2022) Wish to die among residents of swiss long-term care facilities: a multisite cross-sectional study. J Am Med Dir Assoc 23(12):1935–1941

Salvatore T (2023) Dying by suicide in nursing homes: a preventable end of life outcome for older residents. OMEGA: J Death Dying 88(1): 20–37

SALTHO (Suizidprävention in Altenhilfe und hospizlich-palliativer Versorgung) (2025) Ergebnisse der Umfrage zu Erfahrungen und Bedarfen im Umgang mit den Themen Suizidalität, Suizidprävention und assistierter Suizid. Diözesan-Caritasverband für das Erzbistum Köln e.V. https://www.suizidpraevention-im-alter.de/export/sites/suizidpraevention/.galleries/dokumente/2025-02-17_Umfrage-Suizidraevention-DiCV.pdf. Zugegriffen 3. Jun 2025

Sattelberger G (2025) Praktiken und Interventionen in der Palliativpflge. In: Giese C, Rabe M, Salomon F (Hrsg) Assistierter Suizid. Ein Thema in der Pflege? De Gruyter, Berlin/Boston, S 57–64

Schneider B (2023) Suizidprävention. In: Arnold-Krüger D, Pappert A-K (2023) Assistierter Suizid. Standortbestimmungen und seelsorgerische Konsequenzen. Kohlhammer, Stuttgart, S 4–58

Seidlein A-H, Riedel A, Heidenreich T, Klotz K (2025) Nursing ethical dimensions of euthanasia and medically assisted suicide for older people in need of long-term care. Front. Psychiatry 16:1589487. https://doi.org/10.3389/fpsyt.2025.1589487

Spruch-Feiner A, Labouliere CD, Brodsky B, Green KL, Brown GK, Vasan P, Cummings A, Layman D, Monahan MF, Galfalvy H, Rahman M, Kammer J, Wainberg ML, Nicholson T, Leckman-Westin E, Finnerty M, Stanley B (2022) Effects of Patient Suicide on Professional Practice Among Mental Health Providers. J Psychiatr Pract 28(3):184–192. https://doi.org/10.1097/PRA.0000000000000626

Statista (2025) Number of medically assisted deaths in Canada in 2022, by age. https://www.statista.com/statistics/792308/number-of-medically-assisted-deaths-canada-by-age/. Zugegriffen: 15. Mai 2025

Swissinfo (2023) The Swiss assisted suicide organisation EXIT helped a total of 1,125 people end their lives in 2022, up 15% on the previous year, it said on Friday. https://www.swissinfo.ch/eng/society/assisted-suicide-numbers-up-last-year--says-organisation/48256854. Zugegriffen: 15. Mai 2025

Wache K, Fiedler G (2025) Suizide in Deutschland 2024. https://www.naspro.de/dl/Suizidzahlen2024.pdf. Zugegriffen: 23. Mär 2026

Werner M, Pleschberger S, Heimerl K (2025) „Sterbewünsche im hohen Alter: Eine qualitative Studie zur Perspektive von Pflegenden vor dem Hintergrund des assistierten Suizids," Pflege 0(0). https://doi.org/10.1024/1012-5302/a001034

WHO (World Health Organization) (2024) Making older persons visible in the sustainable development goals' monitoring framework and indicators. https://www.who.int/publications/i/item/9789240090248. Zugegriffen: 3. Jun 2025

Wolfersdorf M, Etzersdorfer E (2023) Suizid und Suizidprävention. Kohlhammer, Stuttgart

# 8 Der Diskurs zur Suizidprävention und Suizidassistenz im Kontext der Palliative Care aus der Perspektive der Profession Pflege – exemplarische Analyse anhand eines zentralen Grundsatz- und Positionspapiers aus den Jahren 2015 und 2025

Erik Jacob

**Zusammenfassung**

Die Profession Pflege hat in Bezug auf die Suizidprävention und Suizidassistenz im Kontext der Palliative Care eine bedeutsame Rolle inne. Pflegefachpersonen werden bei Todeswünschen und Anfragen nach Suizidassistenz häufig als erste Ansprechpersonen adressiert. Die Berufsgruppe ist elementar in der von Interdisziplinarität geprägten Palliative Care. Diese zwei Facetten verdeutlichen deren Verantwortlichkeiten und die Notwendigkeit, sich hierzu zu positionieren sowie in aktuelle Diskurse einzubringen. Primäres Augenmerk erhält die Suizidprävention, was sich in den Diskussionen zur Verabschiedung eines Suizidpräventionsgesetzes zeigt (Stand Juni 2026). Gleichsam gilt es, die Suizidassistenz mitzudenken, um Anfragen danach professionell einordnen und damit umgehen zu können. Spannungsfelder bestehen aufgrund eines komplexen Zusammenwirkens von Suizidprävention, Suizidassistenz, der Handlungsfelder der Pflege – hier insbesondere der Pflegepraxis – Palliative Care, Ethik und des Gesellschaftsverständnisses, sowohl auf individueller Ebene für Pflegefachpersonen als auch auf institutioneller Ebene, vielfach mit einer ethischen Prägung. Um Spannungsfelder einordnen und professionell reagieren zu können, stellen Palliative Care, Ethik und Bildung drei bedeutsame Strategien dar. Deutlich wird in den im Rahmen des Beitrages analysierten Positionierungen der Berufsgruppe: Die Profession Pflege hat sich zu einem von hoher Aktualität und

E. Jacob (✉)
Hochschule Esslingen, Fakultät Soziale Arbeit, Bildung und Pflege, Esslingen, Deutschland
E-Mail: Erik.Jacob@hs-esslingen.de



A. Riedel et al. (Hrsg.), *Suizidprävention in der Pflege*,
https://doi.org/10.1007/978-3-662-72796-6_8

Relevanz geprägten Thema zur Suizidprävention positioniert. Sie hat eine bedeutsame Stimme, welche auf politischen, gesellschaftlichen und professionsübergreifenden Ebenen gehört werden sollte, um Entwicklungen gemeinsam zu gestalten.

## 8.1 Hinführung

Die Suizidprävention ist ein aktuelles – politisch und gesellschaftlich diskutiertes – Thema in Deutschland (Schwartz et al. 2025; Henking 2025; Aner und Hewer 2025; Bausewein 2024) – insbesondere auch vor dem Hintergrund der nationalen Entwicklungen zum assistierten Suizid. Dieser hat sich seit dem Urteil des Bundesverfassungsgerichts (BVerfG) aus dem Jahr 2020, in dem das in § 217 Strafgesetzbuch (StGB) formulierte „Verbot der geschäftsmäßigen Förderung der Selbsttötung" für verfassungswidrig und nichtig erklärt wurde, zu einem verbreiteten Gegenstand politischer, gesellschaftlicher und professionsbezogener Debatten entwickelt (Schwartz et al. 2025; Henking 2025; Aner und Hewer 2025; Bausewein 2024; Winkler 2024). Dabei steht teilweise auch die Frage im Zentrum, ob Suizidprävention und Suizidassistenz miteinander vereinbar sind oder nicht (Lindner 2025) – dies insbesondere auch im Kontext der Palliativversorgung (Klotz et al. 2025a) und angesichts der bisher nicht abschließend geklärten Rolle und Verantwortung von Pflegefachpersonen in Bezug auf Suizidprävention und Suizidassistenz (Klotz et al. 2025b; Riedel et al. 2024a, 2024b, 2022). Denn: Gerade im Bereich der von Interdisziplinarität geprägten Palliative Care sind Pflegefachpersonen eine elementare Berufsgruppe. Die Relevanz dieses Themas ergibt sich folglich aus einer gleichsam verlaufenden zunehmenden Bedeutsamkeit, nationalen Entwicklungen und geführten Debatten zur Legalisierung und Regulierung der Suizidassistenz, zur Suizidprävention und zur Palliative Care. Des Weiteren ist eine Zunahme der Suizidzahlen in Deutschland wahrzunehmen (Statista 2026; NaSPro 2025). Eine systematische Erfassung von assistierten Suiziden in Deutschland besteht gegenwärtig nicht (BMG 2025). Gleichwohl zeigen die veröffentlichten Zahlen der Sterbehilfeorganisationen, dass sich seit dem Gerichtsurteil von 2020 die Nachfrage und der Anteil assistierter Suizide erhöht haben (NaSPro 2025; DGHS 2026; Verein Sterbehilfe 2025). In der Palliative Care professionell Tätige haben einen Anstieg an Suizidassistenzanfragen in einer Umfrage bestätigt (Turiaux et al. 2026). In dieser Komplexität stellen sich in der Pflegepraxis sowohl den Betreuten als auch den Betreuenden neue Situationen und Herausforderungen, u. a. in Bezug auf den professionellen Umgang mit diesen Anfragen und zugleich dem Realisieren einer Suizidpräventionsarbeit. Verschiedenen Professionen werden differente und diffizile Aufgaben gestellt, welche es zu beleuchten gilt. Im Folgenden stehen die Rolle, die Haltung und Orientierung der Profession Pflege vor dem Hintergrund des Palliative-Care-Auftrages im Mittelpunkt.

Für die Profession Pflege – als wichtige Berufsgruppe im Versorgungskontext – positioniert sich der Deutsche Pflegerat (DPR). Die aktuell vorliegenden Positionierungen werden in diesem Beitrag exemplarisch herangezogen und unter der

Durchführung einer wissenssoziologischen Diskursanalyse unter der folgenden zentralen Fragestellung betrachtet:

Wie gestaltet sich der Diskurs der Suizidprävention und Suizidassistenz im Kontext der Palliative Care aus der Perspektive der Profession Pflege in den vergangenen Jahren von 2015 bis 2025?

Ziel des Beitrages ist es, anhand der exemplarischen systematischen Analyse von zwei für die Berufsgruppe relevanten Positionierungen die Rolle der Profession und den Auftrag der Pflegefachpersonen herauszuarbeiten. Auf dieser Basis können sodann entsprechende Bildungsmaßnahmen abgeleitet, ethische Herausforderungen antizipiert und anbahnend unterstützende Instrumente und Orientierungshilfen für die pflegeberufliche Praxis konzipiert werden.

## 8.2 Palliative Care – als etablierter und professioneller Auftrag

Die Weltgesundheitsorganisation (WHO) betont aufgrund demografischer Entwicklungen, steigender Lebenserwartung sowie fortschreitender Entwicklungen der Medizin die aktuelle und perspektivische Importanz von Palliative Care (WHO 2020). Einer möglichen Versorgungslücke aufgrund einer nicht flächendeckenden Palliativversorgung entgegnet die WHO mit der Forderung zur Entwicklung nationaler Strategien und dem Implementieren von Bildungsstrukturen für die Berufspraxis (WHO 2020). Beim Blick nach Deutschland zeigt sich, dass Palliative Care in den letzten Jahrzehnten eine rasante Entwicklung vollzogen und somit an Bedeutsamkeit gewonnen hat (Ghadimi 2023; Ditscheid et al. 2020; Bausewein 2017; Rehmann-Sutter und Lehnert 2016; Melching 2015; Ostgathe et al. 2010; Stolberg 2007). Dies lässt sich daran verdeutlichen, dass es fortschreitende Entwicklungen auf gesetzlicher, berufspolitischer, berufspraktischer und berufsbildender Ebene gibt (Abb. 8.1). Gleichwohl besteht weiterhin Bedarf am Ausbau von Palliative-Care-Angeboten (Ditscheid et al. 2023; Kremeike et al. 2023).

Die in Deutschland geltende und durch die Deutsche Gesellschaft für Palliativmedizin (DGP) legitimierte Definition von Palliative Care ist die der WHO (2020). Palliative Care wird dabei verstanden als „ein Ansatz, der die Lebensqualität von Patient*innen (Erwachsenen und Kindern) und ihren Familien verbessert, die mit Problemen im Zusammenhang mit lebensbedrohlichen Erkrankungen konfrontiert sind. Er beugt Leiden vor und lindert es durch frühzeitige Erkennung, korrekte Beurteilung und Behandlung von Schmerzen sowie anderer Probleme – seien sie körperlicher, psychosozialer oder spiritueller Art“ (WHO 2020, o. S.; eigene Übersetzung). Palliative Care ist somit ein Behandlungsansatz, welcher bei Patient*innen mit einer lebensbedrohlichen Erkrankung greift. Zentral ist hierbei eine Fokussierung auf die Patient*innen und deren An- und Zugehörige. Das übergeordnete Ziel ist es, durch das Erkennen, Einschätzen und Behandeln von Symptomen die Lebensqualität zu verbessern. Die Symptomlast bezieht sich dabei auf physische, psychische, soziale und spirituelle Dimensionen.

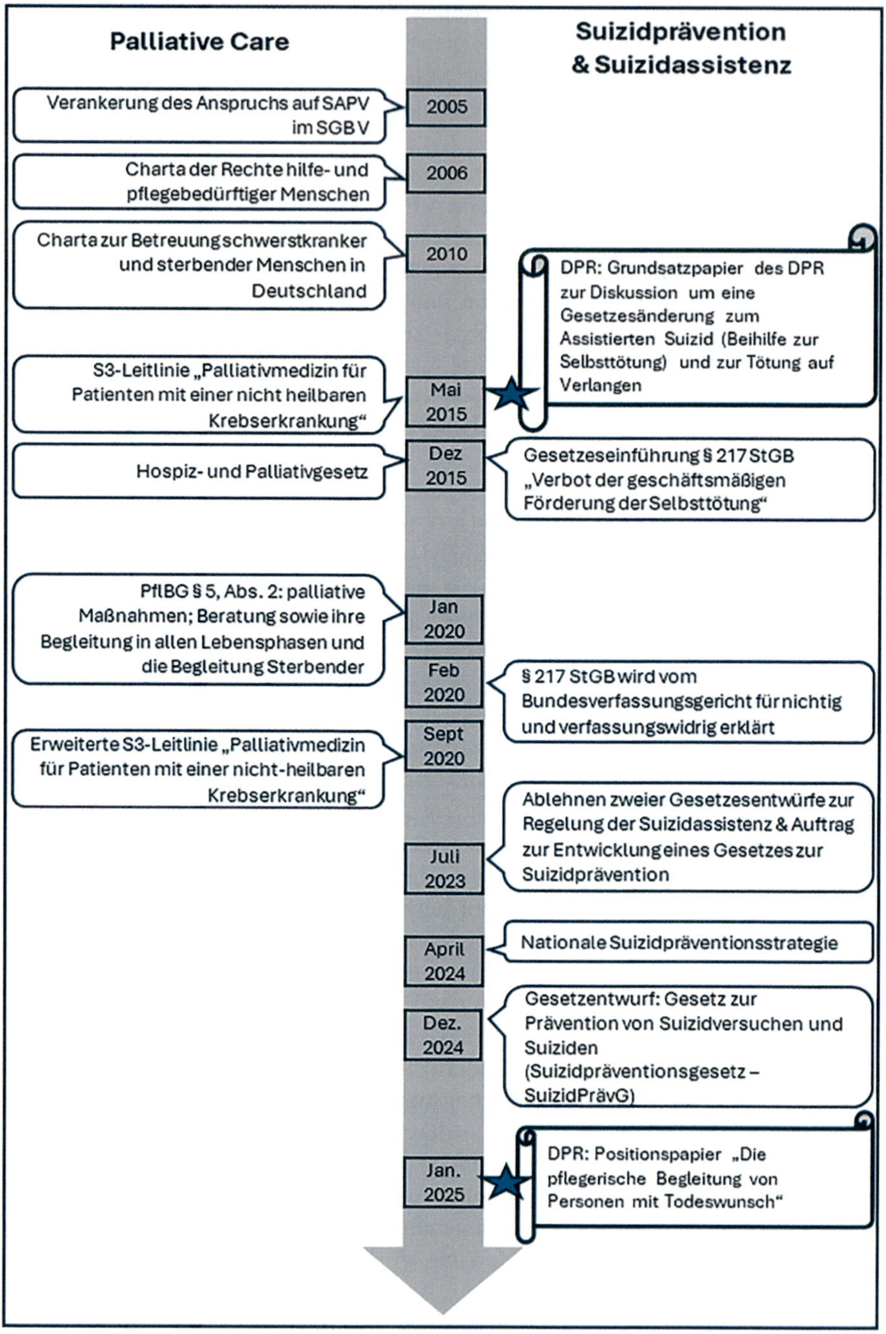


**Abb. 8.1** Entwicklungen von Palliative Care, Suizidprävention und Suizidassistenz in Deutschland

Die internationale Forscher*innengruppe um Radbruch et al. (2020) erarbeitete eine neue, erweiterte Definition. Sie konsentieren: „Palliative Care ist die aktive, ganzheitliche Betreuung von Menschen jeden Alters mit schwerem, krankheitsbedingtem Leiden aufgrund einer schweren Erkrankung – insbesondere von Menschen am Lebensende. Sie hat das Ziel, die Lebensqualität der Patient*innen, ihrer Familien und ihrer Betreuungspersonen zu verbessern" (S. 3; eigene Übersetzung); „Palliative Care ist während des gesamten Krankheitsverlaufs anwendbar und orientiert sich an den Bedürfnissen der Patientin oder des Patienten" (S. 22; eigene Übersetzung). Hierin wird deutlich, dass es eine generell andere Herangehensweise von Palliative Care benötigt – von einem krankheitszentrierten Zugang hin zu einer personenzentrierten Sicht. Palliative Care soll darauf ausgelegt sein, den erkrankten Menschen sowie seine Bedürfnisse in den Blick zu nehmen und weniger die Prognose als das handlungsleitende Motiv (Radbruch et al. 2020; Alt-Epping 2023). Beide Definitionen haben den Einschluss aller Erkrankungen gemeinsam.

Der Kerngedanke ist ein ganzheitlicher Versorgungsansatz durch eine interprofessionelle Behandlung. Hierbei steht die betroffene Person im Mittelpunkt der Palliative Care (Riedel 2025), um auf die individuellen Phänomene Lebensqualität und Leiden einzugehen (Riedel und Lehmeyer 2022; Riedel 2025, 2020). Diese sind somit zentrale Prämissen, um eine ganzheitliche, bedarfsgerechte und an den Bedürfnissen ausgerichtete sowie qualitätssichernde Palliativversorgung umzusetzen (Riedel 2025, 2020).

Zur Ausgestaltung der Ganzheitlichkeit im Palliative-Care-Behandlungskonzept stellt die Gesamtheit der Zusammenarbeit multipler Professionen eine Basis dar, wodurch „medizinische, pflegerische, spirituelle, seelsorgliche, psychische und soziale Aspekte" (Bollig et al. 2010, S. 310) vereint an gemeinsamen Behandlungszielen wirken und gleichsam einen Mantel der Zuwendung und Fürsorge spannen. Es zeigt sich, dass das Vorgehen auf einem multiprofessionellen Team fußt und eine ganzheitliche Sichtweise sowie Verinnerlichung einer Haltung aller Beteiligten zentral ist (Kern und Stanze 2025; Bollig et al. 2010). Diese Haltung aller beteiligten Akteur*innen ist von hoher Bedeutung und trägt dazu bei, dass Werte und ein berufliches Selbstverständnis kongruent sind (Nationale Akademie der Wissenschaften Leopoldina und Union der deutschen Akademien der Wissenschaften 2015). Das Grundlagenpapier von Radbruch und Payne (2009) konkretisiert die Haltung mit den Werten der Würde und Autonomie sowie der Individualität in Bezug auf die Behandlungsplanung und Entscheidungsfindung. Rehmann-Sutter und Lehnert (2016) akzentuieren in diesem Kontext: „Gute Versorgung ist eine ethische Pflicht" (S. 948). Eine wertebasierte Haltung fördert die professionsethische Ausrichtung, um die individuell empfundene Lebensqualität zu betrachten (Linde 2025a). Übergeordnet sind dabei der ganzheitliche Versorgungsansatz und die Fähigkeit zum Perspektivenwechsel zentral (Riedel und Lehmeyer 2022).

## 8.3 Todeswünsche und Suizidprävention – als Thema in der Palliative Care

Die S3-Leitlinie „Palliativmedizin für Patienten mit einer nicht heilbaren Krebserkrankung“ verortet einen Todeswunsch als eine übergreifende Hauptkategorie, welche mit oder ohne Suizidalität einhergehen kann (Leitlinienprogramm Onkologie 2020). Das Phänomen bildet sich in seinem Erleben facettenreich ab. Um eine Unterscheidung zur Suizidalität aufzuzeigen, können Todeswünsche auch gleichsam mit Lebenswünschen einhergehen (Kremeike et al. 2023). Das heißt, ein Todeswunsch kann ebenso bestehen, ohne dass das Leben ein beschleunigtes Ende finden soll (Leitlinienprogramm Onkologie 2020). Todeswünsche haben die Eigenschaft, individuell sowie volatil zu sein und sich somit in der Intensität der Lebenswirklichkeit schwankend zu bewegen (Riedel et al. 2024a). Ohnsorge et al. (2014a) gehen in ihrer Auseinandersetzung mit Todeswünschen ebenfalls auf die Volatilität ein und beschreiben verschiedene Formen, wie sich dies äußern kann. Hierbei wird verdeutlicht, dass es sich unter steigendem suizidalem Handlungsdruck in einem Akzeptieren des Sterbens abbilden kann, aber auch in einem Herbeisehnen sowie einem hypothetischen Wunsch des Lebensendes bis hin zur Konkretion des Wunsches und einer aktiven Handlung (Ohnsorge et al. 2014a). Ein Todeswunsch wird ebenso als ein „Wunsch zu einem beschleunigten Tod“ (Balaguer et al. 2016, S. 1; eigene Übersetzung) verstanden und konturiert als eine „Reaktion auf ein Leiden im Kontext einer lebensbedrohlichen Erkrankung, aus welchem der Betroffene keinen anderen Ausweg sieht, als seinen Tod zu beschleunigen“ (Balaguer et al. 2016, S. 8; eigene Übersetzung). Damit wird aufgezeigt, dass das Leiden aufgrund einer existenziell bedrohenden Erkrankung in den Mittelpunkt gestellt wird und sich aus diesem Erleben eine Dynamik entwickeln kann, was dazu führt, einen Ausweg durch eine Beschleunigung des Lebensendes zu sehen. Die Darlegung dieser Subformen von Todeswünschen veranschaulicht, dass sich Todeswünsche in differenzierten Abstufungen im Erlebensempfinden unterscheiden und mit einem steigenden Handlungsdruck zu einer Suizidhandlung führen können. Palliative Care erkennt diesen Leidensdruck an, verbalisiert diese Leidenserfahrung in der Beziehungsgestaltung mit den Betroffenen und ergreift suizidpräventive Maßnahmen. Der Ansatz der Suizidpräventionsarbeit ist dabei von den Ursachen der Todeswünsche abhängig, welche nachfolgend beleuchtet werden.

Todeswünschen können vielschichtige Ursachen zugrunde liegen. Hierfür lässt sich eine Kategorisierung in körperliche, psychologische, soziale und existenzielle Faktoren vornehmen (Rodríguez-Prat et al. 2024, 2017; Streeck 2022; Ohnsorge et al. 2019, 2014b). Körperliche Faktoren als Grund für Todeswünsche beziehen sich auf eine vorliegende Symptomlast, insbesondere in Form von Schmerzen, Fatigue, Dyspnoe, kognitiver Dysfunktion und Inkontinenz (Rodríguez-Prat et al. 2024, 2017). Daraus folgt eine Einschränkung in der Lebensqualität und eines von Selbstbestimmung geprägten Lebens (Rodríguez-Prat et al. 2017). Ebenso sind hier, bedingt durch diese Einschränkungen, ein mögliches Zur-Last-Fallen und eine Hilflosigkeit in der Zukunft dazuzählend (Rodríguez-Prat et al. 2024, 2017). Depressionen als eine Form der psychologischen Erlebensdimension konnten als die häufigste Ursache für Todeswünsche nachgewiesen werden (Rodríguez-Prat et al. 2024). Zwei weitere Hauptpunkte sind Angst und Hoffnungslosigkeit – Angst in Bezug auf ein Leiden, das Gefühl von Unsicherheit und den Sterbeprozess (Rodríguez-Prat et al. 2017) sowie Hoffnungslosigkeit in Bezug auf ausbleibende und negativ konnotierte Zukunftsperspektiven (Streeck 2022). Ein Todeswunsch kann sich aus sozialen Gründen durch ein vermindertes Selbstwertgefühl und eine gesellschaftliche Rollenabstufung ableiten (Rodríguez-Prat et al. 2017). Ein sich veränderndes Rollenbild und ein zunehmendes Minimieren des sozialen Systems stärken das Gefühl von Einsamkeit als bedeutsamem Risikofaktor (Rodríguez-Prat et al. 2024; Ohnsorge et al. 2019). Des Weiteren kann sich eine gesellschaftliche Rollenveränderung aufgrund einer Dependenz von und für An- und Zugehörige bzw. durch steigende Selbstpflegedefizite ergeben (Rodríguez-Prat et al. 2024, 2017; Ohnsorge et al. 2019). Der existenzielle Faktor ist ein Ergebnis aus den anderen drei. So kann eine andere Kategorie oder auch das Zusammenwirken mehrerer Kategorien dazu führen, Identitätsfragen zu stellen und das Selbst zu verlieren (Rodríguez-Prat et al. 2017; Streeck 2022), was beeinträchtigende Auswirkungen auf die Sichtweise zur Sinnhaftigkeit des Lebens nach sich ziehen kann. Die Ursachen können sich als ein zusammenwirkender Komplex in multidimensionalen Folgen zeigen (Rodríguez-Prat et al. 2024).

Die WHO (2002) konkretisiert die definitorische Festlegung der Palliative Care mit den nachfolgenden Punkten:

- „bejaht das Leben und erkennt Sterben als normalen Prozess an,
- beabsichtigt weder die Beschleunigung noch Verzögerung des Todes (…),
- bietet Unterstützung, um Patienten zu helfen, ihr Leben so aktiv wie möglich bis zum Tod zu gestalten“ (o. S.).

Aus dieser Definition von Palliative Care in Bezug auf das Themenfeld Todeswünsche lässt sich einerseits ableiten, dass aufgrund eines palliativen Behandlungskonzepts eine existenzielle Lebensbegrenzung vorliegt und dies als zentral einzuordnen ist. Andererseits wird deutlich, dass die in der Palliativversorgung Tätigen in ihrer Arbeit eine lebensbejahende Haltung innehaben (Leitlinienprogramm Onkologie 2020). Dem Denken und Handeln ist somit inhärent, dass das Sterben sowie der Tod als etwas Natürliches im Lebensprozess betrachtet werden (Leitlinienprogramm Onkologie 2020). Palliative Care begleitet somit Menschen in der letzten Lebensphase bis zum Tod und darüber hinaus durch eine Betreuung der An- und Zugehörigen. Ein Grundpfeiler ist dabei die Prämisse eines würdevollen Sterbens (DGP 2021). Als gelingende Bedingungen werden die Achtung der Autonomie, Fürsorge, Leidensreduktion, Beistand und soziale Teilhabe angesehen (Scorna et al. 2022). Die Wertebasierung, die Akzeptanz eines natürlichen Todes sowie ein ganzheitliches Umsetzen von Care sind Teil einer Haltung, um terminal erkrankte Menschen sowie ihre Bezugspersonen mit einer Lebensbejahung in allen Erlebensdimensionen zu begleiten – in einem ganzheitlichen Konzept auf physischer, psychischer, sozialer und spiritueller Ebene. Ebenso ist die Akzeptanz des Erreichens der letzten Lebensphase bedeutsam, um in dieser Situation des Abhängigseins eine von Achtsamkeit geprägte Begleitung umzusetzen (Baumann und Kohlen 2019). Betreuende haben den essenziellen Auftrag, den erkrankten Menschen zuzuhören (Saunders 1993). Denn trotz aller Rahmungen und optimaler Umsetzung von Palliative Care existieren individuelle Bedürfnisse der Erkrankten bezüglich Vorstellungen vom Leben und Sterben (Baumann und Kohlen 2019), was auch zu der Möglichkeit einer autonomen Entscheidung in Form von Todeswünschen führen kann (Nauck 2015). Diese Situationen sind „mit Kompetenz, Zuwendung sowie Offenheit und Vertrauen" (Nauck 2015, S. 269) zu begleiten und nicht zu tabuisieren (Leitlinienprogramm Onkologie 2020). Wilson et al. (2016) sowie Belar et al. (2024) konnten darstellen, dass ein Todeswunsch u. a. als ein Ausdruck des Leidens in Bezug auf ein inadäquates Symptommanagement gedeutet werden kann. Dies leitet wieder zu den Zielen von Palliative Care – einer Optimierung der Lebensqualität durch die Sicherstellung der Symptomkontrolle. Palliative Care leistet also mit ihrer Kernaufgabe Suizidprävention. Folglich ist es essenziell, den Menschen auf allen Ebenen zu hören, um Todeswünsche zu erkennen, mit Suizidassistenzanfragen umgehen zu können und Suizidprävention zu realisieren. Voltz et al. (2022) konnten hierbei das Thematisieren der Todeswünsche als adäquate suizidpräventive Intervention nachweisen, um die Betroffenen aufzufangen. Die Patient*innen fühlen sich dabei in ihrer Not ernst genommen und unterstützt. Ein Palliativsetting mit seinen Akteur*innen spielt dabei eine bedeutende Rolle, um Todeswünsche wahrzunehmen und dahinterliegende ursächliche Problematiken zu erkennen (Schwartz et al. 2025; Belar et al. 2024). Dies im von Interdisziplinarität geprägten Denken von Palliative Care zu betreuen, konnte als ein protektiver Faktor identifiziert werden (Belar et al. 2024). Nauck (2015) akzentuiert, Palliative Care ist die „Hilfe beim Sterben und nicht (…) die Hilfe zum Sterben" (S. 268). Es geht also nicht darum, Entscheidungen für oder gegen das Leben und den Tod zu treffen (Baumann und Kohlen 2019) und in der Konsequenz das Eintreten des Todes zu beeinflussen (Leitlinienprogramm Onkologie 2020), sondern eine individuelle, achtsame, mit Haltung gefüllte und gemeinsam vorausschauende Begleitung sicherzustellen. Angesichts dieser traditionell geprägten Ausrichtung werden auch innerhalb der Palliative Care unterschiedliche Meinungen und Positionierungen dahingehend vertreten, ob Suizidassistenz und Palliative Care vereinbar sind bzw. ob eine Suizidassistenz im Rahmen einer palliativen Versorgung und Begleitung pflegebedürftiger Menschen umgesetzt werden kann und darf (Klotz et al. 2025a; Schwartz et al. 2025; Peisah et al. 2023).

Es wird also deutlich, dass die Suizidassistenz sowie die Suizidprävention ein Augenmerk in der Palliative Care einfordern. Jene Themen haben in den letzten Jahren in Deutschland eine Entwicklung durchlaufen, die nachfolgend betrachtet werden soll.

## 8.4 Suizidassistenz – als neues Thema (in der Palliative Care)

Das Thema der Suizidassistenz hat besonders seit dem Jahr 2015 eine bedeutsame Entwicklung in Deutschland genommen (vgl. Abb. 8.1 und Kap. 4 in diesem Band). Vor 2015 gestaltete sich der rechtliche Rahmen so, dass ein Suizid oder der entsprechende Versuch sowie die Unterstützung der Suizidhandlung durch eine helfende Person keine Tat war, welche strafrechtliche Folgen nach sich zog (Henking 2015). Im Deutschen Bundestag öffnete sich in Bezug auf die Suizidassistenz eine Debatte, die von vielen Perspektiven geprägt war (Henking 2015). Dabei wurde insbesondere der Aspekt beleuchtet, dass Sterbehilfevereine im Kontext von Wünschen nach assistiertem Suizid aus ökonomischen Gründen handeln könnten (Henking 2022). In der Folge kam es im Dezember 2015 zur Gesetzeseinführung „Verbot der geschäftsmäßigen Förderung der Selbsttötung" als § 217 StGB. Dieser § 217 wurde im Jahre 2020 durch das BVerfG für nicht verfassungskonform und nichtig erklärt (Bausewein 2024). Denn laut BVerfG umfasst das Grundgesetz ein Recht auf selbstbestimmtes Sterben und damit „auch die Freiheit, hierfür bei Dritten Hilfe zu suchen und Hilfe, soweit sie angeboten wird, in Anspruch zu nehmen" (BVerfG 2020, o. S.). Das BVerfG gab in dem Urteil ebenso mit, dass für die Durchführung einer Suizidassistenz keine Verpflichtung manifestiert werden kann und betont die Optionen der gesetzgebenden Gewalt für die gesetzliche Ausgestaltung (Bausewein 2024). Zur Regelung dieser nun neuen rechtlichen Rahmung wurde die Debatte im Deutschen Bundestag erneut aufgegriffen, indem im Juli 2023 zwei Gesetzesentwürfe zur Regelung der Suizidassistenz in Deutschland eingebracht wurden, die jedoch beide abgelehnt wurden (Bausewein 2024). In derselben Sitzung wurde hingegen der Antrag „Suizidprävention stärken" beschlossen, verbunden mit dem Auftrag, bis Juni 2024 „eine Strategie für Suizidprävention vorzulegen" (Bausewein 2024, S. 39). Dementsprechend hat das Bundesministerium für Gesundheit (BMG) im April 2024 die Nationale Suizidpräventionsstrategie veröffentlicht (BMG, 2024). Im Dezember 2024 wurde darüber hinaus ein Gesetzentwurf erarbeitet und vorgestellt, konkret: das „Gesetz zur Prävention von Suizidversuchen und Suiziden (Suizidpräventionsgesetz – SuizidPrävG)" (Deutscher Bundestag 2025) (vgl. Kap. 3 in diesem Band). Diese Entwicklungen verdeutlichen, dass sich der Schwerpunkt des politischen Diskurses von der Suizidassistenz hin zur Suizidprävention verlagert hat.

Die Suizidassistenz meint dabei „die Unterstützung der Suizidhandlung einer sterbewilligen Person durch eine helfende (= dritte) Person, wobei die sterbewillige Person die letzte, zum Tode führende Handlung selbst durchführen muss (z. B. das Präparat selbst einnehmen, die Perfusorspritze selbst starten etc. …)" (Friesenecker et al. 2023, S. 136). Zentrales Kriterium der rechtlichen Zulässigkeit der Suizidassistenz in Deutschland ist gemäß BVerfG dabei das Kriterium der Freiverantwortlichkeit (Birnbacher 2025; DER 2022; Riedel et al. 2022). Von der Suizidassistenz abzugrenzen, ist die Tötung auf Verlangen, bei der die helfende

Person das tödliche Medikament aktiv verabreicht (z. B. indem sie die Perfusorspritze startet) – was in Deutschland aktuell verboten ist (Lindner 2025; Friesenecker et al. 2023).

Suizidprävention wird in diesem Kapitel gemäß der Definition des Deutschen Ethikrats (DER 2022) verstanden. Demzufolge meint Suizidprävention „die Vermeidung solcher Lebenslagen, in denen sich Menschen genötigt fühlen, einer zumindest subjektiv als unerträglich erlebten Lebenssituation durch Suizid ein Ende zu setzen. Diese Lebenslagen gilt es generell zu vermeiden, selbst wenn in einem konkreten Einzelfall (…) die Mindestvoraussetzungen eines freiverantwortlichen Suizids erfüllt sein mögen“ (DER 2022, S. 111).

Abb. 8.1 zeigt die bedeutenden Entwicklungen von Suizidassistenz und Suizidprävention in Deutschland in einem chronologischen Verlauf. Dies erfolgt in einer Gegenüberstellung zu bedeutsamen Entwicklungen im Bereich der Palliative Care. Ebenso sind das „Grundsatzpapier des DPR zur Diskussion um eine Gesetzesänderung zum Assistierten Suizid (Beihilfe zur Selbsttötung) und zur Tötung auf Verlangen“ (DPR 2015) vom Mai 2015 und das Positionspapier „Die pflegerische Begleitung von Personen mit Todeswunsch“ (DPR 2025) vom Januar 2025 aufgeführt, welche diesem Kapitel zugrunde liegen und zur übersichtlichen Einordnung mit einem Stern markiert sind. Diese für die Profession Pflege bedeutsamen Stellungnahmen werden nachfolgend analysiert, um somit die Positionierung für die Berufsgruppe darzulegen und zu beurteilen.

## 8.5 Suizidprävention und Suizidassistenz als Gegenstand eines zentralen Grundsatz- und Positionspapiers für die Profession Pflege – systematisierte Analyse des abgebildeten Diskurses (2015–2025)

Auf der Grundlage der zuvor herausgearbeiteten zentralen Begriffe, der spezifischen Charakteristika von Palliative Care sowie im Lichte nationaler Entwicklungen in den Bereichen Suizidprävention, Suizidassistenz und Palliative Care wird im Folgenden die Positionierung der Profession Pflege im Diskurs um Suizidprävention und -assistenz untersucht. Hierfür werden ein Grundsatz- und ein Positionspapier des DPR als dem „Dachverband der bedeutendsten Verbände des deutschen Pflege- und Hebammenwesens“ (DPR 2026, o. S.) herangezogen. Der Rat zeigt eine öffentliche Präsenz durch die Publikationen von Stellungnahmen und Positionspapieren sowie Kontakt zu politischen Entscheidungsträger*innen und Interessenverbänden (DPR 2026). Im Rahmen einer systematisierten Suche wurde, in Anlehnung an die gesetzlichen Entwicklungen, ein Zeitraum von 2015 bis 2025 festgelegt, wodurch sich ein aus den zwei erwähnten Dokumenten bestehender Datenkorpus ergab.

Zum Herausarbeiten der Positionen und Perspektiven der Profession Pflege wurde methodisch eine wissenssoziologische Diskursanalyse durchgeführt. Ziel ist dabei, diskursleitende Prozesse in Bezug auf die gesellschaftliche Konstruktion von Wirklichkeit offenzulegen – unter Berücksichtigung der Perspektive beteiligter Institutionen, sozialer Gefüge und Akteur*innen (Keller 2011). Diese Prozesse unterlaufen einer Prüfung auf gesellschaftliche Effekte und den Folgen auf soziale Ordnungen sowie Handlungsweisen im zeitlichen Verlauf.

Die Betrachtung der Einordnung des Zeitpunkts der Veröffentlichung des Grundsatzpapiers (DPR 2015) und des Positionspapiers (DPR 2025) ist bereits aussagekräftig. Es ist wahrzunehmen, dass die Publikation von 2015 im Mai erfolgte. Das Gesetz mit der Neuschaffung des § 217 StGB „Verbot der geschäftsmäßigen Förderung der Selbsttötung“ wurde im Dezember 2015 erlassen (Abb. 8.1), wodurch die Erstellung des Grundsatzpapiers vor der Gesetzeseinführung liegt und der DPR sich somit im Rahmen des Prozesses der Gesetzesentstehung für die Profession Pflege geäußert hat. Bei dem Positionspapier von 2025 stellt sich eine ähnliche Verlaufslinie dar, da aktuell der Gesetzesentwurf zum „Gesetz zur Prävention von Suizidversuchen und Suiziden (SuizidPrävG)“ eingereicht wurde. Der DPR positioniert sich also prospektiv und berücksichtigt dabei aktuelle politische und gesellschaftliche Debatten. Ein Unterschied für die Analyse liegt darin, dass das Papier von 2015 bereits im Lichte vollzogener gesetzlicher Entwicklungen betrachtet werden kann und jenes von 2025 nicht, da gesetzliche Festlegungen – von Suizidprävention und ggf. auch von Suizidassistenz – in einer Endfassung aktuell noch ausstehen.

Im methodischen Vorgehen nach der wissenssoziologischen Diskursanalyse lassen sich im Analyseprozess beider Dokumente die Hauptkategorien rechtlicher Rahmen, Positionen, Perspektiven und Strategien ableiten. Der rechtliche Rahmen setzt dabei die externen Vorgaben, in welchen sich die Profession Pflege positioniert. Aufgrund der zeitlichen Verortung des Grundsatz- und des Positionspapiers zeigt sich das Vorliegen einer vergleichbaren rechtlichen Situation – in der die Umsetzung eines assistierten Suizids straffrei möglich ist und i. d. R. durch Sterbehilfeorganisationen realisiert wird. Beide Dokumente fordern ein Involvieren der Profession Pflege für die Erstellung des jeweils geplanten Gesetzes. „Die Perspektive Pflegender muss deshalb bei jedweder gesetzlichen Regelung berücksichtigt werden“ (DPR 2015, S. 1), hieß es im Grundsatzpapier von 2015. Ebenso wurde 2025 die Stimme der Pflege „als Grundlage für entsprechende gesetzliche Regelungen“ (DPR 2025, S. 4) betont. Dabei müssen laut DPR „die beschriebenen unterschiedlichen Gruppen von Personen mit Todeswunsch genauso in den Blick genommen werden, wie auch Pflegefachpersonen, die häufig in engem Kontakt mit diesen Personen stehen“ (S. 4).

Von beachtenswerter Bedeutung sind die inhaltlichen Gegebenheiten und Ziele der Gesetze. Hierbei lässt sich ein bedeutender Unterschied ausmachen. Während der DPR im Jahr 2015 hervorhebt: „Durch eine Aufweichung des Verbotes der Tötung auf Verlangen könne es in Folge auch zu einer gesetzlich gestützten Aufforderung an Pflegende kommen, an dieser mitwirken zu müssen“ (DPR 2015, S. 4), ist der Stand 2025 gänzlich anders, indem das neue Gesetz den klaren Auftrag hat, die Suizidprävention in Deutschland zu stärken (DPR 2025).

Die unterschiedlichen Ansätze der Gesetze haben auch unterschiedliche Konsequenzen bezüglich daraus abgeleiteter Rollen und Funktionen von Pflegefachpersonen. Bei beiden ist die Suizidassistenz ein Thema. Das geplante gesetzliche

Verankern der Suizidprävention ist jedoch neu. Dies bringt zum Ausdruck, dass sich zu den Zeiten der Erstellung des Grundsatz- und des Positionspapiers differente gesetzliche Entwicklungen zeigen. Der Einfluss und die Bedeutung dieser ist zweifelsohne eindeutig. Der DPR sieht es bereits 2015 als elementar an, Strategien zu entwerfen, um auch für die Thematik der Suizidprävention in Gänze Entwicklungen zu schaffen. Heute ist dies durch die Nationale Suizidpräventionsstrategie bereits strukturell gegeben und Lösungen wurden angebahnt (BMG 2024).

Im aktuellen Diskurs wird deutlich, dass der DPR für die Profession Pflege primär eine Positionierung zur Suizidprävention bezieht. Dies zeigt sich sowohl im Grundsatzpapier von 2015: „ohne (…) Suizidprävention (…) bleibt eine gesetzliche Neuregelung oder das Belassen der alten – nur Stückwerk" (DPR 2015, S. 7), als auch im Positionspapier von 2025: „Mit Blick auf die verschiedenen Beweggründe für den Todeswunsch gilt es, unterschiedliche Strategien zu entwickeln, um den Personen spezifische Präventionsangebote bereitstellen zu können" (DPR 2025, S. 4). Daraus ergibt sich die Forderung, dass „Präventions- und Behandlungsstrategien (…) weiter ausgebaut werden [müssen]" (DPR 2015, S. 5). Zudem wird im Positionspapier von 2025 die Suizidassistenz mitgedacht, um Anfragen danach einordnen und damit professionell umgehen zu können. „Oberstes Ziel pflegerischer Begleitung ist es, allen Menschen mit suizidalen Absichten eine würdevolle und lebensqualitätserhaltende Unterstützung anzubieten" (DPR 2025, S. 5). In der Konsequenz gehört für den DPR „auch die Begleitung von Personen mit Todeswunsch und Todesabsicht zu den Aufgaben von Pflegefachpersonen" (DPR 2025, S. 5). Der DPR konstituiert, dass es „zu den ethischen Grundüberzeugungen der Pflegeprofession [gehört], Personen mit Todeswunsch und Todesabsicht zu respektieren und eine professionelle Akzeptanz zu entwickeln" (DPR 2025, S. 5).

## 8.6 Potenzielle Spannungsfelder und zentrale Strategien für die Pflege

Der pflegeprofessionelle Diskurs rund um die Suizidprävention und Suizidassistenz im Kontext der Palliative Care in Deutschland konnte unter Durchführung einer wissenssoziologischen Diskursanalyse für die professionelle Pflege ein Spannungsfeld konstruieren, welches in Abb. 8.2 visualisiert wird. Es setzt sich aus den Elementen der Suizidprävention, Suizidassistenz, den Handlungsfeldern der Pflege – hier insbesondere Pflegepraxis –, Palliative Care, Ethik und dem Gesellschaftsverständnis zusammen. Dieses liegt sowohl auf individueller als auch auf institutioneller Ebene vor. Hierbei besteht auf institutioneller Ebene eine Unsicherheit in der Umsetzung. Auf der individuellen Ebene entspricht dies der Perspektive der Pflegefachpersonen. Unter einer grundlegenden Betrachtungsweise ist der Pflegeberuf ein Beziehungsberuf in einer gemeinsamen Ausgestaltung von Pflegesituationen durch Pflegefachpersonen und zu Pflegenden. Schrems (2020) verdeutlicht, dass, wenn diese Beziehung sich gelingend fundieren soll, eine Fachkompetenz, eine Vertrauensbildung sowie Werte und Einstellungen erforderlich

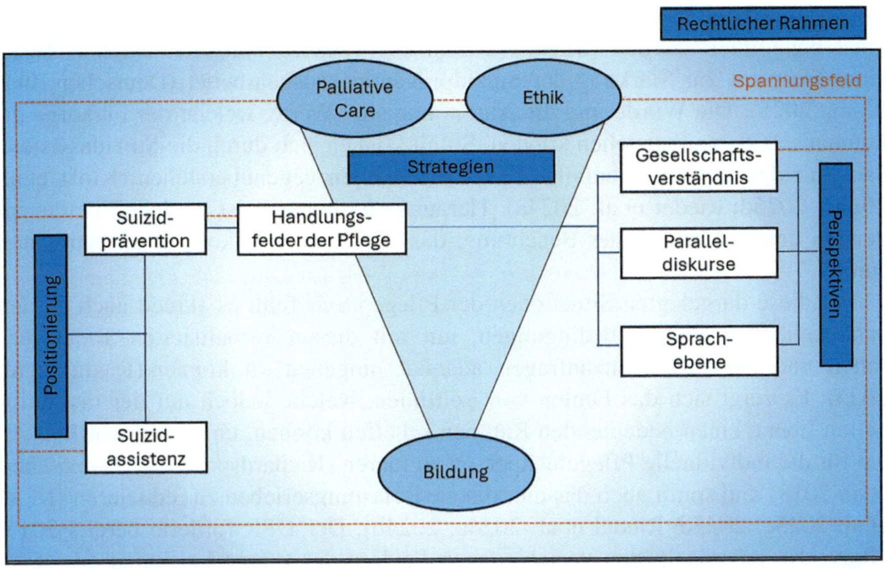


**Abb. 8.2** Pflege im ethischen Spannungsfeld im Kontext der Suizidprävention und Suizidassistenz

sind, welche einer Haltung zugrunde liegen. Bewegen sich diese Aspekte in einem ausgeglichenen Verhältnis, besteht eine Stabilität für die Pflegeinteraktion. Mit dieser wertbeständigen Beziehung als Grundlage können nun in einer weiteren Betrachtungsdimension Faktoren für eine professionelle Pflege ausgemacht werden. Löffler (2022) ordnet hierbei wie Schrems (2020) die Fachkompetenz als ein zentrales Element ein. Darüber hinaus stellen das Praxiswissen und die Haltung zwei weitere Elemente dar, um den Pflegeberuf auf professionelle Art und Weise auszuüben. Dies zeigt auf, dass es neben Theorieinhalten der Profession Pflege auch zentrale Inhalte aus der Praxis braucht. Es kann hier auch von einer Verbindung externer und interner Evidenz gesprochen werden. Die Haltung trägt eine gleichwertige Bedeutung mit den einhergehenden Wertevorstellungen und Einstellungen, um ein Pflege- und Berufsverständnis zu entwickeln (Jacob et al. 2024). All diese Komponenten sind wichtig, um in Pflegesituationen adäquat und individuell handlungsfähig zu sein. Gleichsam hat jedes Pflegehandeln einen ethischen Gehalt inhärent (Linde 2025b; Riedel 2022; Monteverde 2020). Äußert in einer Pflegesituation eine zu pflegende Person einen Todeswunsch, wird dies häufig als eine Anfrage nach Suizidassistenz gedeutet (Streeck 2022). Dieses im Gesellschaftsverständnis tabuisierte Thema (DER 2022) kann zu moralischem Belastungserleben bei Pflegefachpersonen beitragen (Klotz et al. 2025a, 2025b; Riedel et al. 2024a, 2024b). Gleichwohl sind Pflegefachpersonen auch aufgrund der eingangs dargelegten Beziehungsgestaltung häufig erste Ansprechpersonen für die Äußerung von Todeswünschen und fungieren als Adressat*innen (Klotz et al. 2025a, 2025b, 2025c, 2025d; Riedel et al. 2024a, 2024b, 2022; Hol et al. 2023; Pesut et al. 2019).

Vor diesem Hintergrund sollen auch Todeswünsche und Suizidassistenzanfragen ernst genommen werden (Streeck 2022). Die Gesetzgebung hat einen Entwurf eines Gesetzes zur Stärkung der Suizidprävention ausgearbeitet (Deutscher Bundestag 2025). Die Würde und die Autonomie sind Werte, welche der Fürsorge dilemmatisch gegenüberstehen können. Somit können sich durch die Suizidassistenz und Suizidprävention ebenfalls Wertevorstellungen gegenüberstehen (Klotz et al. 2025c, 2025d; Riedel et al. 2024a). Herausforderungsvoll ist es dabei, beides zu denken unter gleichzeitiger Beachtung, dass beide auch gekoppelt zu betrachten sind.

Für diese dargelegten Situationen der Pflegepraxis fehlt es aktuell auch an den entsprechenden Rahmenbedingungen, um mit diesen verbalisierten Todeswünschen und Suizidassistenzanfragen adäquat umgehen zu können (Riedel et al. 2025). Es zeigt sich das Fehlen von Leitlinien, welche jedoch auf der institutionellen Ebene einen bedeutenden Rahmen schaffen können, um Verantwortlichkeiten für die individuelle Pflegefachperson zu klären (Richardson 2023; Reiter-Theil et al. 2018) und somit auch das moralische Belastungserleben zu reduzieren (Klotz et al. 2025c, 2025d; Riedel et al. 2024a, 2024b). Der DPR forderte bereits 2015: „Präventiv müssen in den verschiedenen Feldern der Pflege Leitlinien erarbeitet werden, welche dem Wunsch nach Beihilfe zum Suizid vorbeugen“ (S. 6). Professionelle Pflegefachpersonen benötigen fachliche Begründungsgrundlagen, welche in diesem Zusammenhang auch einen ethisch reflexiven Denkprozess durchlaufen haben, um zum Durchführen von Pflegehandlungen eine fundierte abgewogene Entscheidung treffen zu können (Lehmeyer und Riedel 2022). Ethische Sensibilität und Reflexion sind somit zentral im Kontext der Suizidprävention (Riedel et al. 2025; Feinauer et al. 2023). Um die fachliche Begründung zu sichern, können Praxisleitlinien dienen und Ethik-Leitlinien zur Ergründung des ethisch Gehaltvollen, um ethisch reflektiert und dadurch begründet zu entscheiden. Ethik-Leitlinien leisten einen Beitrag, um eine Sensibilisierung bezüglich ethischer Fragestellungen zu erzeugen und einer Systematisierung folgend pflegeethische Situationen wertebasiert einer Reflexion zu unterziehen (AEM 2024; DER 2022). Im Kontext der Förderung der Suizidprävention und der Möglichkeit der Suizidassistenz sind diese Leitlinien aktuell fehlend, wenngleich eine Erstellung einen Benefit für die institutionell-professionelle und die individuell-pflegerische Perspektive darstellt (Jacob et al. 2026; Riedel et al. 2024b). Allerdings befindet sich aktuell die Entwicklung einer S3-Leitlinie „Umgang mit Suizidalität“ im Erarbeitungsprozess (vgl. Kap. 3 in diesem Band), was einen elementaren Baustein zur wissenschaftlichen Fundierung darstellt, eine Anschlussfähigkeit für das praktische Handlungsfeld herstellt sowie für die Einrichtungen unter Beachtung der Qualitätsdimensionen die Versorgungsqualität absichert (Schneider et al. 2022). Die Positionierung zur Suizidprävention fundiert der DPR mit dem Grundgedanken der professionsbezogenen Wertebasierung: So „gehört es wohl zu den ethischen Grundüberzeugungen der Pflegeprofession, Personen mit Todeswunsch und Todesabsicht zu respektieren und eine professionelle Akzeptanz zu entwickeln. Dazu gehört es, den Personen aktiv zuzuhören und sie mit ihrem Wunsch ernst zu nehmen, sich einfühlsam und wertschätzend zu verhalten, Gespräche anzubieten, im Team zu kommunizieren sowie unterstützende Netzwerke zu aktivieren“ (DPR 2025, S. 5). Diese Werte ergeben sich aus dem ICN-Ethikkodex (vgl. Kap. 11 in diesem Band), welcher als Orientierungsrahmen für ethisch begründetes Handeln dient und ein ethisches Grundverständnis der Profession Pflege schafft (Klotz und Riedel 2025; ICN 2021). Durch diese Klärung der Rolle und Pflichten wird auch ein Gesellschaftsverständnis für den Pflegeberuf geschaffen (ICN 2021). Die Achtung der Menschenrechte wird als Prämisse gesehen und zentrale Werte der Berufsgruppe sind „Respekt, Gerechtigkeit, Empathie, Verlässlichkeit, Fürsorge, Mitgefühl, Vertrauenswürdigkeit und Integrität“ (ICN 2021, S. 4). Die zentralen Säulen pflegerischen Denkens und Handelns sind „Gesundheit fördern, Krankheiten verhüten, Gesundheit wiederherstellen sowie Leiden lindern und ein würdiges Sterben unterstützen“ (ICN 2021, S. 4). Ableitend ist festzuhalten, dass sich aufgrund der aktuell vorhandenen Rahmung auf der Makroebene (z. B. fehlende Gesetze) und der fehlenden Rahmungen auf der Mesoebene (z. B. fehlende Leitlinien) Herausforderungen für die Mikroebene ergeben. Angesichts dessen kann die Erarbeitung von Praxis- und Ethik-Leitlinien (Mesoebene) ein erster Beitrag sein, um Pflegefachpersonen im praktischen Handlungsfeld zu unterstützen, indem fachlicher und ethischer Unsicherheit im Umgang mit Suizidassistenzanfragen und hinsichtlich der Suizidpräventionsarbeit begegnet wird. Ein Orientierungsrahmen für pflegerische Entscheidungsgrundlagen ist mit dem ICN-Ethikkodex gegeben.

Ein bedeutsamer, sich im Diskursverlauf herausbildender Aspekt ist die Ableitung von Strategien: Palliative Care, Ethik und Bildung. Diese tragen gemeinsam dazu bei, auf das Spannungsfeld einzuwirken, um es auf individueller sowie auf institutioneller Ebene in ein Gleichgewicht zu bringen (Abb. 8.2). Sie haben somit die Charakteristik einer Trias. Palliative Care stellt einen elementaren Behandlungsansatz dar, um Suizidprävention zu leisten. Hierbei ist es wichtig, das Palliative-Care-Angebot auszuweiten – unter Einschluss aller Erkrankungsbilder (Radbruch et al. 2020). Außerdem zeigte sich in der Analyse eine diskursive Praxis dahingehend, dass die Schnittstelle zur Palliation nicht generell gesetzt werden kann. Die Grenze und den Übergang von Kuration zu Palliation zu gestalten, ist herausfordernd. Somit ist ein frühzeitiges Einbinden der Palliative Care ein wichtiger Schritt (Bausewein 2017). Temel et al. (2010) konnten einen grundlegenden Erkenntnisgewinn erlangen, indem sie aufzeigten, dass sich durch die Optimierung der Symptomlast und der Lebensqualität die Lebenszeit verlängerte. Mit diesem Bedeutungsgehalt ist das frühzeitige Einbinden einer erkrankten Person in eine Palliativversorgung nicht mit der Diagnose begründet, sondern mit der Symptomlast (Radbruch et al. 2020). Durch dieses Erzielen einer verbesserten Lebensqualität kann auch Suizidprävention realisiert werden. Gleichsam erschließt sich auch ein Auftrag an die Palliative Care bei einem möglichen ausgeführten assistierten Suizid, zu einer würdevollen Sterbebegleitung (DER 2022) sowie zur empathischen Trauerbegleitung der An- und Zugehörigen. Das heißt in der Konsequenz, dass auch die Palliative Care nicht jeden Suizid präventieren kann und es folglich hierzu ein prospektives Denken benötigt, um handlungsfähig zu sein. Daraus folgt grundlegend, dass Menschen, welche trotz aller präventiven Maßnahmen den Wunsch nach Suizidassistenz haben, ganzheitlich, individuell, würde- und respektvoll begleitet werden. Bollig et al. (2010) konnten in ihrer Studie die Bedeutsamkeit von Interdisziplinarität der Palliative Care nachweisen. Dieses Grundprinzip des Handelns auf verschiedenen Ebenen bietet auch für Todeswünsche und die Anfragen nach Suizidassistenz einen Ansatz, um die Menschen in den verschiedenen Erlebensdimensionen durch die Vielschichtigkeit von Todeswünschen adäquat zu begleiten.

Die Bildung als eine weitere Strategie soll pädagogisch-didaktische Ansätze liefern, um das ganzheitliche Denken von Palliative Care und Ethik zu vermitteln und kompetenzorientiert anzubahnen (vgl. Kap. 13 in diesem Band). Der DPR brachte hierzu ein, dass „dringend verstärkte Anstrengungen auf allen Bildungslevels der Pflege" (DPR 2015, S. 6) unternommen werden müssen, um „Mitarbeiterinnen und Mitarbeiter auf existentielle Fragestellungen vorzubereiten" (DPR 2015, S. 6) – „Dazu gehören etwa Fort- und Weiterbildungen" (DPR 2025, S. 4). Damit wird das Ziel verfolgt, „in ethischer Hinsicht Wissen, Haltung und Handlungskompetenz" (Schnell und Seidlein 2016, S. 230) in Bildungsprozesse zu integrieren. Durch die Kompetenzorientierung wird eine Anschlussfähigkeit an das praktische Handlungsfeld gelegt. Die Bildung hat jedoch ebenso durch die didaktische Analyse von Wissen eine ordnende Funktion, wodurch sie auch eine Anschlussfähigkeit für die Gesellschaft ermöglicht. Das Behandlungskonzept Palliative Care kann somit einer breiteren Verständnisgrundlage unterliegen und als Teil der Suizidprävention verstanden werden.

## 8.7 Fazit – die Rolle der Profession Pflege und die Bedeutsamkeit einer gestärkten Palliative Care

Auf der Basis der Analyse des Diskurses zur Suizidprävention und Suizidassistenz im Kontext der Palliative Care aus der Perspektive der Profession Pflege von 2015 bis 2025 wird deutlich, dass sich über den gesamten Diskursverlauf eine Positionierung klar für eine Suizidprävention ausgesprochen wird – gleichwohl mit dem Bewusstsein einer aktuell fehlenden gesetzlichen Regelung. In diesem Bezug besteht Klarheit darüber, dass die Suizidassistenz straffrei ist und Pflegefachpersonen sich hierfür zur Mitwirkung frei entscheiden können. An dieser Stelle kann der DPR nicht mehr für alle Pflegefachpersonen sprechen, da sich dies auf eine individuelle Ebene verschiebt. Pflegefachpersonen spielen in dem Diskursfeld eine zentrale Rolle, da sie diese auch im Kontext von Todeswünschen und Suizidanfragen innehaben. Sie sind häufig erste Ansprechpartner*innen und müssen mit diesen herausforderungsvollen Situationen umzugehen wissen. Dies kann zu einem moralischen Belastungserleben führen. Gleichsam gibt es Perspektiven, welche einen Einfluss auf den Diskurs der Profession Pflege nehmen und jene im Umkehrschluss auch. Das sind die Gesellschaft, die Sprache und weitere Paralleldiskurse. Aus dieser Darstellung lässt sich ein ethisch gehaltvolles Spannungsfeld ausmachen – unter Einfluss des Zusammenspiels einer Forderung der Suizidprävention, die Möglichkeit der Suizidassistenz, die Möglichkeiten der Palliative Care, die Werteorientierung, durch einen ethischen Gehalt und dem Einfluss der Pflegepraxis sowie der Gesellschaft (Abb. 8.2). Die Profession Pflege nimmt durch das Entwickeln von Strategien eine Konkretion ihrer Positionierung vor. Sie will durch die Strategien – Palliative Care, Ethik und Bildung – Maßnahmen umsetzen, damit die Suizidprävention gestärkt werden kann. Diese Trias hat bedeutende Implikationen für die Handlungsfelder der Pflege sowie für die erwähnten Perspektiven. Alle drei Elemente dienen zusammenwirkend dazu, die Suizidprävention zu stärken und zu realisieren. Ebenso kann die Pflege für jede Strategie Maßnahmen entwickeln, um als eigenständige Profession einen Beitrag zur Stärkung der Suizidprävention zu leisten. Die Palliative Care als Behandlungsansatz gilt dabei gleichsam als ein praktisches Handlungsfeld und kann somit konkret im Kontakt mit zu pflegenden Menschen wirken. Das Besondere der Eigenständigkeit jeder Profession bündelt sich in der Palliative Care, um durch Interdisziplinarität allumfassend auf die zu Pflegenden eingehen zu können und somit eine ganzheitliche Versorgung sicherzustellen. Für den Umgang mit Todeswünschen kann die Interdisziplinarität einen Weg darstellen, um diesen adäquat mit einer Werteorientierung zu begleiten. Anfragen nach Suizidassistenz werden auch weiterhin bestehen bleiben. Hier gilt es, diese ernst zu nehmen, wertschätzend, empathisch und respektvoll aufzugreifen und diesen Themen nicht auszuweichen. Dieses Vertrauen, welches die Betroffenen zu den Pflegefachpersonen gefasst haben, ist für den Pflege- und den Behandlungsprozess eine Ressource, die bewahrt werden sollte. Suizidprävention und Suizidassistenz sind miteinander zu denken, da sich den Anfragen einer Suizidassistenz die Suizidprävention anschließt. Beides gehört also zusammen und ist zugleich inhaltlich getrennt. Zusammenfassend lässt sich schlussfolgern, dass die drei erarbeiteten Strategien dazu dienen, die Suizidprävention zu stärken. Hierbei wirken sie auf individueller sowie auf institutioneller Ebene. Institutionell wirken sie auf die Handlungsfelder der Pflege. Individuell tragen sie zur Schärfung einer Wertebasierung bei. Damit lässt sich ableiten, dass eine Fundierung des moralischen Kompasses die Pflegefachpersonen im Umgang mit Todeswünschen und Suizidassistenzanfragen stärkt. Daraus folgend zeigt sich in der Konsequenz durch die Implikationen auf die verschiedenen erarbeiteten Kategorien eine Stabilisierung des ethischen Spannungsfeldes.

Die Erkenntnisse und Ergebnisse der exemplarischen systematischen Analyse von zwei für die Berufsgruppe relevanten Positionierungen können grundlegend dafür sein, entsprechende Bildungsmaßnahmen abzuleiten, ethische Herausforderungen zu antizipieren und entsprechende Interventionen zu etablieren sowie unterstützende Instrumente und Orientierungshilfen für die pflegeberufliche Praxis zu konzipieren. Hierin zeigt sich die Professionalität im Umgang mit einem für die Profession relevanten Thema und es unterstreicht zugleich die bedeutsame Rolle der Pflegefachpersonen im Kontext der Suizidprävention – insbesondere im Rahmen der Palliative Care.

## Literatur

AEM (Akademie für Ethik in der Medizin e. V.) (2024) Empfehlungen zur Erstellung von Ethik-Leitlinien in Einrichtungen des Gesundheitswesens. Ethik Med 36(2):191–200. https://doi.org/10.1007/s00481-024-00820-x

Alt-Epping B (2023) Wann ist der Zeitpunkt für spezialisierte Palliativmedizin gekommen? – Hängt vom Bedarf ab! Forum 38(5):373–377. https://doi.org/10.1007/s12312-023-01242-4
Aner K, Hewer W (2025) Assistierter Suizid im Alter als gesellschaftliches Phänomen. Z Gerontol Geriat 58(1):1–4. https://doi.org/10.1007/s00391-024-02399-w
Balaguer A, Monforte-Royo C, Porta-Sales J, Alonso-Babarro A, Altisent R, Aradilla-Herrero A, Bellido-Pérez M, Breitbart W, Centeno C, Cuervo MA, Deliens L, Frerich G, Gastmans C, Lichtenfeld S, Limonero JT, Maier MA, Materstvedt LJ, Nabal M, Rodin G, Rosenfeld B, Schroepfer T, Tomás-Sábado J, Trelis J, Villavicencio-Chávez C, Voltz R (2016) An international consensus definition of the wish to hasten death and Its related factors. PLoS ONE 11(1):1–14. https://doi.org/10.1371/journal.pone.0146184
Baumann M, Kohlen H (2019) Welche Ethik braucht Palliative Care? – Ein Plädoyer für eine Ethik der Sorge. In: Kreutzer S, Oetting-Roß C, Schwermann M (Hrsg) Palliative Care aus sozial- und pflegewissenschaftlicher Perspektive, 1. Aufl. Beltz Juventa, Weinheim, Basel, S 88–113
Bausewein C (2017) Palliativmedizin – in den Grenzbereichen von Leben und Tod. Anaesthesist 66(4):230–232. https://doi.org/10.1007/s00101-017-0293-5
Bausewein C (2024) Die aktuelle Gesetzeslage zum assistierten Suizid. Onkologie 30(1):38–42. https://doi.org/10.1007/s00761-023-01472-0
Belar A, Martinez M, Centeno C, López-Fidalgo J, Santesteban Y, Lama M, Arantzamendi M (2024) Wish to die and hasten death in palliative care: a cross-sectional study factor analysis. BMJ Support Palliat Care 14(e1):e443–e447. https://doi.org/10.1136/bmjspcare-2021-003080
Birnbacher D (2025) Freiverantwortlichkeit und psychische Krankheit. ZfMER 14(1):39–74. https://wcms.itz.uni-halle.de/download.php?down=70852&elem=3629754
BMG (Bundesministerium für Gesundheit) (2024) Nationale Suizidpräventionsstrategie. https://www.bundesgesundheitsministerium.de/fileadmin/Dateien/5_Publikationen/Praevention/abschlussbericht/240430_Nationale_Suizidpraeventionsstrategie.pdf. Zugegriffen: 24. Mär 2026
BMG (Bundesministerium für Gesundheit) (2025) Entwicklung, Implementierung und Evaluation eines dauerhaften Registers zur Erfassung und Analyse assistierter Suizide (RegAS). https://www.bundesgesundheitsministerium.de/ministerium/ressortforschung/handlungsfelder/forschungsschwerpunkte/suizidpraevention-staerken/regas.html. Zugegriffen: 24. Mär 2026
BVerfG (Bundesverfassungsgericht) (2020) Urteil vom 26. Februar 2020. https://www.bundesverfassungsgericht.de/SharedDocs/Entscheidungen/DE/2020/02/rs20200226_2bvr234715.html. Zugegriffen: 24. Mär 2026
Bollig G, Unger M, Pani P (2010) Gibt es einen Unterschied zwischen Palliative Care und Palliativmedizin? Z Palliativmed 11(6):304–313. https://doi.org/10.1055/s-0030-1248613
Deutscher Bundestag (2025) Gesetzentwurf der Bundesregierung – Entwurf eines Gesetzes zur Stärkung der nationalen Suizidprävention. https://www.bundesgesundheitsministerium.de/fileadmin/Dateien/3_Downloads/Gesetze_und_Verordnungen/GuV/S/SuizidPraevG_Kabinettsentwurf.pdf. Zugegriffen: 12. Jun 2026
DER (Deutscher Ethikrat) (2022) Suizid – Verantwortung, Prävention und Freiverantwortlichkeit: Stellungnahme. https://www.ethikrat.org/fileadmin/Publikationen/Stellungnahmen/deutsch/stellungnahme-suizid.pdf. Zugegriffen: 18. Aug 2025
DGHS (Deutsche Gesellschaft für Humanes Sterben e. V.) (2026) DGHS berichtet über Freitodbegleitungen im Jahr 2025 und Kampagnenstart. https://www.dghs.de/ueber-uns/presse/presse-erklaerungen/artikel/dghs-berichtet-ueber-freitodbegleitungen-im-jahr-2025-und-kampagnenstart/. Zugegriffen: 24. Mär 2026
DGP (2021) Empfehlungen der Deutschen Gesellschaft für Palliativmedizin zum Umgang mit dem Wunsch nach Suizidassistenz in der Hospizarbeit und Palliativversorgung. https://www.dgpalliativmedizin.de/phocadownload/230512_Umgang_mit_Wunsch_nach_Suizidassistenz_B.pdf. Zugegriffen: 14. Sep 2025
DPR (Deutscher Pflegerat e. V.) (2015) Grundsatzpapier des DPR zur Diskussion um eine Gesetzesänderung zum Assistierten Suizid (Beihilfe zur Selbsttötung) und zur Tötung auf Verlangen. https://deutscher-pflegerat.de/profession-staerken/pressemitteilungen/grundsatzpapier-des-dpr-zur-diskussion-um-einegesetzesaenderung-zum-assistierten-suizid-beihilfe-zur-selbsttoetung-und-zur-toetung-auf-verlangen?hl=assistierter+suizid. Zugegriffen: 12. Jun 2026

DPR (Deutscher Pflegerat e. V.) (2025) Positionspapier „Die pflegerische Begleitung von Personen mit Todeswunsch“. https://deutscherpflegerat.de/download/2025-01-06__positionspapier_pflegerische_begleitung_bei_personen_mit_todeswunsch_final.pdf. Zugegriffen: 12. Jun 2026

DPR (Deutscher Pflegerat e. V.) (2026) Der Deutsche Pflegerat. Der Deutsche Pflegerat e.V.. https://deutscher-pflegerat.de/verband. Zugegriffen: 24. Mär 2026

Ditscheid B, Krause M, Lehmann T, Stichling K, Jansky M, Nauck F, Wedding U, Schneider W, Marschall U, Meißner W, Freytag A für die SAVOIR-Studiengruppe (2020) Palliativversorgung am Lebensende in Deutschland. Bundesgesundheitsbl 63(12):1502–1510. https://doi.org/10.1007/s00103-020-03240-6

Ditscheid B, Meissner F, Gebel C, Hennig B, Marschall U, Meißner W, Wedding U, Freytag A (2023) Inanspruchnahme von Palliativversorgung am Lebensende in Deutschland: zeitlicher Verlauf (2016–2019) und regionale Variabilität. Bundesgesundheitsbl 66(4):432–442. https://doi.org/10.1007/s00103-023-03683-7

Feinauer S, Haug PM, Klotz K, Heidenreich T, Riedel A (2023) Mit Wünschen nach Suizidassistenz professionell umgehen. Pflege Z 76(7):12–15. https://doi.org/10.1007/s41906-023-2102-x

Friesenecker B, Fruhwald S, Roden C (2023) Erweiterte Nomenklatur und Terminologie rund um die Situationen am Lebensende. Anästhesie Nachr 5(2):134–137. https://doi.org/10.1007/s44179-023-00145-y

Ghadimi M (2023) Palliativmedizin in der Onkologie: Empathie und Expertise. Forum 38(5):352–353. https://doi.org/10.1007/s12312-023-01244-2

Henking T (2015) Der ärztlich assistierte Suizid und die Diskussion um das Verbot von Sterbehilfeorganisationen. JR 2015(4):174–183. https://doi.org/10.1515/juru-2015-0013

Henking T (2022) Suizid und Suizidbeihilfe aus rechtlicher und ethischer Perspektive. Bundesgesundheitsbl 65(1):67–73. https://doi.org/10.1007/s00103-021-03469-9

Henking T (2025) Assistierter Suizid – die juristische Perspektive. Z Gerontol Geriat 58(1):28–32. https://doi.org/10.1007/s00391-024-02393-2

Hol H, Vatne S, Strømskag KE, Orøy A, Rokstad AMM (2023) Norwegian nurses' perceptions of assisted dying requests from terminally ill patients – A qualitative interview study. Nursing Inq 30(1):e12517. https://doi.org/10.1111/nin.12517

ICN (International Council of Nurses) (2021) Der ICN-Ethikkodex für Pflegefachpersonen. Deutsche Übersetzung. https://www.dbfk.de/media/docs/newsroom/publikationen/ICN_Code-of-Ethics_DE_WEB.pdf. Zugegriffen: 18. Aug 2025

Jacob E, Ristow L, Riedel A (2024) Haltung: Was bedeutet sie für die berufliche Praxis? Pflege Z 77(11):19–23. https://doi.org/10.1007/s41906-024-2717-6

Jacob E, Stratmann EM, Riedel A, Klotz K, Haug PM, Heidenreich T (2026) Suizidassistenz und -prävention brauchen Organisationsethik. Pflege Z 79(3):16–19.https://doi.org/10.1007/s41906-026-3001-8

Keller R (2011) Wissenssoziologische Diskursanalyse: Grundlegung eines Forschungsprogramms. 3. Aufl. VS Verlag, Wiesbaden. https://doi.org/10.1007/978-3-531-92058-0

Kern M, Stanze H (2025) Professionelle Haltung. In: Stanze H, Riedel A (Hrsg) Moral Distress und Moral Injury – Sensibilität, Verantwortung und Sorge in der Palliative Care, 1. Aufl. Kohlhammer, Stuttgart, S 265–282. https://doi.org/10.17433/978-3-17-044579-6

Klotz K, Riedel A (2025) Ethik-Kodizes für die Pflege. In: Riedel A, Linde AC (Hrsg) Ethische Reflexion in der Pflege: Konzepte – Werte – Phänomene, 2. Aufl. Springer, Berlin, S 13–16. https://doi.org/10.1007/978-3-662-70612-1_2

Klotz K, Seidlein AH, Riedel A (2025a) Moralische Herausforderungen für Pflegefachpersonen in der Langzeitpflege im Spannungsfeld zwischen Palliative Care und Suizidassistenz. In: Stanze H, Riedel A (Hrsg) Moral Distress und Moral Injury – Sensibilität, Verantwortung und Sorge in der Palliative Care, 1. Aufl. Kohlhammer, Stuttgart, S 247–264. https://doi.org/10.17433/978-3-17-044579-6

Klotz K, Seidlein AH, Riedel A (2025b) Todes- und Suizidwünsche – Ethische Herausforderungen in der Pflege. Springer, Berlin. https://doi.org/10.1007/978-3-662-71019-7

Klotz K, Heidenreich T, Haug PM, Feinauer S, Riedel A (2025c) Nurses' Experience of Moral Distress in the Context of Medical Assistance in Dying (MAiD): A Systematic Review. Ethik Med 37(4):585–619. https://doi.org/10.1007/s00481-025-00887-0

Klotz K, Haug PM, Heidenreich T, Stratmann EM, Jacob E, Riedel A (2025d) Assisted Suicide and Suicide Prevention: Ethical Perspectives, Attitudes and Challenges for Nurses in Long-Term Care – A Qualitative Focus Group Study. Healthcare 13(24):1–25. https://doi.org/10.3390/healthcare13243263

Kremeike K, Perrar KM, Voltz R (2023) Das Phänomen Todeswunsch in der Palliativversorgung. In: Kremeike K, Perrar KM, Voltz R (Hrsg) Palliativ & Todeswunsch, 1. Aufl. Kohlhammer, Stuttgart, S 17–27

Lehmeyer S, Riedel A (2022) Ethikkompetenzentwicklung zukünftiger Pflegefachpersonen. In: Riedel A, Lehmeyer S (Hrsg) Ethik im Gesundheitswesen. Springer, Berlin, S 11–25. https://doi.org/10.1007/978-3-662-58685-3_101-1

Leitlinienprogramm Onkologie (2020) Erweiterte S3-Leitlinie Palliativmedizin für Patienten mit einer nicht heilbaren Krebserkrankung. AWMF-Registernummer: 128/001-OL. AWMF Online. https://www.leitlinienprogramm-onkologie.de/fileadmin/user_upload/Downloads/Leitlinien/Palliativmedizin/Version_2/LL_Palliativmedizin_2.1_Langversion.pdf. Zugegriffen: 18. Aug 2025

Linde AC (2025a) Lebensqualität. In: Riedel A, Linde AC (Hrsg) Ethische Reflexion in der Pflege: Konzepte – Werte – Phänomene, 2. Aufl. Springer, Berlin, Heidelberg, S 79–89. https://doi.org/10.1007/978-3-662-70612-1_10

Linde AC (2025b) Ethik in alltäglichen pflegerischen Situationen erkennen. In: Riedel A, Linde AC (Hrsg) Ethische Reflexion in der Pflege: Konzepte – Werte – Phänomene, 2. Aufl. Springer, Berlin, Heidelberg, S 69–76. https://doi.org/10.1007/978-3-662-70612-1_9

Lindner R (2025) Suizidprävention und assistierter Suizid – unvereinbar? Z Gerontol Geriat 58(1):23–27. https://doi.org/10.1007/s00391-024-02394-1

Löffler EM (2022) Haltung und professionelles Handeln in sozialen Berufen – Eine qualitative Untersuchung am Beispiel von Pflegefachkräften in ambulanten Pflegediensten. 1. Aufl. Beltz Juventa, Weinheim, Basel.

Melching H (2015) Faktencheck Gesundheit: Palliativversorgung Modul 2 – Strukturen und regionale Unterschiede in der Hospiz- und Palliativversorgung. Bertelsmann Stiftung. https://faktencheck-gesundheit.de/fileadmin/files/BSt/Publikationen/GrauePublikationen/Studie_VV__FCG_Versorgungsstrukturen-palliativ.pdf. Zugegriffen: 18. Aug 2025

Monteverde S (2020) Grundlagen der Pflegeethik. In: Monteverde S (Hrsg) Handbuch Pflegeethik – Ethisch denken und handeln in der Praxisfeldern der Pflege, 2. Aufl. Kohlhammer, Stuttgart, S 21–44. https://doi.org/10.17433/978-3-17-035925-3

NaSPro (Nationales Suizidpräventionsprogramm) (2025) Suizide in Deutschland 2024. https://www.naspro.de/dl/Suizidzahlen2024.pdf. Zugegriffen: 24. Mär 2026

Nationale Akademie der Wissenschaften Leopoldina und Union der deutschen Akademien der Wissenschaften (2015) Palliativversorgung in Deutschland – Perspektiven für Praxis und Forschung. 1. Aufl. https://www.leopoldina.org/uploads/tx_leopublication/2015_Palliativversorgung_LF_DE.pdf. Zugegriffen: 18. Aug 2025

Nauck F (2015) Schwieriges Versprechen? – Wenn Palliativmedizin an Grenzen kommt. Spiritual Care 4(3):259–272. https://doi.org/10.1515/spircare-2015-0053

Ohnsorge K, Gudat H, Rehmann-Sutter C (2014a) What a wish to die can mean: reasons, meanings and functions of wishes to die, reported from 30 qualitative case studies of terminally ill cancer patients in palliative care. BMC Palliat Care 13(38):1–14. https://doi.org/10.1186/1472-684X-13-38

Ohnsorge K, Gudat H, Rehmann-Sutter C (2014b) Intentions in wishes to die: analysis and a typology – A report of 30 qualitative case studies of terminally ill cancer patients in palliative care. Psychooncology 23(9):1021–1026. https://doi.org/10.1002/pon.3524

Ohnsorge K, Rehmann-Sutter C, Streeck N, Gudat H (2019) Wishes to die at the end of life and subjective experience of four different typical dying trajectories. A qualitative interview study. PLoS ONE 14(1):e0210784. https://doi.org/10.1371/journal.pone.0210784

Ostgathe C, Alt-Epping B, Golla H, Gaertner J, Lindena G, Radbruch L, Voltz R (2010) Non-cancer patients in specialized palliative care in Germany: what are the problems? Palliat Med 25(2):148–152. https://doi.org/10.1177/0269216310385370

Peisah C, Sheppard A, Leung KC (2023) Objections to assisted dying within institutions: systemic solutions for rapprochement. BMC Med Ethics 24(1)100:1–4. https://doi.org/10.1186/s12910-023-00981-2

Pesut B, Thorne S, Greig M, Fulton A, Janke R, Vis-Dunbar M (2019) Ethical, policy, and practice implications of nurses' experiences with assisted death: A Synthesis. Adv Nurs Sci 42(3):216–230. https://doi.org/10.1097/ANS.0000000000000276

Radbruch L, Payne S (2009) White Paper on standards and norms for hospice and palliative care in Europe: part 1. Eur J Palliat Care 16(6):278–289.

Radbruch L, De Lima L, Knaul F, Wenk R, Ali Z, Bhatnaghar S, Blanchard C, Bruera E, Buitrago R, Burla C, Callaway M, Munyoro EC, Centeno C, Cleary J, Connor S, Davaasuren O, Downing J, Foley K, Goh C, Gomez-Garcia W, Harding R, Khan QT, Larkin P, Leng M, Luyirika E, Marston J, Moine S, Osman H, Pettus K, Puchalski C, Rajagopal MR, Spence D, Spruijt O, Venkateswaran C, Wee B, Woodruff R, Yong J, Pastrana T (2020) Redefining palliative care – A new consensus-based definition. J Pain Symptom Manage 60(4):754–764. https://doi.org/10.1016/j.jpainsymman.2020.04.027

Rehmann-Sutter C, Lehnert H (2016) Ethische Aspekte der Palliativmedizin. Internist 57(10):946–952. https://doi.org/10.1007/s00108-016-0129-4

Reiter-Theil S, Wetterauer C, Frei IA (2018) Taking one's own life in hospital? patients and health care professionals Vis-à-Vis the Tension between Assisted Suicide and Suicide Prevention in Switzerland. Int J Environ Res Public Health 15(6):1–14. https://doi.org/10.3390/ijerph15061272

Richardson S (2023) An international expansion in voluntary euthanasia/assisted dying: The implications for nursing. Int Nurs Rev 70(1):117–126. https://doi.org/10.1111/inr.12807

Riedel A (2020) Palliative Sedierung im stationären Hospiz – Konstruktion einer Ethik-Leitlinie mittels partizipativer Forschung. Vandenhoeck & Ruprecht, Göttingen.

Riedel A (2022) Ethische Herausforderungen in der Pflege. In: Marckmann G (Hrsg) Praxisbuch Ethik in der Medizin, 2. Aufl. Medizinisch Wissenschaftliche Verlagsgesellschaft, Berlin, S 125–138.

Riedel A (2025) Leiden. In: Riedel A, Linde AC (Hrsg) Ethische Reflexion in der Pflege: Konzepte – Werte – Phänomene, 2. Aufl. Springer, Berlin, Heidelberg, S 105–115. https://doi.org/10.1007/978-3-662-70612-1_12

Riedel A, Lehmeyer S (2022) Palliative Care und Total Pain – Bezugspunkte für ethisch begründete Entscheidungen in der stationären Langzeitpflege. In: Riedel A, Lehmeyer S (Hrsg) Ethik im Gesundheitswesen. Springer, Berlin, S 1–34. https://doi.org/10.1007/978-3-662-58685-3_101-1.

Riedel A, Klotz K, Heidenreich H (2024a) Ethische Aspekte von Todes- und Suizidwünschen älterer Menschen in der Pflege und für Pflegefachpersonen. Ethik Med 36(3):263–281. https://doi.org/10.1007/s00481-024-00822-9

Riedel A, Klotz K, Seidlein AH (2024b) Assistierter Suizid und die ethischen Implikationen für die Pflegefachpersonen. In Riedel A, Lehmeyer S (Hrsg) Ethik im Gesundheitswesen. Springer, Berlin, S 1–13. https://doi.org/10.1007/978-3-662-58685-3_102-1.

Riedel A, Giese C, Rabe M, Böck S (2022) Pflege und assistierter Suizid: gesellschaftliche Verantwortung und ethische Implikationen – Denkanstöße für Profession und Gesellschaft (15. August 2022). Ethik Med 34(4):709–714. https://doi.org/10.1007/s00481-022-00720-y

Riedel A, Feinauer S, Jacob E, Haug PM, Klotz K, Heidenreich T (2025) Nurses' Roles and Responsibilities in Suicide Prevention: A Scoping Review. BMC Nurs 24(1):1–15. https://doi.org/10.1186/s12912-025-04009-5

Rodríguez-Prat A, Balaguer A, Booth A, Monforte-Royo C (2017) Understanding patients' experiences of the wish to hasten death: an updated and expanded systematic review and meta-ethnography. BMJ Open 7(9):1–13. https://doi.org/10.1136/bmjopen-2017-016659

Rodríguez-Prat A, Pergolizzi D, Crespo I, Julià-Torras J, Balaguer A, Kremeike K, Voltz R, Monforte-Royo C (2024) The wish to hasten death in patients with life-limiting conditions. A systematic overview. J Pain Symptom Manage 68(2):e91–e115. https://doi.org/10.1016/j.jpainsymman.2024.04.023

Saunders C (1993) Introduction – 'History and Challenge'. In: Saunders C, Sykes N (Hrsg) The management of terminal malignant disease, 3. Aufl. Hodder Arnold, London, S 1–14.

Schneider B, Reif A, Wagner B, Wolfersdorf M (2022) Warum brauchen wir Leitlinien für Suizidprävention? Bundesgesundheitsbl 65(1):56–66. https://doi.org/10.1007/s00103-021-03468-w

Schnell MW, Seidlein AH (2016) Ethik als Schutzbereich – Wissen, Haltung, Handlung. PADUA 11(4):227–231. https://doi.org/10.1024/1861-6186/a000320

Schrems B (2020) Vulnerabilität in der Pflege – Was verletzlich macht und Pflegende darüber wissen müssen. 1. Aufl. Beltz Juventa, Weinheim, Basel.

Schwartz J, Batzler YN, Schallenburger M, Scherg A, Jansen J, Meier S, Küppers R, Melching H, Grabenhorst U, Nehls W, Bausewein C, Neukirchen M (2025) Umgang mit assistiertem Suizid – Kenntnisse, Einstellungen und Erfahrungen von Mitgliedern der Deutschen Gesellschaft für Palliativmedizin. Bundesgesundheitsbl 68(2):141–149. https://doi.org/10.1007/s00103-024-03960-z

Scorna U, George WM, Weber K (2022) Ethische Dimensionen der Begleitung Sterbender – Eine qualitative Erhebung der Bedingungen des Sterbeprozesses in deutschen Pflegeeinrichtungen. Pflege & Ges 27(4):337–354. https://doi.org/10.3262/PUG2204337

Statista (2026) Anzahl der Sterbefälle durch Suizide in Deutschland in den Jahren von 1980 bis 2024. https://de.statista.com/statistik/daten/studie/583/umfrage/sterbefaelle-durch-vorsaetzliche-selbstbeschaedigung/. Zugegriffen: 24. Mär 2026

Stolberg M (2007) „Cura palliativa". Begriff und Diskussion der palliativen Krankheitsbehandlung in der vormodernen Medizin (ca. 1500–1850). Medizinhist J 42(1):7–29. https://doi.org/10.2307/25805413

Streeck N (2022) Sterbewünsche. In: Riedel A, Lehmeyer S (Hrsg) Ethik im Gesundheitswesen. Springer, Berlin, S 717–733. https://doi.org/10.1007/978-3-662-58680-8

Temel JS, Greer JA, Muzikansky A, Gallagher ER, Admane S, Jackson VA, Dahlin CM, Blinderman CD, Jacobsen J, Pirl WF, Billings JA, Lynch TJ (2010) Early Palliative Care for Patients with Metastatic Non-Small-Cell Lung Cancer. The N Engl J Med 363(8):733–742. https://doi.org/10.1056/NEJMoa1000678

Turiaux J, Burner-Fritsch IS, Fegg M, Marckmann G, Bausewein G (2026) Anfragen zu und Praxis von Suizidassistenz – Ergebnisse einer Befragung unter Mitgliedern der Deutschen Gesellschaft für Palliativmedizin (DGP). Bundesgesundheitsbl 69(3):306–318. https://doi.org/10.1007/s00103-025-04087-5

Verein Sterbehilfe (2025) Jahresrückblick 2024 in Zahlen. https://www.sterbehilfe.de/jahresrueckblick-2024-in-zahlen/. Zugegriffen: 24. Mär 2026

Voltz R, Boström K, Dojan T, Rosendahl C, Gehrke L, Shah-Hosseini K, Kremeike K (2022) Is trained communication about desire to die harmful for patients receiving palliative care? A cohort study. Palliat Med 36(3):489–497. https://doi.org/10.1177/02692163211065671

WHO (World Health Organization) (2002) WHO Definition of Palliative Care 2002. https://www.dgpalliativmedizin.de/images/stories/pdf/WHO_Definition_2002_Palliative_Care_englisch-deutsch-2.pdf. Zugegriffen: 14. Sep 2025

WHO (World Health Organization) (2020) Palliative care. https://www.who.int/news-room/fact-sheets/detail/palliative-care. Zugegriffen: 14. Sep 2025

Wilson KG, Dalgleish TL, Chochinov HM, Chary S, Gagnon PR, Macmillan K, De Luca M, O'Shea F, Kuhl D, Fainsinger RL (2016) Mental disorders and the desire for death in patients receiving palliative care for cancer. BMJ Support Palliat Care 6(2):170–177. https://doi.org/10.1136/bmjspcare-2013-000604

Winkler B (2024) Suizidhilfe durch Ärzt*innen – zwischen Dürfen, Können und Sollen. In: Bozzaro C, Richter G, Rehmann-Sutter C (Hrsg) Ethik des assistierten Suizids: Autonomien, Vulnerabilitäten, Ambivalenzen. transcript, Bielefeld, S 59–71. https://doi.org/10.14361/9783839467923

# Das österreichische Sterbeverfügungsgesetz und seine Implikationen für Pflege und Suizidprävention

9

Sabine Pleschberger und Marlene Werner

**Zusammenfassung**

Wie in vielen Ländern wurde auch in Österreich in jüngster Vergangenheit mit dem Sterbeverfügungsgesetz eine Möglichkeit für straffreie Suizidassistenz geschaffen. In diesem Beitrag werden die gesetzlichen Regelungen dargestellt, kritisch reflektiert und ihre Implikationen für die professionelle Pflege und ihr Handeln gegenüber Menschen mit Sterbe-/Todeswunsch aufgezeigt. Mit diesem Gesetz geht die Notwendigkeit einher, Suizide im Hinblick auf suizidpräventives Handeln auszudifferenzieren, wodurch deutlich wird, wie eng die pflegefachlichen mit den gesellschaftspolitischen Dimensionen verschränkt sind.

## 9.1 Hintergrund und Einführung

In Österreich war – anders als etwa in Deutschland – bis zum 1. Januar 2022 die Beihilfe zur Selbsttötung gemäß § 78 Strafgesetzbuch (StGB) ausnahmslos verboten, und sie stand im Gegensatz zur Schweiz auch ausnahmslos unter Strafe (vgl. Pleschberger 2023). Für eine umfassende Suizidprävention andererseits war die Ausgangslage im „suizidfeindlichen" Österreich aus vielerlei Gründen schwierig, so der internationale Pionier auf diesem Gebiet, Erwin Ringel (1927–1994), in seinem bekannten Buch *Die österreichische Seele* (Ringel 1985).

S. Pleschberger (✉) · M. Werner
Zentrum für Public Health,, Medizinische Universität Wien, Wien, Österreich
E-Mail: sabine.pleschberger@meduniwien.ac.at

M. Werner
E-Mail: marlene.werner@meduniwien.ac.at



A. Riedel et al. (Hrsg.), *Suizidprävention in der Pflege*,
https://doi.org/10.1007/978-3-662-72796-6_9

Wie in einigen anderen Ländern auch erfolgte in Österreich die Legalisierung der Suizidassistenz infolge der Entscheidung eines Höchstgerichtes: Mit dem Spruch des Verfassungsgerichtshofs (VfGH) im Dezember 2020 wurde ein neues, umfassendes Recht auf freie Selbstbestimmung geschaffen. Darin ist das Recht auf ein menschenwürdiges Sterben inkludiert als das Recht, selber zu bestimmen, „ob und aus welchen Gründen jemand sein Leben würdevoll beenden will" (Weber 2022, S. 12).[1] Ergänzend dazu wurde in der Entscheidung auf Gefahren des Missbrauches hingewiesen und explizit gefordert, Zugang zu palliativmedizinischer Versorgung für alle Betroffenen zu schaffen. Binnen eines Jahres, so die Forderung des Gerichts, musste die Beihilfe zur Selbsttötung entsprechend neu gesetzlich geregelt werden.[2] So trat am 01.01.2022 mit dem neuen Sterbeverfügungsgesetz (StVfG) eine Regelung der Suizidbeihilfe in Kraft. Zeitgleich wurde ebenfalls das Hospiz- und Palliativfondsgesetz (HosPalFG) erlassen, mit dem langfristig der Ausbau und die (Regel-)Finanzierung von Angeboten der Hospiz- und Palliativversorgung geregelt und sichergestellt werden sollen (vgl. Leiss und Leupold 2024).[3]

Diese Entwicklung fußte in Österreich weder auf längeren gesellschaftspolitischen Debatten noch waren sie juristisch absehbar und entsprechend vorbereitet worden. Zwar gab es etwa seit 20 Jahren immer wieder Vorstöße zur Liberalisierung von Sterbehilfe bzw. zur Abschaffung des § 78 StGB, aber diese wurden politisch stets nahezu einhellig abgelehnt (vgl. Halmich und Klein 2023) und dies auch juristisch gestützt: Während also der VfGH noch im Jahr 2016 keinen Zweifel an der Verfassungskonformität jeglichen Verbots der Hilfeleistung beim Suizid gehegt hatte, wurde im Dezember 2020 eine fast radikale Kehrtwendung vollzogen (Weber 2022).

Angesichts der o. g. Ausgangslage und der Komplexität der Materie war die Fristsetzung von einem Jahr knapp bemessen, und der Prozess zur Einbindung möglichst vieler relevanter Perspektiven brachte das Aufeinanderprallen nahezu unvereinbarer Positionen gut zum Ausdruck (BMJ 2021). Schließlich wurde ein Gesetz erlassen, das dem Anliegen des VfGH auf Selbstbestimmung Rechnung tragen, die Praxis der Suizidassistenz aber nicht in etablierte Institutionen des Gesundheitssystems verankern sollte, insbesondere da sich die verfasste Ärzteschaft dagegen ausgesprochen hatte (vgl. Halmich und Klein 2023). Orientierungsgebend war somit das Jahre zuvor erlassene Patientenverfügungsgesetz (PatVG).

[1] Für eine ausführliche Darstellung der Argumentation seitens des VfGH sei auf Weber (2022) verwiesen.

[2] Anderenfalls wäre die Aufhebung des geltenden Verbotes jeglicher Beihilfe zum Suizid uneingeschränkt in Kraft getreten, d. h. Suizidbeihilfe ohne Einschränkungen oder Schutzbestimmungen straffrei geworden.

[3] Dieses Gesetz wurde seit mehreren Jahren in Abstimmung zwischen Bund, Ländern, Sozialversicherungsträgern sowie Interessenvertretungen von Trägern bzw. Anbietern von Hospizarbeit und Palliative Care entwickelt. Für den Zeitraum 2022–2024 wurden 324 Mio. € zur Verfügung gestellt (vgl. Leiss und Leupold 2024).

Die im Vorfeld des Gesetzes unter großem (Zeit-)Druck erstellten Positionspapiere verschiedener Standesvertretungen bzw. Berufsgruppen, Fachgesellschaften oder Trägerorganisationen mussten ebenso rasch durch Stellungnahmen zur konkreten Übersetzung der Vorgaben in Prozesse und Verfahren ersetzt bzw. angepasst werden. Insbesondere die größte Berufsgruppe, die Gesundheits- und Krankenpflegeberufe, traf diese Entwicklungen unvorbereitet, und eine professionsspezifische Auseinandersetzung mit den Konsequenzen, mit denen die gesetzlichen Änderungen für die Pflegepraxis verbunden sind, steht bis dato aus (vgl. ÖGKV 2023).[4] Eine Studie im Kontext der Langzeitpflege aus dem Jahr 2022 förderte große Unsicherheiten zutage, auch bei Führungskräften (Werner et al. 2025), ähnlich stellte sich die Situation in der Palliativversorgung dar (Kitta et al. 2023; Zeilinger et al. 2025). Das dabei zu beobachtende Interesse an juristischen Aspekten trägt zwar der Notwendigkeit Rechnung, als Berufsangehörige*r über den gesetzlichen Rahmen informiert zu sein (Neumayr et al. 2021; Steiner 2023), es ersetzt aber in keiner Weise eine ethische Auseinandersetzung und Positionierung der Pflegeberufe, insbesondere auch im Kontext von Suizidprävention (Feinauer et al. 2024).

Pflegeethische Arbeiten und Beiträge, die in jüngerer Vergangenheit im deutschen Sprachraum dazu erschienen sind, bieten durchaus auch für die Entwicklungen hierzulande zahlreiche orientierungsgebende Anknüpfungspunkte (Riedel 2024; Giese 2025; Monteverde 2025). Wir möchten in unserem Beitrag ergänzend dazu auf Charakteristika und Besonderheiten eingehen, die sich aus der österreichischen Regelung und den Erfahrungen damit ergeben. Von Interesse sind dabei besonders pflegeethische und -praktische Auswirkungen mit Blick auf die Suizidprävention. Dies erfordert zunächst eine Darstellung des gesetzlichen Rahmens der Suizidbeihilfe in Österreich.

## 9.2 Das Sterbeverfügungsgesetz und seine Charakteristika

Das im Jahr 2022 in Kraft getretene StVfG regelt die Suizidassistenz dahingehend, dass Personen, die ihr Leben freiwillig beenden möchten, unter bestimmten Voraussetzungen das Recht eingeräumt wird, eine sogenannte *Sterbeverfügung* (StV) zu errichten. Des Weiteren werden mit dem Gesetz sämtliche Aspekte rund um die Abgabe des letalen Präparates bestimmt.

---

[4] Dafür lassen sich viele Gründe anführen: Neben der bereits erwähnten Kurzfristigkeit und zeitlichen Dynamik rund um das VfGH-Urteil und den Gesetzeserlass ist in Österreich nur eine Minderheit der Berufsangehörigen berufsverbandlich organisiert. Viele Interessen werden von den Gewerkschaften oder der Arbeiterkammer vertreten, für die eine Pflichtmitgliedschaft für alle angestellten Berufsangehörigen besteht. Im Hinblick auf berufsethische Interessen ergibt sich daraus eine Leerstelle. Hinzu kommt, ähnlich wie in Deutschland, eine im internationalen Vergleich verzögerte Akademisierung mit einer geringen hochschulischen Verankerung der Pflegewissenschaft, womit die Rahmenbedingungen, sich pflegeethischen Fragen zu widmen, unzureichend sind (vgl. Flaiz 2022).

*Voraussetzung* für die Errichtung einer wirksamen StV ist gemäß § 6 Abs. 1 StVfG, dass die betreffende Person österreichische/r Staatsbürger*in, volljährig und (zweifelsfrei) entscheidungsfähig ist. Darüber hinaus muss sie an einer unheilbaren, zum Tod führenden Krankheit oder an einer schweren, dauerhaften Krankheit mit Symptomen leiden, deren Folgen die betroffene Person in ihrer Lebensführung dauerhaft beeinträchtigen und mit einem Leidenszustand einhergehen, der nicht anders abwendbar ist (§ 6 Abs. 3 StVfG). Der Wille zur Selbsttötung muss frei von Irrtum, Täuschung, Zwang oder äußerer Einflussnahme zustande kommen (vgl. § 6 Abs. 2 StVfG).

Personen, die bei der Durchführung der Selbsttötung Hilfe leisten, müssen ebenfalls volljährig sein und sich eigenverantwortlich und freiwillig zur Unterstützung entscheiden. Ihre Bereitschaft ist in der StV festzuhalten (§ 3 Abs. 1 StVfG), es kann niemand zur Hilfeleistung verpflichtet werden. Unter „Hilfeleistung" wird die physische Unterstützung bei der Durchführung lebensbeendender Maßnahmen verstanden (§ 3 Abs. 1 Z 4 StVfG). Die Handlungshoheit muss jedoch stets bei der sterbewilligen Person selbst bleiben. Ärztliche Aufklärung und die formale Errichtung der Verfügung gehören nicht zu den Hilfeleistungen im o. g. Sinn.

Der Prozess der Errichtung einer StV bis hin zur Ausgabe des letalen Präparates, einschließlich der Verpflichtung seiner sicheren Verwahrung sowie Rückgabe im Fall einer „Aufgabe des Sterbewillens" bzw. eines natürlichen Todes, ist detailliert im StVfG geregelt. Alle weiteren Aspekte der Durchführung liegen außerhalb der Zuständigkeit des Gesundheits- oder Sozialwesens oder einer anderen Körperschaft. Sie wurden gewissermaßen „per Gesetz privatisiert": Die Durchführung hinsichtlich des Zeitpunktes, Ortes bzw. ob mit oder ohne Unterstützung Dritter liegt ausschließlich bei der sterbewilligen Person.

**Prozess der Errichtung einer Sterbeverfügung gemäß StVfG (2021)**

- Für die Errichtung einer StV müssen zwei ärztliche Gutachten eingeholt werden, eines davon von einer Ärztin/einem Arzt mit palliativmedizinischer Qualifikation. Die Inhalte dieser Konsultation sind folgendermaßen gesetzlich definiert (vgl. Halmich und Klein 2023):
  - Im Rahmen der Begutachtung müssen diese Ärzt*innen über mögliche alternative Behandlungs- und Versorgungsmöglichkeiten – insbesondere Angebote der Hospiz- und Palliativversorgung, die Möglichkeit der Patientenverfügung sowie psychotherapeutische Unterstützungsangebote und suizidpräventive Beratung – informieren.
  - Die Ärzt*innen sind dafür verantwortlich, festzustellen, dass die antragstellende Person frei entscheidet und die weiteren Voraussetzungen erfüllt (u. a. Vorliegen eines nicht behandelbaren Leidens).
  - Sollte sich ein Hinweis darauf ergeben, dass bei der sterbewilligen Person eine krankheitswertige psychische Störung vorliegt und diese den Sterbe-/Todeswunsch hervorruft, ist vor der Errichtung eine Abklärung einschließlich einer Beratung durch eine/n klinische/n Psycholog*in oder Psychotherapeut*in oder ein/e Fachärzt*in für Psychiatrie zu veranlassen.

  - Schließlich umfasst die ärztliche Aufklärung Details zur Dosierung des letalen Präparates (zumeist Natrium-Pentobarbital) sowie zu Einnahmeform und möglichen Komplikationen.
- Nach einer 12-wöchigen Wartefrist (2 Wochen für Menschen in terminaler Phase) kann die StV bei einer *Patientenanwaltschaft oder einem Notariat* errichtet werden (§ 8 StVfG).
- Mit der StV kann das entsprechende Präparat von der sterbewilligen Person oder (einer) der hilfeleistenden Person(en) in einer *öffentlichen Apotheke* abgeholt werden (§ 11 Abs. 2 StVfG).

Weiteren nachfolgenden Klagen beim VfGH wurde im Jahr 2024 in zwei Punkten stattgegeben: So wird nun ein verkürztes Prozedere für die weitere Gültigkeit einer StV nach Ablauf der Einjahresfrist ermöglicht, und Regelungen zum Werbeverbot wurden teilweise als verfassungswidrig aufgehoben (VfGH 2024). Seit 01.01.2025 ist es eindeutig erlaubt, eine (sachliche) Information darüber abzugeben, dass man als Person oder Institution eine Hilfeleistung bei der Durchführung der lebensbeendenden Maßnahme anbietet. Auch eine Ankündigung (z. B. auf Websites oder Folder) dieses Angebots zur Hilfeleistung ist rechtlich zulässig (vgl. Halmich 2025).[5]

**Dokumentation bzw. Monitoring**

Zur Verhinderung mehrfachen Bezuges sowie zur Erfassung relevanter Daten wurde gemäß § 9 StVfG vom zuständigen Bundesministerium ein Sterbeverfügungsregister eingerichtet, in das die Notariate bzw. die Patientenanwaltschaften errichtete Sterbeverfügungen einmelden (§ 9 StVfG). Gemäß Vorgaben der Totenbeschau müssen assistierte Suizide gesondert vermerkt werden, sodass seit 2022 in der Todesursachenstatistik assistierte Suizide in den Suizidzahlen entsprechend abgebildet werden können (BMSGPK 2025). Eine Erfassung, ob nach der Abgabe des entsprechenden Präparates durch eine Apotheke dieses auch tatsächlich verwendet wurde, erfolgt auf diesem Wege nicht, da lediglich die zurückgegebenen Mittel im Register vermerkt werden.

Das Gesundheitsministerium erteilte mit Stand 01.05.2025 dahingehend Auskunft, dass österreichweit seit Inkrafttreten des Gesetzes (im Januar 2022) 670 Sterbeverfügungen errichtet wurden, es wurden 556 Präparate abgegeben und 88 Präparate in Apotheken zurückgegeben (Halmich 2025). Die Meldungen der Todesursachenstatistik erfolgen dazu zeitlich verzögert, für das Jahr 2024 werden dort 112 assistierte Suizide angegeben (vgl. BMSGPK 2025).

Die Österreichische Palliativgesellschaft (OPG) hat die Plattform *ASCIRS* eingerichtet, wo Berichte zu vollendeten, abgebrochenen oder lediglich angefragten

[5] Lediglich das Anpreisen an einen unbestimmten Kreis, das als Beeinflussung gesehen werden kann, bleibt weiterhin verboten (vgl. Halmich 2025).

assistierten Suiziden anonymisiert eingegeben werden können, um auf diesem Wege konkrete Erfahrungen mit der Praxis der Umsetzung des Gesetzes zu sammeln (www.ascirs.at).

## 9.3 Kritik an der gesetzlichen Regelung in Österreich

Eine umfassende Analyse des Gesetzes aus multiprofessioneller und interdisziplinärer Sicht steht für Österreich noch aus und kann auch an dieser Stelle nicht erfolgen. Im Vergleich zur Situation und den Debatten in Deutschland kann das Vorliegen einer gesetzlichen Bestimmung, die den Zugang zur Suizidassistenz auf definierte Gruppen über das Kriterium der „Freiverantwortlichkeit" hinaus einschränkt, als positiv betrachtet werden. Dies nicht zuletzt angesichts der Kurzfristigkeit und der geringen Auseinandersetzung damit im Vorfeld. Gleichwohl sind unter Berücksichtigung der Expertise zur Suizidprävention einige kritikwürdige Aspekte anzuführen:

- Jegliche Erleichterung des Zugangs zu Suizidmitteln wird aus suizidpräventiver Sicht kritisch bewertet, da wissenschaftlich belegt ist, dass Einschränkungen des Zugangs zu Suizidmitteln zu den wirksamsten suizidpräventiven Maßnahmen zählen (Schneider et al. 2023). Mit dem StVfG (2021) werden nun Suizidmittel in privaten Haushalten zugänglich gemacht, und sind über einen relativ langen Zeitraum verfügbar. So konterkariert das StVfG eine grundsätzliche suizidpräventive Strategie (Kapitany und Niederkrotenthaler 2022). Zudem kann dies Suizide auslösen, die auf Basis einer anderen spezifischen Problemlage entstehen als jener, die im ursprünglichen Wunsch zum assistierten Suizid bestand (Kapitany und Niederkrotenthaler 2022).
- Im Begutachtungsprozess ist gesetzlich vorgesehen, dass bei mindestens einer der Ärzt*innen eine palliativmedizinische Expertise vorausgesetzt wird, eine psychiatrische Expertise hingegen muss nur im „Verdachtsfall" eingeholt werden. Es wird jedoch infrage gestellt, dass psychische Erkrankungen im Rahmen einer einmaligen Konsultation (Aufklärungsgespräch) im Vorfeld der Errichtung einer StV ausreichend erkannt werden (Kapitany und Niederkrotenthaler 2022). Ähnlich problematisch wird dies im Hinblick auf die Expertise im Bereich der Geriatrie gesehen, wo das mit zunehmendem Alter erhöhte Suizidrisiko ebenfalls spezifische Herausforderungen an die Diagnostik stellt (Frühwald und Pinter 2021). Seitens des Berufsverbands für die Pflege (ÖGKV) wird dazu kritisiert, dass gesetzlich eine Begutachtung von Ärztinnen und Ärzten, die in der Regel keine Kenntnis über die jeweilige Person haben, vorgeschrieben ist, während Pflegepersonen, die etwa in der häuslichen sowie stationären Langzeitpflege wichtige Informationen und Beobachtungen zur Einschätzung der Dauerhaftigkeit und Festigkeit des Entschlusses beisteuern könnten, keine Rolle eingeräumt wird (ÖGKV 2023).
- Die o. g. Problematik wird noch dadurch verschärft, dass das Aufklärungsgespräch und die Beurteilung des Wunsches zum selben Termin stattfinden

können (Kapitany und Niederkrotenthaler 2022). Um zudem Sicherheit über die Dauerhaftigkeit und Festigkeit des Suizidwunsches herzustellen, wäre es gemäß suizidpräventiver Expertise sinnvoll, zumindest sechs Monate Wartefrist einzuräumen (Kapitany und Niederkrotenthaler 2022). Laut StVfG (2021) hingegen kann eine StV nach zwölf Wochen ab der ersten ärztlichen Aufklärung (§ 8 StVfG) errichtet werden, und falls zu diesem Zeitpunkt das Eintreten einer terminalen Phase bei unheilbarer, zum Tod führender Erkrankung festgestellt wird, verkürzt sich diese Frist auf zwei Wochen (Halmich und Klein 2023).
- Die Suizident*innen werden mit dem Suizidmittel sich selbst überlassen. Die Gefahr ist groß, dass Dritte in eine traumatisierende Situation hineingezogen werden, etwa Angehörige im privaten Umfeld (auch Minderjährige) (Kapitany und Niederkrotenthaler 2022), bei Komplikationen betrifft dies z. B. auch Ersthelfer*innen. Auch der ÖGKV attestiert einen Bedarf an professioneller Unterstützung für alle beteiligten Personen während des ganzen Prozesses (ÖGKV 2023).

## 9.4 Besondere bereichs- und berufsspezifische Herausforderungen

Die im Gesetz angelegte Verortung der Verantwortung für die Durchführung des assistierten Suizids im privaten Umfeld der sterbewilligen Person wirft in der Praxis noch weitere komplexe ethische, organisatorische und berufliche Fragestellungen auf. Denn die definierten Kriterien zur Errichtung einer StV treffen in erster Linie auf Personen zu, die sich aufgrund ihrer fortgeschrittenen schweren Erkrankung entweder in einer stationären Einrichtung befinden oder im häuslichen Umfeld betreut werden. Auch in letzterem Fall kann mit hoher Wahrscheinlichkeit von einem kontinuierlichen Kontakt mit/zu Angehörigen der Gesundheitsberufe, insbesondere der Pflege, ausgegangen werden. Dieser Umstand wird im Gesetz jedoch nicht berücksichtigt. Somit müssen ethische Aspekte im Zusammenhang mit den geltenden rechtlichen Bestimmungen sowohl auf Ebene der Organisationen als auch auf der der Professionen bzw. Berufsgruppen und auf individueller Ebene ausbalanciert werden. Darüber hinaus können sich erhebliche praktische Probleme bei der Umsetzung ergeben.[6]

Anders als Einrichtungen nach dem Krankenanstaltengesetz (KAKuG) gelten Pflege- und Betreuungseinrichtungen als Wohnsitz der darin lebenden Menschen. Daraus leitet sich eine Rechtsauslegung ab, wonach die Inanspruchnahme von Suizidbeihilfe möglich sein muss, da sonst das grundrechtlich geschützte Selbstbestimmungsrecht eingeschränkt würde (Halmich und Klein 2023). Lediglich pri-

[6] Es stellt sich beispielsweise die Frage, wie eine sichere Verwahrung des letalen Präparats im institutionellen Kontext gewährleistet werden kann bzw. wie sich die Durchführung gestalten soll, wenn die suizidwillige Person in einem Mehrbettzimmer untergebracht ist.

vate Träger können die Durchführung der Suizidbeihilfe von vornherein ablehnen, wovon in Österreich einige konfessionelle Träger Gebrauch gemacht haben (vgl. Steiner 2023). Die meisten Organisationen – ob öffentlich oder privat – verweisen darauf, dass die Durchführung der Suizidbeihilfe nicht als Teil der Angebotspalette gesehen wird, und demgegenüber Alternativen zur Suizidassistenz – insbesondere aus dem Bereich von Hospizidee und Palliative Care – Priorität eingeräumt wird. Wenn sich „Einzelne" trotzdem gegen ein Weiterleben entscheiden, würde „der einzelne Mensch in seiner existenziellen Not über die grundsätzliche ethische Beurteilung des assistierten Suizids gestellt", wie es beispielsweise in einem ausführlichen Positionspapier der Diakonie Österreich heißt (Institut für öffentliche Ethik und Theologie der Diakonie 2022). Daraus ergibt sich für alle Pflegeeinrichtungen die Anforderung Rahmenbedingungen im Umgang mit dem assistierten Suizid auf Organisationsebene zu definieren und auzugestalten.

Unterschiedliche Organisationskulturen werden sowohl im Hinblick auf den Prozess bis zu einer Positionierung zu dem Thema als auch in der internen Kommunikation erkennbar (Werner et al. 2025): Bürokratisch bis ins Detail ausformulierte, juristisch abgesicherte Regularien, die von der Leitung vorgegeben wurden, trugen aus Sicht der Mitarbeiter*innen zur Orientierung und zum Abbau von Unsicherheit bei. Allerdings fühlten sich vor allem besser qualifizierte Mitarbeiter*innen von allzu rigiden Vorgaben in ihrer professionellen Autonomie stark eingeschränkt bzw. in ihrer Fachlichkeit nicht wahr- oder ernstgenommen (Werner et al. 2025). Häufig wurde allen Mitarbeiter*innen, unabhängig von ihrer Berufszugehörigkeit oder Funktion, eine Mitwirkung an einem Suizid untersagt, darüber hinaus wurde mancherorts jegliche Kommunikation zu dem Thema untersagt („Sprechverbote"). Schulungsangebote wiederum, die von manchen Trägern systematisch für alle Mitarbeiter*innen initiiert wurden, eröffneten einen Raum für Reflexion und Auseinandersetzung mit Unsicherheit ebenso wie mit unterschiedlichen Positionen (Werner et al. 2025). Zu ähnlichen Ergebnissen kamen auch Studien aus Deutschland (vgl. Flügge et al. 2024).

Offensichtlich ist, dass für Trägerorganisationen in *der stationären Langzeitpflege* die Anforderungen zur Entwicklung von Umgangsformen und Regeln für Suizidassistenz, um diese sowohl nach außen als auch nach innen entsprechend zu kommunizieren bzw. zu verankern, besonders hoch waren. Aufgrund knapper Ressourcen (Arbeitsorganisation, Personalmangel usw.) sind die Möglichkeiten für eine grundsätzliche sowie situationsspezifische ethische Reflexion in diesem Setting besonders stark eingeschränkt (vgl. Riedel et al. 2025). Darüber hinaus ist hier auch der Anteil an niedrig qualifizierten Mitarbeiter*innen im Vergleich zu anderen Settings besonders hoch, womit weitere spezifische Anforderungen im Umgang mit diesem Thema einhergehen.[7]

[7] Ähnliche Voraussetzungen finden sich auch in der ambulanten Pflege, weshalb eine systematische Auseinandersetzung mit den Herausforderungen spezifisch für dieses Setting ebenfalls sehr dringlich wäre.

Für *stationäre Hospize* wiederum sind die ethischen Herausforderungen angesichts der gesetzlichen Vorgaben besonders groß. Eine Beschleunigung des Todes ist mit dem Konzept Palliative Care (wie der Hospizidee) traditionell unvereinbar (Feichtner und Pachschwöll 2022), und trotz sehr unterschiedlicher Entwicklungen und Rahmenbedingungen in einzelnen Ländern (vgl. Gerson et al. 2019), besteht für diese Position in der europäischen Fachgesellschaft bis dato ein Konsens (vgl. Radbruch et al. 2016). Wenig überraschend geht der Prozess, im Hospiz- und Palliativbereich Wege zu entwickeln, den gesetzlichen Vorgaben Rechnung zu tragen, nicht einfach und rasch vonstatten (vgl. OPG 2022; Kitta et al. 2023). Eingefordert wird neben der notwendigen Zeit dafür auch Respekt vor der kritischen Haltung (Mühlböck 2025). Für eine solche wurde gesetzlich Vorkehrung getroffen, wenn es im § 2 StVfG heißt, dass „keine natürliche oder juristische Person verpflichtet ist, einer Hilfeleistung zum assistierten Suizid nachzukommen, und daraus auch nicht benachteiligt werden darf" (Mühlböck 2025, S. 64).

Angesichts der gesetzlich vorgesehenen Ausrichtung auf den privaten Raum der suizidwilligen Person sollten auch *freiberuflich tätige Pflegepersonen* erwähnt werden. Insbesondere wenn Pflegepersonen über eine Weiterbildung in Palliative Care verfügen oder Leistungen unter Begriffen wie „Begleitung am Lebensende" anbieten, ist anzunehmen, dass auch sie mit Anfragen zur Suizidassistenz konfrontiert werden. Aus rechtlicher Sicht eröffnet das Gesundheits- und Krankenpflegegesetz (GuKG 2016) freiberuflich tätigen Pflegepersonen prinzipiell Handlungsspielräume. Sie müssen für sich darüber entscheiden, ob sie im Rahmen ihrer beruflichen Tätigkeit Leistungen im Bereich der Suizidassistenz anbieten wollen. Im Rahmen berufsgesetzlicher Möglichkeiten (GuKG-Novelle 2016 i. d. g. F.) wären Angehörige des gehobenen Dienstes für Gesundheits- und Krankenpflege jedenfalls befugt, bei der Durchführung eines assistierten Suizides zu unterstützen, nach ärztlicher Anordnung auch beim Legen von perivenösen Verweilkanülen oder der Vorbereitung einer Infusion (Delegation von Aufgaben § 15 GuKG).. Wohl auch vor diesem Hintergrund kritisiert der Berufsverband ÖGKV in seiner Stellungnahme, dass Suizidbeihilfe im StVfG als ärztliche Vorbehaltsaufgabe betrachtet wird, dies jedoch von berufsrechtlichen Vorbehalten abgegrenzt werden müsse (ÖGKV 2023). Darüber hinaus ist mit Blick auf die Gruppe der freiberuflichen Pflege in Österreich keinerlei Stellungnahme oder Einlassung zu diesem Thema bekannt.

Das o. g. *Recht auf Ablehnung von Beteiligung an Suizidassistenz* im StVfG (2021) bezieht sich auf den persönlichen Gewissensvorbehalt, dem weltweit in Rechtsprechungen rund um Suizidassistenz oder Tötung auf Verlangen Priorität eingeräumt wird (Pleschberger 2023). Allerdings gibt es viele Hinweise darauf, dass dies in der Praxis insbesondere für Angehörige von Pflegeberufen nicht so einfach möglich ist bzw. angewendet wird. Die Gründe dafür sind vielfältig: So verweist Monteverde (2025) auf eine „Dissoziation des Regulatorischen vom Sozialen", und Studien aus Kanada zeigen, dass Pflegefachpersonen suizidwillige Personen sowie ihr Umfeld trotz moralischer Vorbehalte ethisch sensibel unterstützen wollen (Pesut et al. 2020). Des Weiteren ist ein Ablehnen bzw. „Abgeben" der Pflege und Betreuung einer suizidwilligen Person an Kolleg*innen auch nur dann möglich, wenn Personen mit der entsprechenden Bereitschaft verfügbar sind, was nicht zuletzt bei angespannter Personalsituation infrage gestellt werden kann (Giese 2025). Schließlich ist nicht immer bekannt, wann eine Person die suizidale Handlung begeht, und darüber hinaus kann dies auch ohne Information oder unter Vortäuschung anderer Tatsachen erfolgen, sodass Pflegepersonen völlig unvorbereitet in solche Situationen kommen können.[8] In kanadischen Studien wird die Problematik aufgezeigt, dass „Involviertsein" bzw. Beteiligung in der für Pflege charakteristischen Interaktions- und Beziehungsarbeit schwer abgrenzbar ist, jedenfalls weit über die unmittelbare suizidale Handlung hinausreicht (exemplarisch Lamb et al. 2018; Pesut et al. 2020). Im Krisen- oder Notfall können sich Angehörige von Gesundheitsberufen einer Beistandspflicht grundsätzlich nicht entziehen, ganz unabhängig von einem möglichen Gewissensvorbehalt. Somit wird deutlich, dass die professionelle Pflege auf vielfältige Art und Weise in die Prozesse rund um Suizidassistenz involviert ist und dem erhöhten Risiko für moralische Belastung (Riedel 2024) jedenfalls nicht (ausreichend) über das individuelle Recht auf Ablehnung zur Beihilfe im StVfG begegnet wird. Vor diesem Hintergrund ist es besonders problematisch und kritikwürdig, dass der Berufsgruppe in den Ausführungen zum StVfG, wie schon im Prozess der Gesetzeswerdung, so wenig Aufmerksamkeit zuteil wurde.

## 9.5 Pflegefachliche Aspekte und Ansatzpunkte für Suizidprävention

Für die Berufsgruppe der Pflege enthält das Thema der Suizidassistenz ein enormes Polarisierungspotenzial (Pleschberger und Petzold 2022). Die Verantwortung für die Begleitung eines würdevollen Sterbeprozesses bis zum Lebensende bleibt pflegerische Aufgabe, unabhängig davon, welchen Weg ein (pflegebedürftiger) Mensch für sich wählt, und welche Haltung die Pflegefachperson zum assistierten Suizid einnimmt (Giese 2025; Deutscher Pflegerat 2025). Diese im bundesdeutschen Kontext konsentierte Position lässt sich auch auf Österreich übertragen (vgl. ÖGKV 2023). Wie sich diese Verantwortung unter den neuen Vorzeichen jedoch gestaltet, ist weitgehend offen. Denn das ethische Spannungsfeld des pflegeprofessionellen Auftrags – Respekt vor Autonomie und Selbstbestimmung, Advocacy sowie gesundheits- und lebensförderliche Ausrichtung von Pflegebeziehungen und -interaktionen (vgl. ICN 2021) – tritt im Zusammenhang mit assistiertem Suizid besonders deutlich zutage. Zur Klärung bedarf es nach Monteverde (2025) dringend entsprechender Forschung, ethischer Unterstützung, klinischer Rollenentwicklung sowie einer verbesserten interprofessionellen Zusammenarbeit.

[8] Ein Erfahrungsbericht aus einer Palliativstation legt nahe, dass vor allem dann, wenn eine skeptische Haltung/Einstellung seitens der Organisation oder Einzelpersonen vermutet wird, die suizidale Handlung „heimlich" erfolgt (persönl. Mitteilung an SP).

Nachfolgend soll erstmals entlang des Prozesses vom Sterbe-/Todeswunsch bis zum Eintreten des Todes, wie er sich gemäß der österreichischen Rechtslage (StVfG) darstellt, möglichen Ansatzpunkten für Suizidprävention und deren Grenzen nachgegangen werden.

**Umgang mit Sterbe-/Todeswunsch (vor Errichtung einer StV)**
Sterbe- bzw. Todeswünsche sind komplexe und vielschichtige Phänomene. Sie sind meist Hinweis auf großes Leiden, und es besteht Konsens darüber, dass solche Äußerungen ernst zu nehmen sind und eine wertfreie und respektvolle Reaktion erfordern (Feichtner 2024; Riedel 2024). Die Mitteilung eines solchen Wunsches ist zudem Ausdruck von Vertrauen, das genutzt werden soll, um in Gesprächen mehr über die Hintergründe zu erfahren (Feichtner 2024; Riedel 2024). Je nach Situation und Kontext stellen sich Sterbe-/Todeswünsche unterschiedlich dar, daher sind sie auch stets individuell und situativ einzuordnen (Leitlinienprogramm Onkologie 2020; Streeck 2021).

Der Umgang mit Todes- und Suizidwünschen ist für die professionelle Pflege keine neue Aufgabe. Außerhalb von psychiatrischen Kontexten treten diese insbesondere in Settings wie Hospiz- und Palliativversorgung, aber auch in geriatrisch-gerontologischen Pflegekontexten häufiger auf (Riedel et al. 2025; evtl. auch Frühwald und Pinter 2021). Angesichts der veränderten Gesetzeslage bedarf es umfassender pflegefachlicher Kompetenzen, um diesen weiterhin konsequent aus einem professionellen Bekenntnis zur Suizidprävention heraus zu begegnen. Das meint unter anderem, dass die erste Haltung, das erste professionelle Ziel der Schutz des Lebens und die Abwendung eines möglichen Suizids sein muss (Leitlinienprogramm Onkologie 2020). Nicht jeder Sterbe-/Todeswunsch darf unmittelbar als Wunsch nach Suizidassistenz bewertet werden (Riedel 2024). So besteht eine latente Gefahr darin, dass man angesichts eines Sterbewunsches einer Person mit schwerem Leidenszustand in ihrer suizidalen Absicht emotional mitschwingt (Kruse 2022). Damit werden jedoch die lebensverneinenden Anteile der suizidalen Person verstärkt und der verbleibende Lebensmut geschwächt.

Wenn der Wunsch nach assistiertem Suizid mehrfach und überzeugend vorgetragen wird, ist es wichtig, dass die Pflegepersonen über die Gesetzgebung zu Fragen rund um das Lebensende gut informiert sind (vgl. ICN 2021). Gleichsam sollen sie über diesbezügliche Haltungen und Vorgaben seitens der Organisation aufklären können bzw. jedenfalls auskunftsfähige Personen hinzuziehen. Ebenso wichtig sind dabei Kenntnisse über alternative Optionen zur Sicherstellung der Wahrung von Autonomie und Selbstbestimmung und ein engagiertes Eintreten für Letzteres (Advocacy) als Kernaufgabe beruflichen Handelns in der Pflege (ICN 2021).

Das Spannungsfeld zwischen Berufsethik und dienstrechtlichen Vorgaben kann im Umgang mit Sterbe-/Todeswünschen belastend sein, und es bedarf jedenfalls sorgfältiger Reflexion, um moralischen Belastungen vorzubeugen und im Berufsalltag professionell auftreten zu können. Zu wenig beachtet werden dabei bislang die unterschiedlichen Qualifikationsstufen innerhalb der Pflegeberufe: Diese haben sich in der jüngeren Vergangenheit infolge der Professionalisierungsbestrebungen weiter ausdifferenziert. Ihr Einsatz variiert je nach Versorgungssetting und -kontext (z. B. Palliativstation versus Pflegeheim). Gerade im Zusammenhang mit dem Umgang mit Sterbe-/Todeswünschen wäre es wichtig, entsprechende Kompetenzniveaus näher zu bestimmen sowie institutionelle Anforderungen sowie Qualifikationsangebote zum Schutz der Mitarbeiter*innen und zur Sicherstellung guter Versorgungs- bzw. Beratungsqualität anzupassen.

**Prozess der Errichtung einer StV**
Der Übergang von einem geäußerten Sterbe-/Todeswunsch bis hin zu konkreten Schritten auf dem Weg der Errichtung einer Sterbeverfügung kann sich je nach Situation und Setting unbemerkt vollziehen oder auch offen und klar kommuniziert bzw. verhandelt werden. Wenn nun bekannt ist oder wird, dass Patient*innen oder Bewohner*innen eine Sterbeverfügung errichten wollen, kann dies einen Einfluss auf die Umgangsweisen bzw. Beziehungen zwischen Pflegefachpersonen und Betroffenen haben. Sei es, dass der Druck, das Gefühl der moralischen Verpflichtung den Prozess noch abzuwenden, anwächst, oder im Sinne von Advocacy sich dafür einzusetzen, dass die jeweiligen Personen „zu ihrem Recht kommen". Für die betroffenen Menschen ist in dieser Phase wohl vordringlich, zwei Ärztinnen/Ärzte mit der erforderlichen Bereitschaft und Kompetenz für ein klärendes Gespräch bzw. Gutachten zu finden. Wie sehr dabei unterstützt werden darf, hängt vom jeweiligen Kontext ab.

Jedenfalls wird deutlich, dass diese Phase sowohl für einzelne Pflegepersonen als auch für die Teams mit großen Belastungen einhergeht, ggf. einiges Konfliktpotenzial bereithält, vor allem dann, wenn es erst wenig Erfahrungen damit gibt oder aber seitens der Organisation entsprechende Richtlinien fehlen. Im Mindesten besteht der pflegeprofessionelle Auftrag (auch) in dieser Phase darin, verlässliche Beziehungsangebote zu machen bzw. diese aufrechtzuerhalten, vielleicht sogar zu intensivieren, was das individuelle Belastungserleben der Pflegepersonen aber nicht unbedingt schmälert.

Noch relativ wenig beachtet ist in dieser wie auch in allen anderen Phasen die Begleitung von Angehörigen. „Zuständigkeiten" hierfür fehlen weitgehend, nicht zuletzt, weil die Materie neu ist und die gesetzliche Regelung auf den Suizid im privaten Umfeld ausgerichtet ist (siehe oben). Allerdings zeigt sich schon jetzt, dass sich aus einer Entscheidung zur Suizidassistenz für Angehörige häufig überfordernde Situation ergeben, in denen sie auf Unterstützung angewiesen sind (Pußwald et al. 2022). Dieser Bedarf richtet sich je nach Kontext auch an die professionelle Pflege und soll nicht nur an die Soziale Arbeit oder psychologische Angebote in den Einrichtungen deligiert werden.

**Die Zeit nach Errichtung einer StV**
Wann und ob eine Person, die eine StV errichtet hat, tatsächlich das Präparat bezieht und die suizidale Handlung umsetzt, ist offen und häufig nicht bekannt. Ein Spezifikum der österreichischen Regelung besteht darin, dass gerade der Zeitraum rund um die Errichtung sowie jener bis zum Vollzug der Handlung Raum bieten würden für Gespräche und eine weitere Auseinandersetzung mit den Sorgen und

Ängsten, im Sinne von Suizidprävention, aber auch weiteren Maßnahmen zur Linderung und Unterstützung.

Gleichzeitig stellt sich aber die Frage, ob es überhaupt angemessen ist, zu diesem Zeitpunkt noch länger suizidpräventiv wirken zu wollen – außer es bestehen begründete Zweifel an der Entscheidung oder veränderte Umstände. Falls nicht, gilt es nicht vielmehr, diese freie Entscheidung zu respektieren, und zwar unabhängig davon, wie man persönlich moralisch dazu stehen mag? Ein professionelles Mandat für ein Primat der Suizidprävention nach Errichtung einer Sterbeverfügung lässt sich in Situationen, für die eine Legitimität von Suizidbeihilfe gesellschaftlich hergestellt wurde, wohl kaum ableiten.[9] Daher wäre in solchen Fällen der Anspruch bzw. die Intention, zu einem solchen Zeitpunkt suizidpräventiv wirken zu wollen, wohl grundsätzlich neu zu bewerten: Maßnahmen im Rahmen einer professionellen Begleitung am Lebensende wären in diesem Kontext etwa vergleichbar mit einer Schmerztherapie im palliativen Setting, bei der eine mögliche Beschleunigung des Todes in Kauf genommen wird, ohne Letzteres zu beabsichtigten. Das heißt, das pflegerische Handeln würde sich gemäß dem Anspruch einer professionellen Palliative Care weiterhin am Aufbau bzw. Erhalt tragfähiger vertrauensvoller Beziehungen orientieren (ICN 2021). Dies könnte eine Neubewertung bzw. Relativierung des Sterbewunsches zur Folge haben, eine Wirkung, die jedoch nicht primär intendiert, sondern der Analogie folgend „in Kauf zu nehmen" wäre.

Da für Reflexionen dieser Art im zumeist angespannten Arbeitsalltag kaum Raum ist, wird es pragmatisch betrachtet wohl in erster Linie darum gehen, die individuelle Entscheidung, die mit der Sterbeverfügung auch rechtlich legitimiert wurde, zu respektieren. Dies impliziert für Pflegefachpersonen, dem Gegenüber wertfrei zu begegnen, und es muss auf organisationaler Ebene dafür Sorge getragen werden, dass diese Personen keine Benachteiligung hinsichtlich der Versorgungsqualität in der letzten Lebensphase erfahren. Gegebenenfalls könnten sich einzelne Mitarbeiter*innen unter Berufung auf den Gewissensvorbehalt von der Pflege der betreffenden Personen distanzieren. Doch weil der Zeitpunkt des Vollzugs nicht offen kommuniziert werden muss, ist eine solche Haltung in der Praxis wohl kaum einfach durchsetzbar. Insbesondere bei Führungskräften bedarf es somit in solchen Situationen großer Sensibilität, damit es weder zu tendenziösen Interaktionen in den Pflegebeziehungen kommt noch moralischer Stress und Druck für die Pflegepersonen erhöht werden und schließlich auch Teams funktionsfähig und im besten Fall stärkend und entlastend wirken können. Es sei daran erinnert, dass noch viele Voraussetzungen fehlen, damit dies professionell, d. h. auch unter Wahrung der (pflege)ethischen Grundsätze, bewältigt werden kann (vgl. Monteverde 2025).

Ob und wie sehr sich Pflegefachpersonen in bzw. außerhalb von Institutionen in die unmittelbare Begleitung eines Suizides einbringen sollen bzw. dürfen, kann

[9] Siehe dazu die Ausführungen in den Abschnitten (2) und (3) des Kapitels 9.6.

somit nicht einfach beantwortet werden. Deutlich wurde, dass sich verschiedene Möglichkeiten eröffnen, dies zu tun. Welches weitere moralische Dilemma sich angesichts der gesellschaftlichen Entwicklungen im Umgang mit Sterben und Tod dabei auftut, zeigen Erfahrungen mit Medical Assistance in Dying in Kanada: Pflegepersonen fühlen sich gemäß ihrer Berufsethik (ICN 2021) für ein selbstbestimmtes und würdevolles Sterben jeder einzelnen Person und deren Angehörigen verantwortlich, und sie tragen erheblich dazu bei, dass der aktiv herbeigeführte Tod für alle Beteiligten als human und würdevoll erlebt wird (Pesut et al. 2020). Doch je mehr sie sich mit ihrer Fachkompetenz dafür engagieren, desto mehr Laufen sie Gefahr diese Art des Sterbens zu „attraktivieren“ bzw. zu befördern (Pleschberger und Petzold 2022).

## 9.6 Andere Suizide? Phänomene und Bezüge zu Suizidprävention im Zeichen des StVfG

Zweifelsohne wirkt sich der geschaffene Rechtsrahmen auch auf gesellschaftliche Deutungsmuster, Ausdrucksformen und Umgangsweisen mit Todeswünschen aus. Mit Blick auf Österreich ist ein nahezu unverbundenes Nebeneinander der öffentlichen und vielfach auch fachlichen Diskursstränge zu beobachten, in denen einerseits für den Erhalt und Ausbau von Suizidprävention eingetreten wird und andererseits der Zugang zu Suizidassistenz als Recht infolge der Legalisierung mit dem StVfG befördert wird.

(1) Suizide im psychiatrischen Bereich – „klassische Suizidprävention“
Gefühle der Ausweglosigkeit, Hoffnungslosigkeit und inneren Verengung sind charakteristisch für akute psychische Krisen und/oder eine psychiatrische Erkrankung. Suizidalität in einem solchen Zusammenhang wird daher nicht als Ausdruck einer überlegten freien Entscheidung gesehen, sondern als Teil eines veränderten psychischen Zustands (Kapitany 2022). In solchen Situationen steht außer Frage, dass das Prinzip der Suizidprävention in vollem Umfang anzuwenden ist. Pflegepersonen und andere Berufsgruppen sind aufgefordert, Maßnahmen zum Schutz des Lebens und zur Krisenintervention einzuleiten. Besonders das (rechtzeitige) Erkennen und das Aufzeigen lebensbejahender Formen der Bewältigung sind wesentliche Aufgaben psychiatrischer Fachpflege, die in der Regel auch Teil der Ausbildung sind (Kozel und Abderhalden 2023). Freilich können solche Krisen in allen Settings auftreten, und nicht immer ist die Situation klar erkennbar, weshalb Basiskompetenzen im Umgang mit Suizidalität bei allen Berufsgruppen vorhanden sein müssen. Diese Forderung sowie weitere Aspekte der Prävention solcher Suizide sind Teil des nationalen Suizidpräventionsplans (SUPRA), mit dem in Österreich Empfehlungen für Akteure auf individueller, organisations-/settingspezifischer und gesellschaftspolitischer Ebene identifiziert werden (siehe „Übersicht über die nationale Strategie zur Suizidprävention in Österreich“ unten). Ein unmittelbarer Bezug zur Suizidassistenz wird darin aber nicht hergestellt.

(2) Rechtlich und gesellschaftlich „anerkannte" Suizide

Trotz der abgesicherten Erkenntnis, dass Suizidalität zumeist mit psychischen Krisen bzw. Krankheit verknüpft ist, gibt es Bestrebungen Menschen mit (chronischen) psychischen Erkrankungen nicht zu diskriminieren und von der Errichtung einer StV grundsätzlich auszuschließen. Daher sieht das StVfG vor, Entscheidungen/Fälle in diesem Kontext lediglich besonders sorgfältig zu prüfen (siehe oben). Auf die Herausforderungen im Bereich der Diagnostik sowie Definition psychischer Erkrankungen wurde bereits hingewiesen, und zur konkreten Praxis in Österreich liegen dazu noch keinerlei Studien oder Daten vor. Erste Arbeiten aus Deutschland zeigen, dass die Prüfungen im Rahmen der Begutachtungen vor Suizidbeihilfe nicht so zuverlässig verlaufen, wie zu erhoffen wäre (vgl. Pollmächer 2025). Darin offenbaren sich unauflösbare Widersprüche, die einerseits in einem gesellschaftlichen Bekenntnis zur Suizidprävention liegen und andererseits in der Tatsache, dass es Menschen per Gesetz ermöglicht wird, ihr Leben mit Unterstützung anderer (Suizidassistenz)[10] zu beenden. Auch wenn das Formulieren der Einschlusskriterien vor allem dazu dienen sollte, Missbrauch vorzubeugen und als Zielgruppe bei der Liberalisierung der Suizidassistenz keinesfalls Menschen mit psychischen Erkrankungen im Mittelpunkt standen, geht offensichtlich mit einem solchen Schritt die Gefahr einher, dass bestimmte Lebenssituationen als weniger bzw. nicht (ausreichend) lebenswert betrachtet werden. Konkret sind das laut StVfG Lebenssituationen von Personen, „die an einer unheilbaren, zum Tod führenden Krankheit oder an einer schweren, dauerhaften Erkrankung mit anhaltenden Symptomen leiden, deren Folgen die betroffene Person in ihrer gesamten Lebensführung dauerhaft beeinträchtigen" (§ 6 StVfG).

Indem gemäß dem Spruch des VfGH vom Gesetzgeber ergänzend zum StVfG der Ausbau und die Finanzierung von Angeboten der Hospizarbeit und Palliative Care beschlossen wurden, wird indirekt eingeräumt, dass es durchaus Möglichkeiten gibt, auf Leidenszustände positiv Einfluss zu nehmen, und deren „Dauerhaftigkeit" nicht zwingend gegeben sein muss. Hospizidee und Palliative Care wurden entwickelt, um Leidenslinderung und Sterben in Würde zu ermöglichen (World Health Organization 2002), jedoch sollte dieses nicht an die freie Bestimmung des Zeitpunktes geknüpft werden, was in der Tat eine Reduktion des Würdekonzeptes nahelegen würde (vgl. Pfabigan und Pleschberger 2014; Röttger und Stöcker 2020). Die Durchdringung des Konzepts in alle Versorgungsbereiche ist jedoch längst nicht gelungen, alternative und ergänzende Angebote bestehen noch nicht in bedarfsgerechtem Ausmaß (Masel 2024), und darüber hinaus sind sie für viele weder bekannt noch zugänglich, wie etwa im Bereich der Altenhilfe (vgl. Giese 2025). Dies macht deutlich, welche großen moralischen Herausforderungen für die Pflegepersonen mit den gesetzlichen

[10] Monteverde (2025) plädiert sogar dafür, allgemein von „medizinischer Hilfe zum Sterben" zu sprechen und Suizidbeihilfe sowie Tötung auf Verlangen gemeinsam zu betrachten.

Regelungen einhergehen, und dass diese weit über berufsethische Dimensionen hinausreichen.

(3) Suizidoption für zukünftigen Bedarfsfall

Bei Erfüllung der Kriterien erhalten Suizidwillige in Österreich mit dem Bezug eines letalen Präparates die Möglichkeit, einen Suizid zu einem selbstgewählten Zeitpunkt durchzuführen. Daraus kann die Situation erwachsen, dass zwar eine StV errichtet wurde, das Präparat auch bezogen wurde, jedoch nicht zeitnah bzw. unmittelbar eingenommen wird. Es verbleibt bei den Personen als eine „Option" für die Zukunft, z. B. im Falle von (weiterer) Verschlechterung selbst das Leben beenden zu können. Offen ist, welche Auswirkungen diese „Option" auf das Beziehungsgeschehen der betreffenden Personen sowohl im familiären informellen Bereich als auch in Bezug auf formelle Hilfebeziehungen hat.

Aus der Praxis von Palliative Care wird häufig darüber berichtet, dass Menschen einen solchen „Notausgang" für zukünftige Lebenssituationen möchten, bei guter Versorgung und Begleitung davon aber keinen Gebrauch machen (Feichtner und Pachschwöll 2022). Dies ist ein durchaus relevanter Hinweis auf das Potenzial, das eine qualitätsvolle Versorgung haben kann, bzw. auch auf die Volatilität, die Todeswünschen zu eigen ist. Und es gibt wohl noch weitere Motivlagen und Situationen, die zu einem Weiterleben mit/trotz StV und verfügbarem letalem Präparat führen. Welcher pflegeprofessionelle Auftrag daraus abgeleitet werden kann, ist fraglich. Da aktuell nicht einmal die Zahlen der ausgegebenen letalen Präparate in Relation zu den vollzogenen Suiziden bekannt sind (siehe oben), sei in dem Kontext auf den dringend bestehenden Forschungsbedarf zu solchen Phänomenen hingewiesen.

Jenseits o. g. möglicher auftretender Situationen korrespondiert dieses Phänomen auch mit dem öffentlichen Diskurs, der oft von der Möglichkeit bestimmt wird, „rechtzeitig" für ein würdiges Lebensende vorsorgen zu können. Zum einen werden darin Verbindungen zum Pflegenotstand, dem Verlust von Autonomie oder dem Alleinsein im Alter hergestellt, zum anderen kommen darin Unkenntnis bzw. Misstrauen gegenüber Alternativen in Behandlung, Betreuung und Versorgung im Alter bzw. am Lebensende zum Ausdruck. Pflegefachpersonen sind aufgefordert, solche Argumente mit Klarheit zurückzuweisen und sich im Praxisalltag ebenso wie berufs- und gesellschaftspolitisch für autonomiefördernde Pflege, Behandlung und Versorgung einzusetzen. Dazu gehören die Vermeidung von Futile Treatment, die Förderung von Möglichkeiten der Selbst- und Vorausbestimmung wie Patientenverfügungen, Vorsorgedialog oder Advance Care Planning (ICN 2021; Halmich und Klein 2023; Giese 2025; Monteverde 2025).

## 9.7 Zusammenfassung und Resümee

Während Suizidprävention die Abwendung eines Suizids (bzw. die Verringerung der Anzahl von Suiziden in der Bevölkerung) zum Ziel hat, steht bei der Suizidassistenz nach dem StVfG dessen Ermöglichung für Individuen in bestimmten definierten Situationen im Vordergrund. Dieser inhärente Widerspruch charakterisiert die österreichische Situation rund um das noch junge StVfG (2021), mit dem die Suizidassistenz erstmals straffrei ermöglicht wird. Von einer konkreten Bestimmung eines Prozedere für die Durchführung eines (assistierten) Suizides wurde dabei Abstand genommen, als „Hauptanwendungsfall" gilt der Vollzug im selbstgewählten privaten Rahmen (Halmich und Klein 2023). Dennoch eröffnet sich im Prozess dadurch auch ein Raum, in dem nicht bereits vorgegeben ist, wann es zur suizidalen Handlung kommt, und damit auch für Maßnahmen und Interaktionen, die suizidpräventives Potenzial enthalten und direkt oder indirekt Wirkung entfalten können. Wie damit nun umzugehen ist, ist eine herausfordernde ethische Frage, die aktuell noch einer vertiefenden Auseinandersetzung harrt.

Es erscheint wichtig, dass sich Pflegepersonen im Sinne von Advocacy für die Anliegen der ihnen anvertrauten Menschen starkmachen. Eine große Gefahr liegt aber da, wo direkt oder indirekt bewertet wird, ob ein Wunsch gerechtfertigt ist, denn einer solchen Einschätzung durch Außenstehende liegt latent eine inhärente Differenzierung von „lebenswertem Leben" zugrunde. Davon Abstand zu nehmen, ist nicht nur aus historischen Gründen wichtig, sondern auch, um als Berufsgruppe zu signalisieren, dass professionelle Pflege Menschen auch unter widrigsten Umständen dabei unterstützt, Würde und Selbstwert zu entfalten. Priorität sollten dabei stets lebensbejahende Alternativen im Sinne der Suizidprävention haben.

Gerade deshalb muss Pflege ihre Stimme erheben, wenn das Erfordernis und die Bedingungen für eine Sicherstellung qualitätsvoller Pflege gesellschafts- und gesundheitspolitisch verhandelt werden. Dabei gilt es, Dynamiken der Abwertung von Abhängigkeit und Pflege zu durchbrechen und ihnen entgegenzuwirken (Kohlen 2020). Pflegepersonen müssen entsprechende Rahmenbedingungen vorfinden, die es erlauben, so zu pflegen, wie das mit Menschenwürde auch zu vereinbaren ist (Giese 2025; Pleschberger und Petzold 2022). Dies kann nicht allein aus der Berufsgruppe heraus geleistet werden, sondern benötigt politisches Handeln auf vielen Ebenen, einschließlich des gesellschaftlichen Rückhalts durch Solidarisierung im Sinne einer Care Ethik bzw. sorgenden Gesellschaft (Gronemeyer und Heller 2024).

Dem Bedarf an Qualifizierung, Unterstützung und Begleitung von Pflegepersonen ist dringend Rechnung zu tragen, und dieser ist auch an den jeweiligen Qualifikationshintergrund und Einsatzbereich anzupassen. Das „gesetzlich induzierte Ausblenden" der zahlreichen ethischen Fragen, die aus der Möglichkeit zur Suizidassistenz für die größte Berufsgruppe im Gesundheitswesen einhergehen, muss zugunsten einer intensiven Auseinandersetzung im Zusammenspiel mit anderen Berufsgruppen und Akteuren weichen. Nicht zuletzt erfordern die Erfahrungen und neue Phänomene im Zusammenhang mit Suizidassistenz und Suizidprävention eine wissenschaftliche Begleitung und systematische Betrachtung, um Antworten auf die vielen offenen Fragen zu finden.

**Übersicht über die nationale Strategie zur Suizidprävention in Österreich**

*Suizidprävention Austria (SUPRA)*

Die nationale Koordinationsstelle für Suizidprävention (SUPRA) gibt jährlich im Auftrag des Bundesministeriums für Gesundheit einen Bericht zur Suizidalität und Suizidprävention heraus und hat einen Aktionsplan 2025–2030 erstellt, der umfassende Maßnahmen zur Suizidprävention in Österreich enthält (BMSGPK 2025). Sie reichen von einer qualitativ hochwertigen und quantitativ ausreichenden verfügbaren psychosozialen Versorgung bis zur Entstigmatisierung des Themas psychische Gesundheit und Krankheit, von einer inklusiven Gesellschaft bis zur Förderung der Suizid(präventions)forschung. Die Maßnahmen sind in 6 Säulen mit jeweils 18 operativen Zielen und 70 Maßnahmen einschließlich Messgrößen gegliedert. Unter anderem soll das Gatekeeper-Programm ausgebaut werden: Berufsgruppen bzw. Ehrenamtliche mit potenziellem Kontakt zu suizidgefährdeten Personen sollen durch gezielte Schulungen für Warnsignale sensibilisiert und zu einem niederschwelligen Weiterverweis befähigt werden. Pflegepersonen werden im Aktionsplan explizit als relevante Gatekeeper*innen benannt, insbesondere in der Langzeitpflege und psychiatrischen Versorgung. „Unterstützung und Versorgung" werden als suizidpräventive Rahmenbedingungen angeführt, darunter u. a. auch ein Ausbau der abgestuften Hospiz- und Palliativversorgungsangebote oder das Ausbauen bzw. Schaffen von Angeboten für chronisch kranke Menschen (z. B. Schmerzpatientinnen/-patienten) (ebd.). Ein wichtiger Bereich ist schließlich auch die *suizidpräventive Medienberichterstattung*. Dazu wird jährlich ein Medienpreis (Papageno-Preis) für beste *suizidpräventive* journalistische Tätigkeit ausgelobt (ebd.). Explizite Bezüge zum StVfG und der Möglichkeit des assistierten Suizids werden vor allem bei diesem Thema hergestellt. So wurde der Leitfaden zur Berichterstattung über Suizide erweitert (vgl. KIZ 2024). Es hatte sich rund um die Berichterstattung über assistierten Suizid gezeigt, dass dieser oft als verständlicher Schritt und geeignete Lösung dargestellt wurde, was sowohl zur Nachahmung motivieren könnte (Werther-Effekt) als auch sozialen Druck bei bestimmten Personengruppen auslösen könnte (ebd.).

## Literatur

Aner K, Hewer W (2025) Assistierter Suizid im Alter als gesellschaftliches Phänomen. Z Gerontol Geriatr 58(1):1–4. https://doi.org/10.1007/s00391-024-02399-w. 10.1007/s00391-024-02399-w

Birklbauer A (2021) Schlussbericht des Dialogforums Sterbehilfe. Bundesministerium für Justiz vom 28(6):2021

BMASGK (2019). SUPRA – Suizidprävention Austria. Startpaket Suizidprävention und längerfristiges Umsetzungskonzept. Wien: Bundesministerium für Arbeit, Soziales, Gesundheit und Konsumentenschutz

BMJ (Bundesministerium für Justiz) (2021). Schlussbericht des Dialogforums Sterbehilfe. https://www.bmj.gv.at/dam/jcr%3A26fb4e68-c314-49a1-88bf-ae2fca82f9d6/Sterbehilfe_28.06.2021_final_barrierefrei.pdf

BMSGPK (Bundesministerium für Arbeit, Soziales, Gesundheit, Pflege und Konsumentenschutz) (2025) Suizid und Suizidprävention in Österreich: Bericht 2025. Wien

Deutscher Pflegerat (2025): Positionspapier „Die pflegerische Begleitung von Personen mit Todeswunsch", Januar 2025. https://deutscher-pflegerat.de/download/2025-01-06__positionspapier_pflegerische_begleitung_bei_personen_mit_todeswunsch_final.pdf (Zugegriffen: 03. Juli 2025)

Feichtner A (2024) Vom Wunsch zu sterben. Leidfaden 13(4): 9–11. https://doi.org/10.13109/leid.2024.13.4.9

Feichtner A, Pachschwöll (2022) Palliative Care und assistierter Suizid. In: Feichtner A, Körtner U, Likar, R. Watzke H, Weixler D (Hrsg) Assistierter Suizid (S 245–252), Springer. https://doi.org/10.1007/978-3-662-64347-1_14

Feinauer S, Klotz K, Heidenreich T, Riedel A (2024) Gestärkte Suizidprävention fordert Verantwortung. Pflegezeitschrift 77(9):24–27. https://doi.org/10.1007/s41906-024-2683-z. 10.1007/s41906-024-2683-z

Flaiz B (2022) Die professionelle Identität von Pflegefachpersonen – ein Vergleich zwischen Deutschland und Australien. In: Genz K, Peters AK, Thiekötter A (Hrsg) Pflege und Politik im Spiegel der Zeit. Hungen, S 55–78

Flügge K, Kirchner C, Seeger Y, Meyer G (2024) Einstellungen von Pflegenden zum assistierten Suizid in der stationären Langzeitpflege: Eine qualitative Interview-Studie. Zeitschrift für Palliativmedizin 25(02):85–93. https://doi.org/10.1055/a-2205-8841. 10.1055/a-2205-8841

Friesenecker B, Halmich M, Potura E (2025) Mythen moderner Medizin: beste medizinische Versorgung, Übertherapie und rechtzeitige Therapieentscheidung. Anästhesie Nachrichten. https://doi.org/10.1007/s44179-025-00300-7

Frühwald T, Pinter G (2021) Stellungnahme der Österreichischen Gesellschaft für Geriatrie und Gerontologie zum assistierten Suizid bei älteren Menschen: Entscheid des Österreichischen Verfassungsgerichtshofes vom 11.12.2020 zum assistierten Suizid – Perspektive der Geriatrie und Gerontologie. Zeitschrift fur Gerontologie und Geriatrie, 54(4) 390–394. https://doi.org/10.1007/s00391-021-01924-5

Gerson SM, Bingley A, Preston N, Grinyer A (2019) When is hastened death considered suicide? A systematically conducted literature review about palliative care professionals' experiences where assisted dying is legal. BMC Palliative Care, 18(1). https://doi.org/10.1186/s12904-019-0451-4

Gesundheits- und Krankenpflegegesetz (GuKG) (2016) Bundesgesetz zur GuKG-Novelle 2016. Bundesgesetzblatt I Nr. 75/2016

Giese C (2025) Pflegeethik: Assistierter Suizid – pflegeethische Perspektiven. In: Giese C, Rabe M, Salomon F (Hrsg) Assistierter Suizid: Ein Thema in der Pflege? (S 1–30). De Gruyter Oldenbourg. https://doi.org/10.1515/9783111371795-001

Gronemeyer R, Heller A (2025) Der assistierte Suizid und der Pflegenotstand. Eine Warnung. In Caro D, Graf G, Hardinghaus W (Hrsg) Handbuch Hospiz ist Haltung. (S 332–337). der hospiz verlag

Halmich M (2025): Recht und Ethik am Lebensende. Vortrag am 3.6.2025 am LKH Graz II, Standort West. https://www.gesundheitsrecht.at/vortrag-zu-recht-ethik-am-lebensende-in-graz/ Zugegriffen: 4. Juli 2025

Halmich M, Klein A (2023) Selbstbestimmtes Sterben. Sterbehilfe | Assistierter Suizid | Sterbeverfügung in Österreich: rechtliche & ethische Aspekte (Recht und Ethik am Lebensende), 1st (1.Aufl). Educa Verlag, Wien

ICN (International Council of Nurses) (2021) Der ICN Ethikkodex für Pflegefachpersonen

Institut für öffentliche Theologie und Ethik der Diakonie (2022) Sterbehilfe. Argumentarium Nr. 1 (2. Aufl), https://www.diakonie.at/file/download/13192/file/argumentarium_1-sterbehilfe-2022.pdf Zugegriffen: 4. Juli 2025

Kapitany T (2022) Suizidbeihilfe – die Sicht der Suizidprävention. In Feichtner A, Körtner U, Likar R, Watzke H, Weixler D (Hrsg) *Assistierter Suizid* (S 185–191). Springer. https://doi.org/10.1007/978-3-662-64347-1_14

Kapitany T, Niederkrotenthaler T (2022) Das Sterbeverfügungsgesetz in Österreich – Umsetzung und mögliche Auswirkungen aus Sicht der Suizidprävention. Das Gesundheitswesen 84(8–9):883. https://doi.org/10.1055/s-0042-1751168. 10.1055/s-0042-1751168

Kitta A, Ecker F, Zeilinger EL, Kum L, Adamidis F, Masel EK (2023) Statements of Austrian hospices and palliative care units after the implementation of the law on assisted suicide: A qualitative study of web-based publications. Wien Klin Wochenschr 136:382–389. https://doi.org/10.1007/s00508-023-02157-9. 10.1007/s00508-023-02157-9

KIZ (Kriseninterventionszentrum) (Hrsg) (2024) Leitfaden zur Berichterstattung über Suizid. Wien. https://kriseninterventionszentrum.at/wp-content/uploads/2024/09/Leitfaden-zur-Berichterstattung.pdf

Klesse R, Teising M, Lewitzka U, Bäurle P, Ciompi L, Fiedler G, Justiniano I, Kapitany T, Lindner R, Lippmann-Rieder S, Niederkrotenthaler T, Rados C, Schneider B, Wolfersdorf, M (2022) Assistierter Suizid und Autonomie – ein Widerspruch? Psychosozial 45(3): 97–126. https://doi.org/10.30820/0171-3434-2022-3-asps169

Kohlen, H (2020) „Time matters a lot in care practices". Palliative care meets care ethics. In Vosman F, Baart A, Hoffman J (Hrsg): The ethics of care: the state of the art. (S 233–261). Peeters Publishers

Kozel B, Abderhalden C (2023) Suizidalität. In: Sauter D, Abderhalden C, Needham I, Wolff S (Hrsg) Lehrbuch Psychiatrische Pflege. Hogrefe, S 1173–1187

Kruse A (2022) Sich in das Erleben schwer kranker und sterbender Menschen „einschwingen". In: Küchenhoff J, Teising M (Hrsg) Sich selbst töten mit Hilfe Anderer. S 177–198. Psychosozial Verlag, Gießen

Lamb C, Evans M, Babenko-Mould Y, Wong C, Kirkwood K (2018) Nurses' use of conscientious objection and the implications for conscience. J Adv Nurs 75(3):594–602. https://doi.org/10.1111/jan.13869. 10.1111/jan.13869

Leiss S, Leupold T (2024) Entwicklungen in der spezialisierten Hospiz- und Palliativversorgung durch das Hospiz- und Palliativfondsgesetz (HosPalFG). Österreichische Zeitschrift für Pflegewissenschaft und Praxis 41:86

Leitlinienprogramm Onkologie (Deutsche Krebsgesellschaft, Deutsche Krebshilfe, AWMF): Palliativmedizin für Patienten mit einer nicht-heilbaren Krebserkrankung, Langversion 2.2, 2020, AWMF-Registernummer: 128/001OL, https://www.leitlinienpro-gramm-onkologie.de/leitlinien/palliativmedizin/ Zugegriffen: 3. Juli 2025

Masel EK (2024) Perspective: legal, ethical, and medical perspectives of the landscape of assisted suicide in Austria. Wien Klin Wochenschr 136:380–381. https://doi.org/10.1007/s00508-024-02344-2. 10.1007/s00508-024-02344-2

Monteverde S (2025) Suizidbeihilfe und Pflege: ethische und praktische Erwägungen am Beispiel der Schweiz, In *Assistierter Suizid* (S 287–300). De Gruyter Oldenbourg. https://doi.org/10.1515/9783111371795-020

Mühlböck W (2025) Der Suizid hat Auswirkungen auf andere. Praxis Palliative Care 66(67):62–64

Neumayr M, Kletečka-Pulker M, Völkl-Kernstock S (2021) Die mögliche Rolle der Pflege beim assistierten Suizid. ÖZPR - Österreichische Zeitschrift für Pflegerecht 3:92–96

ÖGKV (Österreichischer Gesundheits- und Krankenpflegeverband) (2023): Assistierter Suizid: Die Rolle der Fachpflege. Stellungnahme zur Umsetzung des Sterbeverfügungsgesetzes in Österreich. Wien. https://oegkv.at/berufsverband

OPG (Österreichische Palliativgesellschaft) (Hrsg) (2022) Handreichung zum Umgang mit Sterbewünschen und dem Wunsch nach Beihilfe zum Suizid. (Langfassung, Living Document – Stand 25.1.2022)

Pesut B, Thorne S, Greig M (2020) Shades of gray: Conscientious objection in medical assistance in dying. Nurs Inq 27(1):e12308. https://doi.org/10.1111/nin.12308. 10.1111/nin.12308

Pfabigan D, Pleschberger S (2014) Menschenwürde im Kontext von Pflege, Betreuung und Begleitung im Alter und am Lebensende. Theoretische und empirische Annäherungen. In: Feinendegen N, Höver A, Schaeffer A, Westerhorstmann K (Hrsg) Menschliche Würde und Spiritualität in der Begleitung am Lebensende: Impulse aus Theorie und Praxis. Königshausen & Neumann

Pleschberger S (2023) Assisted Dying – Internationale Perspektiven und Entwicklungen zu den Gesetzgebungen. Palliative Geriatrie 4:23–26

Pleschberger S, Petzold C (2022) Implikationen des assistierten Suizids für die professionelle Pflege. In Feichtner A, Körtner U. H. J, Likar R, Watzke H, Weixler D (Hrsg) Assistierter Suizid (S 141 – 148). Springer. https://doi.org/10.1007/978-3-662-64347-1_15

Pollmächer T (2025) Grundlagen und Herausforderungen im Kontext psychischer Erkrankungen. In Giese C, Rabe M, Salomon F (Hrsg) Assistierter Suizid: Ein Thema in der Pflege? (S 79–88). De Gruyter Oldenbourg. https://doi.org/10.1515/9783111371795-008

Pußwald B, Falkner A., Gruber W (2022). Lebensberatung – Eine Standortbestimmung zum assistierten Suizid für die Soziale Arbeit. In Feichtner A, Körtner U, Likar R, Watzke H, Weixler D (Hrsg) *Assistierter Suizid* (S 129–139). Springer. https://doi.org/10.1007/978-3-662-64347-1_14

Radbruch L, Leget C, Bahr P, Müller-Busch C, Ellershaw J, de Conno F, Vanden Berghe P (2016) Euthanasia and physician-assisted suicide: a white paper from the European Association for Palliative Care. Palliat Med 30(2):104–116. https://doi.org/10.1177/0269216315616524

Riedel A (2024) Assistierter Suizid und die Pflege(nden). In: Bozzaro C, Richter G, Rehmann-Sutter C (Hrsg) Ethik des assistierten Suizids: Autonomien, Vulnerabilitäten, Ambivalenzen, S 85–106. Bielefeld: transcript Verlag. https://doi.org/10.1515/9783839467923-008

Riedel A, Klotz K, Seidlein, A.H (2024) Assistierter Suizid und die ethischen Implikationen für die Pflegefachpersonen. In: Riedel A, Lehmeyer S (Hrsg) Ethik im Gesundheitswesen S 1 – 34. Springer. https://doi.org/10.1007/978-3-662-58685-3_102-1

Riedel A, Seidlein AH, Klotz, K (2025) Gerontologische Pflege und Ethik als Grundlage für den professionellen Umgang mit Todeswünschen und dem Wunsch nach einem assistierten Suizid älterer Menschen. In: Giese C, Rabe M, Salomon F (Hrsg) *Assistierter Suizid: Ein Thema in der Pflege?* S. 105–132. De Gruyter Oldenbourg. https://doi.org/10.1515/9783111371795-008

Ringel E (1985) Die österreichische Seele. Kremayr & Scheriau Verlag

Röttger N, Stoecker R (2020) Menschenwürde als Leitkategorie für professionelles Entscheiden und Handeln im Pflege- und Gesundheitswesen. In: Riedel A, Lehmeyer S (Hrsg) Ethik im Gesundheitswesen (S 1–21). Springer. https://doi.org/10.1007/978-3-662-58685-3_17-1

Schneider B, Lewitzka U, Schlang C, Reif-Leonhard C, Reif A (2023) Suizidprävention – Eine Aufgabe für das Gesundheitswesen und die Gesellschaft. Serie Depression – Teil 3. Hessisches Ärzteblatt 4/2023, 204–209

Steiner MK (2023) Assistierter Suizid: Rolle der Pflege. Osterr Pflegezeitschrift 4(2023):18–24

Sterbeverfügungsgesetz (StVfG) (2021) Bundesgesetz über die Errichtung von Sterbeverfügungen. Bundesgesetzblatt I Nr.242/2021

Streeck N (2021) Sterbewünsche. In Riedel A, Lehmeyer S (Hrsg) Ethik im Gesundheitswesen (Springer Reference Pflege – Therapie – Gesundheit) (S 717–733). Springer. https://doi.org/10.1007/978-3-662-58685-3_75-1

VfGH (Verfassungsgerichtshof Österreich) (2024) VfGH weist Anträge zu Suizidhilfe und Sterbeverfügung im Wesentlichen ab. Zugegriffen: 2. Juli 2025 https://www.vfgh.gv.at/medien/Selbsttoetung.de.php

Weber K (2022) Das Sterbeverfügungsgesetz: Der Ministerialentwurf. In Feichtner A, Körtner U, Likar R, Watzke H, Weixler D (Hrsg) Assistierter Suizid, S 11–18. Springer. https://doi.org/10.1007/978-3-662-64347-1_2

Werner M, Pleschberger S, Heimerl K (2025) Sterbewünsche im hohen Alter. Eine qualitative Studie zur Perspektive von Pflegenden vor dem Hintergrund des assistierten Suizids. Pflege. https://doi.org/10.1024/1012-5302/a001034

World Health Organization (2002) National Cancer Control Programmes. Policies and managerial guidelines. Geneva

Zeilinger E L, Vielgrader T L, Petersen A, Meyer A L, Brunevskaya N, Unseld M (2025) Nurses' perspectives on assisted suicide: Challenges and support needs. Soc Sci Med, 366, 117663. https://doi.org/10.1016/j.socscimed.2024.117663

# Die Rolle der Pflegefachpersonen im Kontext der Suizidprävention – Perspektive Schweiz

10

Bernd Kozel und Settimio Monteverde

**Zusammenfassung**

In diesem Kapitel betrachten wir die Rolle der Pflegefachperson im Kontext der Suizidprävention in der Schweiz. Der Fokus liegt auf dem klinischen Setting, auf der suizidpräventiven Bedeutung der pflegerischen Beziehungsgestaltung sowie auf den Qualifikationsniveaus von Pflegefachpersonen, die für das Assessment von Suizidalität, die klinische Entscheidungsfindung und die Umsetzung wirksamer Suizidprävention erforderlich sind. Diese wird in den vier Dimensionen „Perspektive der Betroffenen", „evidenzbasierte Pflege", „interprofessionelle Zusammenarbeit" sowie „ethische Aspekte" diskutiert. Abschliessend werden schweizerische Spezifika der strafbefreiten Suizidbeihilfe in Situationen unerträglichen Leidens erörtert. Diese werden in ihrer Relevanz für die pflegerische Arbeit in psychiatrischen und akutsomatischen Settings diskutiert und im Hinblick auf die Konzeptualisierung von Suizidprävention sowohl in praktischer als auch in ethischer Hinsicht entfaltet.

## 10.1 Hintergrund

Weltweit sterben jährlich ungefähr 800. 000 Menschen an einem Suizid. Dies entspricht einem globalen Durchschnitt von neun Suiziden pro 100. 000 Personen. In Europa lag die durchschnittliche Suizidrate im Jahr 2021 mit 12,4 pro 100. 000

B. Kozel (✉) · S. Monteverde
Berner Fachhochschule Gesundheit, Fachbereich Pflege, Bern, Deutschland
E-Mail: bernd.kozel@bfh.ch

S. Monteverde
E-Mail: settimio.monteverde@bfh.ch



A. Riedel et al. (Hrsg.), *Suizidprävention in der Pflege*,
https://doi.org/10.1007/978-3-662-72796-6_10

Personen über dem weltweiten Durchschnitt (WHO 2025). In der Schweiz haben sich die Suizidraten in den letzten Jahren deutlich verringert. Im Jahr 1998 lag die Suizidrate noch bei 20,9, im Jahr 2023 bei 11,3 pro 100. 000 Personen (ohne assistierte Suizide) (Obsan 2025). Dies stellt einen Rückgang von 1328 Suiziden im Jahr 1998 zu 994 Suiziden im Jahr 2023 dar. Seit den letzten 10 Jahren stagniert die Anzahl der Suizide in der Schweiz in einem Bereich zwischen etwa 900 bis etwa 1050 Suiziden pro Jahr.

Menschen mit einer psychischen Erkrankung haben ein etwa 6- bis 10-fach erhöhtes Suizidrisiko im Vergleich zur Allgemeinbevölkerung (Bachmann 2018; Hoertel et al. 2015; Nordentoft et al. 2011). Demnach sind die Suizidraten während der Behandlung in psychiatrischen Kliniken um einiges höher als in der Allgemeinbevölkerung (Hunt et al. 2024; Chammas et al. 2022; Walsh et al. 2015). Der größte Teil der Suizide findet allerdings nicht auf den Stationen der psychiatrischen Kliniken statt. Diese ereignen sich vor allem ausserhalb der Klinik während des regulären Ausganges oder des Wochendurlaubs (Ajdacic-Gross et al. 2009). Eine Studie in schweizerischen Kliniken konnte zeigen, dass im Zeitraum von 2000 bis 2010 ungefähr ein Drittel aller Suizide in den Kliniken selbst stattfanden (Ruff et al. 2018).

Der Rückgang der Suizidraten in der Schweiz kann im Kontext der umfangreichen Suizidpräventionsmaßnahmen der letzten Jahre gesehen werden, die politisch auf den Weg gebracht wurden.

Im Jahr 2014 erteilte das Schweizerische Parlament dem Bundesrat den Auftrag, die Suizidprävention gesamtschweizerisch zu fördern. Das Resultat der politischen Initiative ist der Aktionsplan Suizidprävention, der breit abgestützt erarbeitet und zur Umsetzung vorgelegt wurde. Die Umsetzung des Aktionsplanes trat 2017 in Kraft. Er hat das Ziel, die Rate der nichtassistierten Suizide in der Schweiz bis zum Jahr 2030 um 25 % zu reduzieren (BAG 2020).

Trageser et al. (2021) legten einen Evaluationsbericht zum Umsetzungsgrad des Aktionsplanes zur Suizidprävention vor, indem sie zehn definierte Zielbereiche im Rahmen einer Ist-Analyse ins Auge fassten. Darin konstatieren sie in drei Bereichen einen positiven Zielerreichungsgrad (persönliche und soziale Ressourcen stärken; einfachen Zugang zu Hilfe gewähren; suizidpräventive Medienberichterstattung). Verbesserungspotenzial sehen Trageser et al. (2021) unter anderem in den Bereichen „früh erkennen und früh intervenieren“ und „wirkungsvoll betreuen und behandeln“. Damit wird neben weiteren Betätigungsfeldern eine Optimierung der Suizidprävention in der Beurteilung und Begleitung vulnerabler Personengruppe gesehen, die unter anderem in einem klinischen Setting stattfindet.

Neben der nationalen Dachorganisation IPSILON (Initiative zur Prävention von Suizid in der Schweiz) sind in den letzten Jahren in der Schweiz weitere institutionelle Akteure im Bereich der Suizidprävention hinzugekommen, die vor allem den klinischen Bereich im Auge haben. Zu nennen ist die Suizidpräventionsaktion „Reden kann retten“, eine von der Schweizerischen Bundesbahn entwickelte Webseite mit niederschwelligen Unterstützungs- und Informationsmöglichkeiten.

Das Suizidpräventionsprojekt SERO (Suizidprävention Einheitlich Regional Organisiert) spricht konkret und pragmatisch Betroffene, Angehörige und Interessierte an. Das Projekt besteht in erster Linie aus vier Maßnahmen, die Betroffene und Angehörige im Fall einer Suizidgefährdung direkt Unterstützung bieten können. Dazu gehören Bildungsangebote zum Thema „erste Hilfe bei Suizidgedanken“, ein Instrument zur Selbstbeurteilung der Suizidgefährdung, ein Sicherheitsplan als verhaltensorientierte Bewältigungsstrategie und eine Selbstmanagement-App (SERO 2025). Die Selbstmanagement-App kann kostenlos aus den gängigen App-Stores heruntergeladen werden. Sie besteht aus einer Notfalltelefonnummer, dem Instrument zur Selbstbeurteilung der Suizidgefährdung und dem Sicherheitsplan (Meier et al. 2022).

Bezugnehmend auf den dargestellten schweizerischen Kontext kann festgestellt werden, dass Pflegefachpersonen eine Schlüsselposition in der Suizidprävention einnehmen können. Als größte Berufsgruppe im Gesundheitswesen sind sie gerade im klinischen Setting in den Bereichen „früh erkennen/intervenieren“ und „wirkungsvoll betreuen/behandeln“ nicht wegzudenken. In diesem Kapitel gehen wir der Frage nach, wie die Rolle von Pflegefachpersonen in der Schweiz bei der Suizidprävention aussieht beziehungsweise aussehen könnte. Dabei fokussieren wir uns auf den klinischen Bereich, da er die vielfältigsten Möglichkeiten bietet und hier gemäß dem Aktionsplan für Suizidprävention Optimierungsbedarf gesehen wird (Trageser et al. 2021).

## 10.2 Berufsrollen in der Pflege

Die Bildungssystematik des schweizerischen Gesundheitswesens ist komplex und vielfältig. Grundsätzlich wird bei der Klassifikation der Bildungsabschlüsse zwischen der Tertiär- und der Sekundarstufe unterschieden. Die Tertiärstufe A beinhaltet die Bildungsabschlüsse an Universitäten (PhD, Master und Bachelor) und an Fachhochschulen (Master und Bachelor). Auf der Tertiärstufe A sind noch die Weiterbildungsstudiengänge (Master of Advanced Studies, Diploma of Advanced Studies, Certificate of Advanced Studies) zu verorten, die vor allem eine fachliche Vertiefung in den verschiedenen Disziplinen anstreben. Die Tertiärstufe B bildet den Abschluss an einer höheren Fachschule für Pflege (Dipl. Pflegefachperson), sie kann mit der examinierten Pflegefachkraft in Deutschland verglichen werden. Mit der Sekundarstufe kennt die schweizerische Bildungslandschaft einen weiteren Berufsabschluss für die Pflege, das sogenannte Eidgenössische Fähigkeitszeugnis (EFZ), das unter dem Abschluss an der höheren Fachschule für Pflege angesiedelt ist (Schäfer et al. 2013).

Die vorgestellten Bildungsabschlüsse bilden die Grundlage für die Übernahme spezifischer Berufsrollen in der pflegerischen Praxis, die sich hauptsächlich an fachlichen Vertiefungen und erweiterten Kompetenzen orientieren, um komplexen Pflegesituationen gerecht werden zu können. In den meisten Praxissettings, beispielsweise in der Psychiatrie, sind die Berufsrollen der Pflegeexpertin und der Advanced Practice Nurse (APN) verbreitet. Pflegeexpertinnen haben in der Regel einen Bachelor- oder einen Masterabschluss (Universität oder Fachhochschule), wohingegen eine Advanced Practice Nurse über einen universitären Master oder über einen PhD verfügt (Schäfer et al. 2013). Die genannten Berufsrollen haben die Gemeinsamkeit, dass sie im Team einen spezifizierten und erweiterten fachlichen Auftrag verfolgen, der beispielsweise dazu beitragen kann, im Bereich der Suizidprävention tätig zu werden. Obwohl beide Berufsrollen in der Schweiz weit verbreitet sind, kann es schwierig sein, das spezifische Tätigkeitsprofil und die konkrete fachliche Ausrichtung voneinander zu unterscheiden.

Zum einen können APN-Profile in zwei weitere Rollen mit Pflegeexpertise unterschieden werden – Clinical Nurse Specialist (CNS) und Nurse Practitioner (NP). Dabei orientiert sich der NP an der medizinischen Grundversorgung, der CNS orientiert sich an der Schwerpunkt- und Maximalversorgung, wobei diese Grenzziehung in der Praxis nicht eindeutig beobachtet werden kann. Zum anderen sind die konkreten Praxisinhalte, Aufgabenbereiche und Befugnisse je nach Land und Setting sehr unterschiedlich (Scheydt et al. 2020). Mit dem ANP-Konzept von Hamric et al. (2004) wurde der Versuch unternommen, die erweiterten Rollenprofile in einem übergeordneten Konzept zusammenzufassen (Scheydt et al. 2020).

Das Positionspapier der deutschsprachigen Berufsverbände in der Pflege definiert in Anlehnung an Hamric et al. (2004) eine APN wie folgt: „Eine APN ist eine Pflegefachperson mit Grundausbildung, die Expertenwissen erworben hat, komplexe Entscheidungen treffen kann und über klinische Kompetenzen für eine erweiterte Pflegepraxis verfügt, wobei deren Merkmale vom Kontext und/oder Land bestimmt werden, in dem die Pflegekraft ihre Arbeitserlaubnis erworben hat" (Swiss ANP 2013). Fasst man die unterschiedlichen Berufsrollen auf Master- und PhD-Niveau zusammen, könnte aufgrund der Arbeit von Scheydt et al. (2020) das Tätigkeitsprofil einer Advanced Practice Nurse in der Psychiatrie die folgenden exemplarischen Aufgabenbereiche und Tätigkeiten umfassen: Assessment, Diagnostik, Behandlung, Schulung und Beratung (Betroffene, Angehörige, Mitarbeitende), Koordination multiprofessioneller Versorgungsprozesse, Praxisentwicklung/Forschung und Psychotherapie.

Die Suizidprävention im klinischen Setting ist eine herausfordernde Aufgabe, zu der alle Gesundheitsfachpersonen im multiprofessionellen Team einen wichtigen Beitrag leisten. Gerade die psychiatrische Pflege kann aufgrund ihrer Berufsgruppengröße, ihrer 24-Stunden-Präsenz und ihrer vielfältigen Rollenprofile (von Fachfrau Gesundheit bis Advanced Practice Nurse) als maßgebende Akteurin der klinischen Suizidprävention betrachtet werden. Dabei kann sie in den vier zentralen Bereichen der Suizidprävention (Abb. 10.1) ihre Kompetenzen und ihre berufliche Erfahrung einbringen, um auf verschiedenen Ebenen Wirksamkeit zu entfalten. Im Folgenden möchten wir den pflegerischen Beitrag zur Suizidprävention in diesen vier Bereichen anhand von Praxisbeispielen konkreter beleuchten.

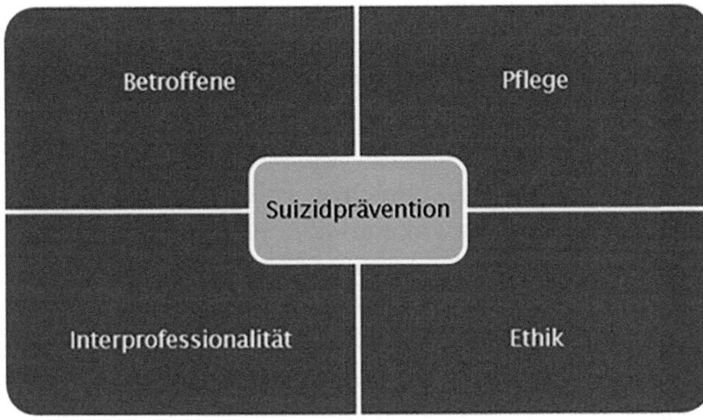


**Abb. 10.1** Die vier Dimensionen der klinischen Suizidprävention (Eigene Darstellung)

## 10.3 Suizidprävention

Der Fokus unserer Auseinandersetzung ist die Sekundär- und Tertiärprävention von Suiziden und Suizidversuchen im klinischen Setting. Darunter verstehen wir einerseits die Früherkennung und Eindämmung von Suiziden oder Suizidversuchen (Sekundärprävention). Die Tertiärprävention bezieht sich schließlich darauf, ein erneutes Auftreten von Suiziden und Suizidversuchen bei suizidgefährdeten Betroffenen zu vermeiden (Leppin 2018).

Die Ausrichtung auf die Sekundär- und Tertiärprävention im klinischen Setting bedingt die Verfolgung verschiedener Ziele, die aus der Sicht der Betroffenen im Vordergrund stehen sollten (Kozel 2015). Dabei sind besonders die folgenden Ziele zu nennen:

Betroffene...

- ...begehen keinen Suizidversuch oder Suizid.
- ...sind sozial integriert.
- ...teilen Suizidgedanken, Suizidabsichten und Suizidpläne mit.
- ...melden sich, wenn sie nicht mehr wissen, wie sie mit Suizidgedanken umgehen sollen.
- ...übernehmen selbst Verantwortung dafür, am Leben zu bleiben.
- ...entwickeln ein persönliches Erklärungsmodelle für ihr suizidales Verhalten.
- ...beschreiben auslösende Faktoren ihrer suizidalen Krisen.
- ...beschreiben, was der suizidalen Krise vorausgegangen ist (Emotion, Gedanken, Verhalten, Körper).
- ...beschreiben ihre persönlichen Frühwarnzeichen für eine beginnende suizidale Krise.

- …haben einen individuellen Sicherheitsplan, der anwendbar ist und den sie getestet haben.
- …haben Techniken zur sozialen Konfliktbewältigung trainiert und wenden sie an.

Um die zuvor genannten Ziele zu erreichen, ist es notwendig, vier Dimensionen im Blick zu haben, um für eine wirkungsvolle und nachhaltige Suizidprävention sorgen zu können. Dazu gehört die Auseinandersetzung damit, was für Betroffene im Vordergrund steht, welche evidenzbasierten Möglichkeiten der Pflege zur Suizidprävention zur Verfügung stehen, welche Form der interprofessionellen Zusammenarbeit notwendig ist und welche ethischen Implikationen zu berücksichtigen sind (Abb. 10.1).

Ausgehend von diesen vier Dimensionen möchten wir in den folgenden Abschnitten klären, was dies für die Suizidprävention im klinischen Setting bedeuten könnte.

**Betroffenenperspektive**

Suizidalität ist ein komplexes Phänomen, das von Betroffenen in unterschiedlichen Ausprägungen erlebt wird. Die Ursachen, die zu Suizidgedanken und dem Erleben von Verzweiflung, Hoffnungslosigkeit, Selbsthass und anderen schmerzhaften Gefühle führen, sind dabei sehr individuell. Dieser Umstand macht Betroffene zu den Expertinnen ihrer eigenen Erfahrungen, die gezielt zur Suizidprävention genutzt werden können.

In einem Beitrag in einer Fachzeitschrift kam 2009 eine Betroffene mit den folgenden Aussagen zu Wort:

> „Lange schon balancierte ich auf einem schmalen Grat zwischen Leben und Tod, kannte das Helfersystem mit all seinen Möglichkeiten und Grenzen, fühlte mich aufgegeben und fallengelassen von Gott und der Welt, hatte viele Kontakte auf Distanz geschoben oder gar abgebrochen. Ich war davon überzeugt, genug vom Leben erfahren zu haben, und das, was sich mir da bot, taugte mir nicht für eine Entscheidung für das Leben. Es gab keine Beziehung, die wichtig genug erschien, mich zu halten, keine Ziele, die ich erreichen konnte oder wollte. Das Gefühl, das mich damals ausfüllte, war … grau…. kalt…. einsam… hohl… dumpf… weit weg von allem …" (Link und Tichy 2009).

Was hilft jemandem, der in der beschriebenen Weise fühlt und denkt? Was bietet betroffenen Menschen eine konkrete und hilfreiche Unterstützung? Suizidalität ist ein Phänomen, das nicht wie viele somatische Erkrankungen schnell und gezielt behandelt werden kann. Gerade hier ist der Einbezug von Betroffenen besonders wichtig, um von ihren Erfahrungen im Hinblick auf eine optimale Begleitung zu profitieren.

Menschen in einer suizidalen Krise beschreiben verschiedene Charakteristika der Suizidalität, die sie in der Interaktion mit Pflegefachpersonen erleben. Demnach erleben sie Suizidalität als einen Verlust der Verankerung im Leben, für die sie keinen Ausweg sehen. Somit bekommt der Suizid die Bedeutung einer „Flucht" aus einer unerträglich erlebten Situation, die als eine vermeintlichen

„Lösung" erlebt wird (Hechinger und Fringer 2021). Valach et al. (2011) beschreiben ähnliches in ihrem handlungstheoretischen Ansatz. Sie sehen den tieferen Sinn des Suizides darin, dass er als zielorientierte Handlung darauf fokussiert, dem als unerträglich erlebten Selbst zu entfliehen.

Daneben nimmt die Kommunikation einen bedeutenden Stellenwert für Betroffene ein. Es fällt ihnen schwer, über ihre Gefühle von Verzweiflung, Hoffnungslosigkeit und Leid zu sprechen. Sie fürchten sich davor, verurteilt und stigmatisiert zu werden, sodass sie ihre wahren Gefühle hinter einer „Maske" verbergen. Gleichzeitig möchten sie sich wieder im Leben verankert fühlen, damit sie darin wieder einen Sinn sehen können. Für diese Wiederanbindung an das Leben benötigen sie Hilfe in der Form von echten Begegnungen zu anderen Menschen (Hechinger und Fringer 2021).

Die Arbeit von Vandewalle et al. (2021, 2020) zeigt, was Betroffene in suizidalen Krisen als hilfreich und unterstützend wahrnehmen. Sie fühlen sich durch einen zwischenmenschlichen Kontakt gestärkt, der sie nicht machtlos zurücklässt, sondern ihnen Raum dafür gibt, sich und ihre Suizidgedanken ausdrücken zu können. Akzeptanz, ohne zu urteilen, und das Verständnis darüber, was die Betroffenen durchmachen, wird als hilfreich erlebt. Dazu kommt das Erleben, sich sicher und umsorgt zu fühlen, obwohl es unter Umständen schwierig ist, Vertrauen zu fassen. Betroffene erwähnen, dass sie konkrete Unterstützung bei der Bewältigung der suizidalen Krise schätzen. Beispielsweise dadurch, dass sie dabei unterstützt werden, ihre persönliche Suizidalität zu verstehen und mit ihr umzugehen.

Die Aussagen der Betroffenen bestätigen die Bedeutsamkeit einer tragfähigen Beziehung zur Suizidprävention. Gysin-Maillart und Michel (2013) erklären die suizidpräventive Wirkung einer tragfähigen Beziehung mit der Bindungstheorie (Bowlby 2015). Demnach kann eine Pflegefachperson zur „sicheren Basis" für einen suizidalen Menschen werden, wenn er in einer suizidalen Krise die Erfahrung einer bedeutsamen und verlässlichen Beziehung machen kann. Abb. 10.2 gibt eine zusammenfassende Übersicht, welche Verhaltensweisen die Entfaltung einer suizidpräventiven Erfahrung wahrscheinlich machen. Seager (2012, S. 333 f.) führte dazu aus, dass besonders die Qualität der Beziehung und Bindung im Vordergrund steht, die einem Menschen in einer suizidalen Krise die notwendige psychische Sicherheit bietet. Eine qualitativ hochwertige Beziehung besteht dann,

| **Ungünstige Erfahrungen** | **Hilfreiche Erfahrungen** |
|---|---|
| Unpersönliche oder nicht empathische Haltung | Empathische Haltung |
| Mangelndes Engagement und Anerkennung | Anerkennung der Betroffenen |
| Anwendung von Zwangsmaßnahmen | Wertschätzende Kommunikation |
| Zeitmangel | Förderung einer vertrauensvollen Beziehung |
| Keine vertrauensvolle Beziehung aufbauen | Präsentieren und Bereitstellen einer sicheren Umgebung |

**Abb. 10.2** Ungünstige und hilfreiche Erfahrung mit Pflegefachpersonen (Hechinger und Fringer 2021)

wenn die betroffene Person die Erfahrung machen kann, dass es mindestens einen anderen Menschen (Pflegefachperson) gibt, dem sie ein gewisses Grundvertrauen (Bindung) entgegenbringen kann, zu dem ein regelmäßiger Kontakt besteht und der in einer Situation großer Bedürftigkeit schnell Unterstützung anbietet, der an sie denkt und der empathisch ist.

**Pflegerische Perspektive**

In diesem Abschnitt geht es um konkrete pflegerische Maßnahmen, die dazu beitragen können, den Bedürfnissen der Betroffenen gerecht zu werden.

Suizidalität stellt einen klassischen pflegerischen Phänomenbereich dar, der mit der Definition von Pflege der Pflegewissenschaftlerin Margret Newman (1986) übereinstimmt. Für sie bedeutet Pflege, Menschen dabei zu helfen, Lebenserschütterungen zu bewältigen. In diesem Sinn erfordert die Begleitung von Menschen in einer suizidalen Krise professionelles Handeln im klinischen Setting. Damit sind in erster Linie die Beurteilung und Ableitung evidenzbasierter Interventionen in der individuellen und einzigartigen Betroffenensituation (sinnhaftes Fallverstehen) gemeint (Hutwelker 2005). Dies bedingt die Orientierung an einer aktuellen, klinisch orientierten Praxisleitlinie. Aktuell steht für den deutschsprachigen Raum die S3-Leitlinie Unipolare Depression zur Verfügung, die sich unter anderem mit Suizidalität als Phänomen bei Depression beschäftigt (DGPPN 2015). Eine S3-Leitlinie zum Umgang mit Suizidalität ist zurzeit in Bearbeitung und soll im Januar 2026 fertiggestellt werden. In der Zwischenzeit kann auf die aktuelle und hochwertige Praxisleitlinie des US-amerikanischen Verteidigungs- und Veteranenministeriums verwiesen werden (Brenner et al. 2025).

***Einschätzung der Suizidgefährdung***

Im interprofessionellen Setting besteht der essenzielle Beitrag zur Verhinderung von Suiziden in der Früherkennung der Suizidgefährdung. Dabei ist es nicht die Aufgabe der Pflegefachperson, Suizide „exakt" vorauszusagen, sondern ein erhöhtes Suizidrisiko zu erkennen, um dann angemessen reagieren zu können (Kozel 2015). Eine exakte Voraussage von Suiziden oder Suizidversuchen ist nicht möglich, da es zu viele »falsch-positive« und »falsch-negative« Fälle gibt (McHugh et al. 2019; Large et al. 2018). Unter »falsch-positiv« werden Menschen verstanden, die als suizidgefährdet beurteilt wurden, aber keinen Suizid begehen. Die »falsch-negativen« Fälle sind Menschen, die nicht als nicht suizidgefährdet eingeschätzt wurden, aber dennoch einen Suizid begehen. Somit kann die Einschätzung der Suizidgefährdung nicht allein auf der Basis von standardisierten Einschätzungsinstrumente erfolgen, der klinische Gesamtkontext muss immer berücksichtigt werden. Gespräche und Verhaltensbeobachtungen gehören zwingend zu einer professionellen, differenzierten und systematischen Einschätzung der Suizidgefährdung (VA/DoD Clinical Practice Guideline 2024). In der klinischen Praxis können die folgenden Empfehlungen für den Prozess beim Suizidassessment gegeben werden (VA/DoD Clinical Practice Guideline 2024):

(1) Screening der Suizidgefährdung bei allen Aufnahmen in eine Institution: schnelles und systematisches Erfassen der wichtigsten Risikofaktoren, inwieweit jemand zu einer besonders suizidgefährdeten Risikogruppe gehört. Zur strukturierten Erfassung der wichtigsten Risikofaktoren eignen sich vor allem standardisierte Instrumente wie Checklisten. Im deutschsprachigen Raum ist zu diesem Zweck die „Nurses' Global Assessment of Suicide Risk Scale" (NGASR-Skala) weit verbreitet (Kozel 2016). Es ist wichtig, darauf hinzuweisen, dass Checklisten lediglich Hilfsmittel zur Einschätzung der Suizidgefährdung sind. Die Voraussagekraft für einen Suizid oder Suizidversuch ist eingeschränkt und man kann sich nicht ausschließlich auf die Punktwerte der Skalen verlassen. Sie ersetzen im Falle einer vermuteten Gefährdung keinesfalls das direkte Ansprechen der Suizidalität (Kozel 2021).
(2) Vertiefte Einschätzung der Suizidgefährdung: Bei einem positiven Screening-Befund und/oder bei deutlichen Hinweisen für eine Suizidgefährdung muss beispielsweise im Rahmen eines einfühlsamen Gesprächs eine vertiefte Einschätzung der Suizidgefährdung vorgenommen werden (Fokusassessment). Im Vordergrund steht die Exploration von Suizidgedanken (Häufigkeit, Dauer, Intensität, Erleben und Gefühl der Kontrollierbarkeit), Suizidabsichten (Motivation, Druck, Wille zur Ausführung suizidaler Handlungen), Plänen zur Suizidausführung (Vorbereitungen, Methoden, gedankliches Durchspielen), früheren Suizidversuchen (kurz zurückliegend, bedauert oder nicht bedauert), aktuellem Befinden (psychischer Schmerz, Verzweiflung, Selbsthass, Sinnlosigkeit, Ausweglosigkeit, Hoffnungslosigkeit), erleichtertem Zugang zu Suizidmethoden im sozialen Umfeld (Waffen, Medikamente, Bahnlinie) und schützenden Faktoren (Kozel 2021).
(3) Dokumentation mit Risikobeurteilung: Zur Einschätzung der Suizidgefährdung gehört grundsätzlich eine transparente und verständliche Dokumentation, bei der auch eingeschätzt wird, wie hoch das Suizidrisiko bei den Betroffenen gesehen wird (z. B. »kleines«, »mäßiges«, »hohes« oder »sehr hohes« Risiko). Aus der Dokumentation muss hervorgehen, auf welcher Grundlage die Risikobeurteilung beruht (Kozel 2021).

***Milieugestaltung***

Suizide ereignen sich auch während einer psychiatrischen Behandlung, trotz der Fokussierung auf Sicherheit und Risikominimierung. Ein Suizid kann immer vorkommen, auch in einer psychiatrischen Klinik (Wolfersdorf und Etzersdorfer 2011). Aktuelle Studien weisen beispielsweise darauf hin, dass geschlossene Stationstüren das Suizidrisiko nicht reduzieren und Suizidversuche auf offenen Stationen seltener erfolgen als auf geschlossenen Stationen (Beine 2019; Huber 2016). Folgendes muss deshalb bei der vorrangigen Ausrichtung auf Risikominimierung und Überbetonung von Sicherheit und Überwachung bedacht werden (Kozel 2016b):

(a) Suizide gibt es immer, auch in psychiatrischen Kliniken und bei starker Betonung der Sicherheit und Risikominimierung.(b) Geschlossene Stationen reduzieren nicht das Suizidrisiko.(c) Eine zu starke Betonung der Sicherheit und Risikominimierung kann den so wichtigen Beziehungsaspekt untergraben.

Das bedeutet, dass die Bereitschaft einer begründeten und wohlüberlegten Entscheidung zu einer angemessenen Form von Risikobereitschaft letztlich für den suizidalen Menschen gewinnbringender, da beziehungsfördernder und somit suizidpräventiver sein kann. Die folgenden fünf Beispiele sollen zeigen, wie sich Probleme in der Beziehungsgestaltung und damit in der Suizidprävention durch eine einseitige Risikofokussierung ergeben können (Kozel 2016):

Beispiel 1: Betroffene nehmen subjektiv wahr, dass es ausschließlich um das Thema Sicherheit und Suizidvermeidung geht und nicht um ein echtes Interesse an ihrer eigenen Person. Das Verhindern des Suizides steht im Mittelpunkt, dabei wird der Mensch hinter der suizidalen Krise nicht gesehen, der seine ganz persönliche Geschichte und Lebenserschütterung mitbringt. Darunter leidet die Beziehung zu den Pflegefachpersonen, die eine wichtige Grundlage für Suizidprävention und vertrauensvolle Zusammenarbeit ist.

Beispiel 2: Betroffene lernen unter Umständen, das »Richtige« zu sagen (bzw. das Pflegepersonal anzulügen), um nicht restriktiven, einschränkenden Maßnahmen ausgesetzt zu sein. Dadurch verlieren sie ihr Vertrauen zu den Pflegefachpersonen und verschweigen zukünftige Suizidgedanken, -absichten und -pläne. Somit steigt die Suizidgefährdung über die aktuelle Situation hinaus eher, als dass sie sinkt. Das unerträgliche Erleben wird für sich behalten und nicht mit einer Pflegefachperson geteilt. Das erschwert die Beurteilung der Suizidgefährdung und das Erarbeiten von individuellen Bewältigungsstrategien zum Umgang mit Suizidalität. In diesem Fall wird also ein Verhalten belohnt, das in zukünftigen Krisen ein Risiko für die Betroffenen darstellen kann.

Beispiel 3: Betroffene bleiben mit ihrem Erleben allein und fühlen sich unverstanden. Unter Umständen wissen sie nicht, wie sie mit dem Erleben von psychischem oder seelischem Schmerz selbst umgehen können. Im ungünstigsten Fall fühlen sie sich verurteilt und schuldig für ihre Suizidalität (»Wegen mir muss die Tür geschlossen werden/muss eine Verlegung stattfinden«).

Beispiel 4: Betroffene bekommen nicht die Chance, an ihrer Krise zu wachsen und selbst zu lernen, am Leben zu bleiben. Am Ende müssen suizidale Menschen immer auch durch ihre eigene Tatkraft überleben. Eine Haltung einzunehmen, die die Selbstwirksamkeit von suizidalen Menschen bewahrt und unterstützt, ist unter Umständen effektiver. Wenn die Sicherheit von außen aufgezwungen wird, dann ist die innere Sicherheit des suizidalen Menschen möglicherweise umso fragiler (Zerler 2010). Die Selbstwirksamkeit kann gefördert werden, wenn der Entschluss, das eigene Leben zu beenden, respektiert wird. Diese akzeptierende Haltung gibt dem suizidalen Menschen den notwendigen Freiraum, sich anders, nämlich für das eigene Leben, zu entscheiden (Kremer und Schulz 2012).

Beispiel 5: Die Betroffenen haben während eines stationären Aufenthaltes möglicherweise Vertrauen zu den Pflegefachpersonen aufgebaut und öffnen sich mit dem, was in ihnen vorgeht. Daraufhin erleben und erfahren sie restriktive Maßnahmen, die dazu führen können, dass sie in zukünftigen Krisen keine professionelle Hilfe mehr in Anspruch nehmen wollen. Sie erleben einen Vertrauensverlust auf der Ebene, dass es negative Konsequenzen für sie gibt, wenn sie über ihre Suizidalität sprechen. Dieser Vertrauensverlust kann dann später tatsächlich in einer erneuten Krise zu einem Suizid führen. Die betroffene Person ist mit ihren Suizidgedanken und -absichten allein, ohne sich die notwendige Unterstützung zu holen.

Bezugnehmend auf die fünf genannten Beispiele muss betont werden, dass die Verhältnismäßigkeit in Bezug auf das Selbstbestimmungsrecht der Betroffenen nicht aus den Augen verloren werden sollte und der Beziehungsaspekt im Blick der Pflegefachpersonen bleibt. Unverhältnismäßig wäre z. B. eine Einschränkung der Bewegungsfreiheit nur auf der Basis des Vorhandenseins von Suizidgedanken. Das heißt letztlich, dass immer für den individuellen Fall geprüft werden muss, ob es nicht effektiver und im Sinne der Betroffenen ist, ein der Situation angemessenes Risiko bei der Suizidprävention einzugehen. Wolfersdorf und Abderhalden (2012) weisen darauf hin, dass es legitim ist, ein Risiko einzugehen, wenn die Chancen für die betroffene Person dadurch wesentlich größer sind als das Risiko. „Ein Risiko eingehen“ bedeutet in diesem Zusammenhang, Dinge zu tun, die möglicherweise eine suizidale Handlung erleichtern können, z. B. Stationsöffnung, Lockerung der Ausgangsregelungen, Entlassungsplanung oder Medikation. Die Verringerung der restriktiven Maßnahmen sollte dabei möglichst mit einer Verdichtung der therapeutischen Kontakte einhergehen, um damit den so bedeutsamen Beziehungsfaktor zu stärken.

**Interprofessionelle Perspektive**

Alle wichtigen Informationen zur Suizidalität (Äußerungen von Suizidgedanken, -absichten und -plänen; aktuelles Befinden; Neubewertung der Einschätzung der Suizidgefährdung; Auffälligkeiten und Besonderheiten) müssen innerhalb des interdisziplinären Teams und/oder der zuständigen Ärztin oder dem zuständigen Arzt mündlich oder telefonisch kommuniziert und zeitnah dokumentiert werden. Dabei ist wichtig, dass alle Gesundheitsfachpersonen, die an der Behandlung beteiligt sind, den gleichen Informationsstand haben (Kozel 2021). In ethischer Hinsicht besonders risikoreich sind Phänomene der Verantwortungsdiffusion, die auf einer mangelhaften Kommunikationskultur im klinischen Alltag sowie auf starren Hierarchien beruhen. Diese erschweren den ungehinderten Austausch behandlungsrelevanter Informationen, gefährden die Sicherheit der Betroffenen und können zugleich zu einer erheblichen ethischen Belastung der beteiligten Fachpersonen führen. Ebenso ist die Beziehungsgestaltung als zentrale Komponente der Suizidprävention stets eine Aufgabe des gesamten interprofessionellen Teams und kann nicht an eine einzelne Berufsgruppe „delegiert“ werden. Dies setzt die Bereitschaft aller am Versorgungs- und Betreuungsprozess beteiligten Professionen voraus, innerhalb ihres jeweiligen Zuständigkeitsbereichs aktiv Verantwortung zu übernehmen, diese nicht „abzuschieben“, sondern gegebenenfalls gezielt und reflektiert zu delegieren.

**Ethische Perspektive**

In epidemiologischer Hinsicht ist für die Schweiz spezifisch zu beachten, dass der *assistierte* Suizid gemäß Bundesamt für Statistik (OBSAN 2025) – soweit er ohne selbstsüchtige Beweggründe erfolgt und unter Einhaltung medizinethischer Sorgfaltsregeln sowie gesundheitsrechtlicher Vorschriften ausgeführt wird – strafrechtlich nicht verfolgt wird (vgl. den Überblick bei Monteverde 2025). Er wird nicht den Suiziden zugerechnet und gilt folglich nicht als Gegenstandsbereich der Suizidprävention. Aus diesem Grund werden assistierte Suizide in der Schweiz seit 2009 im ICD-10 als *Begleitumstände* des Todes kodiert, dessen Ursache ein für die Arztperson nachvollziehbares, unerträgliches Leiden ist, das für die betroffene Person nicht wirksam behandelt werden kann (vgl. für das onkologische Setting: Güth et al. 2024).

Für den pflegerischen Umgang mit Suizid kann jedoch gerade eine solche Suizidsystematik, die sich auch in behördlichen Statistiken und Dokumenten widerspiegelt (BAG 2022), mit erheblichen Unsicherheiten und Unschärfen verbunden sein. Diese betreffen einerseits das Verständnis und die Einschätzung von Suizidalität im Falle einer schweren Erkrankung mit unerträglichem Leiden, andererseits aber auch das Verständnis von Suizidprävention, das eine solche Suizidsystematik impliziert. Gerade im pflegerischen Umgang mit Menschen nach Suizidversuchen bestehen bei vielen Pflegefachpersonen große Unsicherheiten, den versuchten Suizid anzusprechen, aus Unwissen oder Unsicherheit darüber, ob dieses Ansprechen Suizidalität triggern könnte. Hier braucht es eine optimale interprofessionelle fachliche Kommunikation, gerade auch wenn Überlebende den Wunsch haben, diese Erfahrung wirksam zu bewältigen. Eine weitere Unsicherheit besteht im akutsomatischen Kontext darin, die Grenzen der Suizidprävention auszuloten in Situationen nach Suizidversuch, in denen sich eine somatische Verschlechterung abzeichnet, die ein palliatives Behandlungsziel nahelegt. Die Schwierigkeit, das «Leiden am Leben» vom «Leiden an der Krankheit» abzugrenzen, erfordert Offenheit und Mut (vgl. Krones und Monteverde 2022).

## 10.4 Fazit/Schlussfolgerungen

Wie die Erörterung des schweizerischen Kontextes zeigt, erfordert der pflegerische Umgang mit Suizidalität eine optimale Kommunikation, die in einer Kultur gelebter interprofessioneller Zusammenarbeit fest verankert ist. Besondere Risiken entstehen durch Verantwortungsdiffusion, starre Hierarchien und mangelhafte Kommunikationskulturen, welche neben der Gefährdung der Betroffenen auch eine erhebliche ethische Belastung für die Fachpersonen darstellen. In der Schweiz kommt hinzu, dass der *assistierte* Suizid – sofern ohne selbstsüchtige Beweggründe und unter Einhaltung medizinethischer Sorgfaltsregeln – rechtlich straffbefreit und nicht Gegenstand der Suizidprävention ist, was vor allem auch in der Akutsomatik zu erheblichen Unsicherheiten im Verständnis der Reichweite von Prävention führen kann. Gerade für die Pflegebildung ergeben sich daraus wichtige Aufgaben in der Vermittlung von fachlicher, kommunikativer sowie ethischer Kompetenz, die die Bedürfnisse der Betroffenen in den Mittelpunkt stellen.

## Literatur

Ajdacic-Gross V, Lauber C, Baumgartner M, Malti T, Rössler W (2009) In-patient suicide – a 13-year assessment. Acta Psychiatr Scand 120(1):71–75

Bachmann S (2018) Epidemiology of suicide and the psychiatric perspective. Int J Environ Res Public Health 1425(15):1–23

Beine KH (2019) Open doors, open mind. Plädoyer für eine offene Versorgungspsychiatrie. Nervenarzt 90(7):675–679

Bowlby J (2015) A secure base: clinical applications of attachment theory. Routledge, London

Brenner LA, Capaldi V, Constans J, Dobscha S, Fuller M, Matarazzo B, McGraw K, Richter K, Sall J, Smolenski D, Williams S, Davis-Arnold S, Bahraini N (2025) Assessment and management of patients at risk for suicide: synopsis of the 2024 U.S. Department of Veterans Affairs and U.S. Department of Defense clinical practice guideline. Ann Intern Med 178(3):416–425

Bundesamt für Gesundheit (BAG) (2020) Suizidprävention in der Schweiz. Ausgangslage, Handlungsbedarf und Aktionsplan, Bern

Bundesamt für Gesundheit (BAG) (2022) Assistierte Suizide. https://www.bag.admin.ch/de/assistierte-suizide Zugegriffen: 13. Sep.2025

Chammas F, Januel D, Bouaziz N (2022) Inpatient suicide in psychiatric settings: evaluation of current prevention measures. Front Psychiatry. https://doi.org/10.3389/fpsyt.2022.997974

DGPPN, BÄK, KBV, AWMF (2015) S3-Leitlinie/Nationale Versorgungsleitlinie Unipolare Depression – Langfassung. Springer, Heidelberg

Güth U, Abawi K, Weitkunat R, Jox R, Schneeberger A (2024) Langzeitentwicklung von assistiertem und konventionellem Suizid in der Schweiz. Schweizer Zeitschrift für Onkologie 3(2024):25–32

Gysin-Maillart A, Michel K (2013) Kurztherapie nach Suizidversuch. ASSIP – Attempted Suicide Short Intervention Program. Huber, Bern

Hamric AB, Spross JA, Hanson CM (2004) Advanced nursing practice. An integrative approach. Saunders, Philadelphia

Hechinger M, Fringer A (2021) Professional care experiences of persons with suicidal ideation and behavior: model development based on a qualitative meta-synthesis. JMIR Form Res 5(10):e27676

Hoertel N, Franco S, Wall MM, Oquendo MA, Kerridge BT, Limosin F, Blanco C (2015) Mental disorders and risk of suicide attempt: a national prospective study. Mol Psychiatry 20(6):718–726

Huber CG, Schneeberger AR, Kowalinski E, Fröhlich D, von Felten S, Walter M, Beine K, Heinz A, Borgwardt S, Lang UE (2016) Suicide risk and absconding in psyhciatric hospitals with and without open door policies: a 15 year, observational study. Lancet Psychiatry 3(9):842–849

Hunt IM, Baird A, Turnbull P, Ibrahim S, Shaw J, Appleby L, Kapur N (2024) Psychiatric in-patient care in England: as safe as it can be? An examination of in-patient suicide between 2009 and 2020. Psychol Med 54(8):1702–1708

Hutwelker M (2005) Zum Problem der Professionalisierungsbedürftigkeit pflegerischen Handelns. In: Bollinger H, Gerlach A, Pfadenhauer M (Hrsg.) Gesundheitsberufe im Wandel. Soziologische Beobachtungen und Interpretationen. Mabuse, Frankfurt a. M., S 147–160

Kremer G, Schulz M (2012) Basiswissen motivierende Gesprächsführung in der Psychiatrie. Psychiatrie Verlag, Köln

Kozel B (2015) Professionelle Pflege bei Suizidalität. Psychiatrie Verlag, Köln

Kozel B, Grieser M, Abderhalden C, Cutcliffe JR (2016) Inter-rater reliability of the German version of the Nurses` Global Assessment of Suicide Risk Scale. Int J Ment Health Nurs 25(5):409–417

Kozel B, Maire S (2016) Risikobereitschaft im Umgang mit Suizidalität. Kerbe Forum soziale Psychiatrie 34(4):23–25

Kozel B (2021) Suizidalität in der stationären Versorgung. In: Teismann T, Forkmann T, Glaesme H (Hrsg) Suizidales Erleben und Verhalten. Ein Handbuch. Psychiatrie Verlag, Köln, S 188–211

Krones T, Monteverde S (2022) Assistierter Suizid im Spital: Klinisch-ethische Perspektiven. In: Coors M, Farr S (Hrsg) Seelsorge bei assistiertem Suizid: Ethik, Praktische Theologie und kirchliche Praxis. Zürich: TVZ, 87–108

Large M, Myles N, Myles H, Corderoy A, Weiser M, Davidson M, Ryan CJ (2018) Suicide risk assessment among psychiatric inpatients: a systematic review and meta-analysis of high-risk categories Abstract Psychological Medicine 48(7):1119–1127. https://doi.org/10.1017/S0033291717002537

Leppin A (2018) Konzepte und Strategien der Prävention. In: Hurrelmann K, Richter M, Klotz T, Stock S (Hrsg.) Referenzwerk Prävention und Gesundheitsförderung. Hogrefe, Bern, S 47–57

Link A, Tichy C (2009) „Ich wollte sterben" – Erfahrung mit eigener Suizidalität. Suizidprophylaxe 36(3):1–3

Meier L, Gurtner C, Nuessli S, Miletic M, Bürkle T, Durrer M (2022) SERO – a new mobile app for suicide prevention. Stud Health Technol Inform 292(16):3–8

McHugh CM, Corderoy A, Ryan CJ, Hickie IB, Large MM (2019) Association between suicidal ideation and suicide: meta-analyses of odds ratios sensitivity specificity and positive predictive value BJPsych Open 5(2). https://doi.org/10.1192/bjo.2018.88

Monteverde S (2025) Suizidbeihilfe und Pflege: ethische und praktische Erwägungen am Beispiel der Schweiz. In: Giese C, Rabe M, Salomon F (Hrsg) Assistierter Suizid: Ein Thema in der Pflege? De Gruyter, Berlin., S 287–300

Newman MA (1986) Health as expanding consciousness. Mosby, St. Louis

Nordentoft M, Mortensen PB, Pedersen CB (2011) Absolute risk of suicde after first hospital contact in mental disorder. Arch Gen Psychiatry 68(10):1058–1064

Ruff F, Hemmer A, Bartsch C, Glasow N, Reisch T (2018) Suizide während psychiatrischer Hospitalisationen. Psychiatr Prax 45(6):307–313

Schäfer M, Scherrer A, Burla L (2013) Bildungsabschlüsse im Bereich Bildung und Betreuung. Systematische Übersichtsarbeit. Schweizerisches Gesundheitsobservatorium, Neuchâtel

Scheydt S, Holzke M, Hegedüs A (2020) Advanced Nursing Practice im psychiatrisch-psychosozialen Kontext Zusammenfassung Psychiatrische Praxis 47(03):118–127. https://doi.org/10.1055/a-1116-0195

Schweizerisches Gesundheitsobservatorium (OBSAN) (2025) Suizid- und Suizidhilferate. https://ind.obsan.admin.ch/de/indicator/obsan/suizid-und-suizidhilfe. Zugegriffen: 18.Juni 2025

Seager M (2012) Psychische Sicherheit: ein Konzept, das in der Suizidprävention fehlt. In: Briggs S, Lemma A, Crouch W (Hrsg.) Suizid und Suizidalität. Psychoanalytische Behandlung, Prävention und Therapie. Branders & Apsel, Frankfurt a.M., S 325–346

Suizidprävention Einheitlich Regional Organisiert (SERO) (2025) SERO-Massnahmen. https://sero-suizidprevention.ch/sero-ueberblick/ Zugegriffen: 20.Juli 2025

Swiss ANP (2013) Advanced Nursing Practice in Deutschland, Österreich und der Schweiz. Eine Positionierung von DBfK, ÖGKV und SBK. https://swissanp.ch/_files/ugd/32c467_560b2564d90a482f8d624c31b49a4bac.pdf. Zugegriffen: 21. Aug 2025

Trageser J, Petry S, von Stokar T, Reisch T (2021) Zwischenstand Umsetzung Nationaler Aktionsplan Suizidprävention. Schlussbericht. INFRAS, Zürich

Valach L, Young RA, Michel K (2011) Understanding suicide as an action. In: Michel K, Jobes DA (Hrsg) Building a therapeutic alliance with the suicidal patient. American Psychological Association, Washington DC, S 129–148

VA/DoD Clinical Practice Guideline (2024) Assessment and management of patients at risk for suicide work group. Government Printing Office, Washington DC, U.S

Vandewalle J, Van Bos L, Goosens P, Beeckman D, Van Hecke A, Deproost E, Verhaeghe S (2020) The perspectives of adults with suicidal ideation and behaviour regarding their interactions with nurses in mental health and emergency services: a systematic review. Int J Nurs Stud. https//:https://doi.org/10.1016/j.ijnurstu.2020.103692

Vandewalle J, Van Hoe C, Debyser B, Deproost E, Verhaeghe S (2021) Engangement between adults in suicidal crisis and nurses in mental health wards: a qualitative study of patient`s perspectives. Arch Psychiatr Nurs 35(5):541–548
Walsh G, Sara G, Ryan CJ, Large M (2015) Meta-analysis of suicide rates among psychiatric in-patients. Acta Psychiatr Scand 131(3):174–184
World Health Organization (WHO) (2025) Suicide rates. https://www.who.int/data/gho/data/themes/mental-health/suicide-rates. Zugegriffen: 18.Juni 2025
Wolfersdorf M, Etzensdorfer E (2011) Suizid und Suizidprävention. Kohlhammer, Stuttgart
Wolfersdorf M, Abderhalden C (2012) Ist da was schief gelaufen? Psychiatrische Pflege 18(2):262–267
Zerler H (2010) Motivierende Gesprächsführung und Suizidalität. In: Arkowitz H, Westra HA, Miller WR, Rollnick S (Hrsg.) Motivierende Gesprächsführung in der Behandlung psychischer Störungen. Beltz, Weinheim, S 183–205

## Webseiten

www.ipsilon.ch
www.reden-kann-retten.ch
https://sero-suizidprävention.ch

# Teil III
# (Pflege-)Ethische Implikationen, Einordnung und Interventionen

# 11 Pflegeethische Spannungsfelder im Kontext von Suizidprävention und -assistenz – Herausforderungen für Pflegefachpersonen und die Profession

Anna-Henrikje Seidlein, Annette Riedel und Karen Klotz

**Zusammenfassung**

Pflegefachpersonen sind durch ihre Nähe zu vulnerablen und pflegebedürftigen Menschen in besonderem Maße mit existenziellen Fragen rund um das Lebensende konfrontiert. Ihre Rolle ist dabei vielschichtig: Sie leisten und unterstützen nicht nur die physische Symptomkontrolle und die Bewältigung von psychischem, spirituellem und sozialem Leid und begleiten vollumfänglich Sterbeprozesse, sondern sie sind zunehmend auch erste Ansprechpartner*innen für Anfragen nach einem assistierten Suizid. Es lässt sich demnach zwischen dem wachsenden gesellschaftlichen und dem (unregulierten) rechtlichen Raum für assistierte Suizide eine Dynamik in der pflegeberuflichen Praxis beobachten, die eine bewusste ethische Auseinandersetzung erforderlich macht. Dies insbesondere im Hinblick auf das Verhältnis von Suizidassistenz und -prävention. Dem professionellen ethischen Selbstverständnis von Pflegefachpersonen folgend sind Suizidassistenz und -prävention keine Gegensätze, sondern als inhärent komplementär zu verstehen. Es tut sich jedoch die grundlegende Frage auf, wie Pflegefachpersonen einerseits suizidpräventiv tätig sein und andererseits der Selbstbestimmung von Menschen, die ihr Leben (trotz entsprechender präventi-

A.-H. Seidlein (✉)
Universitätsmedizin Greifswald, Institut für Ethik und Geschichte der Medizin, Greifswald, Deutschland
E-Mail: Anna-Henrikje.Seidlein@med.uni-greifswald.de

A. Riedel · K. Klotz
Fakultät Soziale Arbeit, Bildung und Pflege, Hochschule Esslingen, Esslingen, Deutschland
E-Mail: annette.riedel@hs-esslingen.de

K. Klotz
E-Mail: karen.klotz@hs-esslingen.de



A. Riedel et al. (Hrsg.), *Suizidprävention in der Pflege*,
https://doi.org/10.1007/978-3-662-72796-6_11

ver Maßnahmen) freiverantwortlich beenden möchten, gerecht werden können. Der Beitrag liefert Impulse dazu, wie Pflegefachpersonen auf der Suche nach moralischer Orientierung im Umgang mit dem vielfach ambivalenten Verhältnis zwischen Suizidassistenz und -prävention die professionsethischen Kodizes und das Konzept der Verantwortung als hilfreiche Rahmen nutzen können.

## 11.1 Einleitung

Spätestens seit der Entscheidung des Bundesverfassungsgerichts vom 26. Februar 2020,[1] mit der das Verbot der geschäftsmäßigen Förderung der Selbsttötung (ehemals § 217 StGB) für verfassungswidrig erklärt wurde, steht die Suizid *prävention* in einem neuen Spannungsfeld und bedarf angesichts dessen einer dezidierten (ethischen) Auseinandersetzung. Die gesellschaftliche und politische Beschäftigung mit dem assistierten Suizid hat seither deutlich an Dynamik gewonnen und fordert die Aufmerksamkeit und das Handeln der verantwortlichen Akteur*innen. Zwar wurde mit der Aufhebung des § 217 StGB das Recht des Individuums auf selbstbestimmtes Sterben als Ausprägung des allgemeinen Persönlichkeitsrechts anerkannt, eine gesetzlich verankerte Regelung für die Suizidassistenz existiert jedoch bislang nicht (Stand: Juni 2026). Ob und inwiefern eine gesetzliche Regelung hilfreich und wünschenswert für die praktischen Probleme sein könnte, wird indes aus juristischer Perspektive kritisch hinterfragt (Henking 2025; Hilgendorf 2025). Ungeachtet dessen nehmen assistierte Suizide seither zu (Buschner et al. 2026; Schildmann et al. 2026; Lewitzka and Petzold 2026; Deutsche Gesellschaft für Humanes Sterben e. V. 2025, 2026; Gleich et al. 2024). Vor diesem Hintergrund rückt auch die Suizidprävention erneut in das Zentrum gesundheitspolitischer und ethischer Debatten. Ziel der Suizidprävention allgemein ist „die Vermeidung solcher Lebenslagen, in denen sich Menschen genötigt fühlen, einer zumindest subjektiv als unerträglich erlebten Lebenssituation durch Suizid ein Ende zu setzen“ (Deutscher Ethikrat (DER) 2022, S. 21). Ein Ergebnis aktueller Bemühungen zeigt sich in dem am 18. Dezember 2024 durch das Bundeskabinett beschlossenen Entwurf eines „Gesetzes zur Stärkung der nationalen Suizidprävention“.[2] Ziel dieses Gesetzes ist es u. a., wirksame Strukturen zur frühzeitigen Erkennung, Begleitung und Unterstützung suizidgefährdeter Menschen zu etablieren. In der Gesetzesbegründung heißt es: „Suizide von Menschen aller Altersgruppen sollen möglichst verhindert werden.“ Damit wird der Schutz des Lebens ausdrücklich als gesellschaftlicher Auftrag verstanden – ein Auftrag, der nicht zuletzt in Spannung zu der aktuellen Entwicklung der Suizidassistenz stehen kann. Die Deutsche Gesellschaft für Suizidprävention (DGS) kritisierte den Referentenentwurf dahinge-

---

[1] https://www.bundesverfassungsgericht.de/SharedDocs/Pressemitteilungen/DE/2020/bvg20-012.html.

[2] https://www.bundesregierung.de/breg-de/aktuelles/kabinett-suizidpraevention-2326784; https://www.aerzteblatt.de/news/suizidpraventionsgesetz-soll-nachstes-jahr-kommen-9fb53822-9c1f-4f92-b195-fce4c7c9f724.

hend, „dem Thema in seiner Bedeutung und gesamtgesellschaftlichen Tragweite nicht gerecht“ (DGS 2024, S. 3) zu werden. Denn obwohl die Suizidassistenz derzeit gesellschaftlich breit diskutiert wird, erfährt die Suizidprävention – als unserem Verständnis nach integraler und notwendiger Bestandteil eines verantwortungsvollen Umgangs mit assistiertem Suizid – bislang nur geringe Beachtung in diesem dezidierten Kontext. Zugleich ist die häufige Gegenüberstellung von Suizidassistenz und -prävention als grundsätzlich gegensätzlich und unvereinbar (vgl. dazu auch Lindner 2025) insbesondere für die pflegerische Praxis problematisch. Angesichts dieser skizzierten Entwicklungen, sich wechselseitig beeinflussenden Forderungen und Erwartungen wie auch der (aktuell) inhärenten Unschärfen lässt sich für die Pflegepraxis und die Pflegefachpersonen ein *ethisches* Spannungsfeld antizipieren, das im Folgenden herausgearbeitet wird. Der Beitrag sucht einen professionsethischen Rahmen dafür, wie Pflegefachpersonen im Umgang mit dem ambivalenten Verhältnis zwischen Suizidassistenz und -prävention ethisch reflektiert und begründet entscheiden und handeln können.

## 11.2 Das Verhältnis von Suizidprävention und -assistenz und die Situation der Pflegefachpersonen

Pflegefachpersonen sind häufig die Ersten, denen gegenüber ein Todeswunsch z. B. in Form einer Bitte um Suizidassistenz geäußert wird (Nordhaug et al. 2026; Riedel et al. 2024a; Klotz et al. 2025a, 2025b, 2025c; Seidlein et al. 2025). Sie sind unmittelbar von dem moralischen Spannungsfeld zwischen der Anfrage nach Suizidassistenz und dem Auftrag zur Suizidprävention betroffen, denn für Pflegefachpersonen in dieser Situation trifft auf besondere Weise zu, dass eine Differenzierung zwischen „[p]rimär (freiverantwortlich[...]) Sterbewillige[n, d. Verf.] von suizidalen Menschen (...) dieser Situation nicht gerecht [wird] und (...) darüber hinaus auch faktisch vor einer Beratung nicht möglich [ist, d. Verf.]“ (Deutsche Gesellschaft für Psychiatrie und Psychotherapie, Psychosomatik und Nervenheilkunde e. V. (DGPPN) 2024, S. 1). In der primären Begegnung mit Menschen, die einen Todeswunsch bzw. eine Anfrage nach Suizidassistenz äußern, ist „Suizidalität (...) [daher, d. Verf.] ein einheitliches Geschehen, welches immer in erster Linie als ein Alarmsignal verstanden werden soll, welches Hilfsangebote, die ohne Hypothesen oder a priori Annahmen zur Freiverantwortlichkeit gemacht werden, auslösen muss“ (DGPPN 2024, S. 1). Daraus folgt, dass Suizidprävention in der Pflege, d. h. mit Blick auf die pflegebedürftigen Menschen im Kontext von Suizidassistenz, immer zentral mitgedacht werden muss (Gay 2025; Riedel et al. 2025c; Riedel et al. 2024c; Klotz et al., 2025a, 2025b). So ist die Forderung nach einer Stärkung der Suizidprävention im Kontext der Suizidassistenz nicht mit einer generellen Ablehnung der Suizidassistenz gleichzusetzen, sondern verdeutlicht vielmehr, dass ein professioneller Umgang mit Anfragen nach Suizidassistenz immer auch zentrale Gedanken der Suizidprävention umfasst.

Als unmittelbare und feste Bezugspersonen können Pflegefachpersonen in unterschiedlichen Ausprägungsformen moralisch belastet sein (Moral Distress,

Moral Injury), wenn sie mit einem Todeswunsch bzw. einer Anfrage nach Suizidassistenz konfrontiert werden (Kirchhoffer et al. 2023; Klotz et al. 2025d). Dies nicht nur aufgrund der Herausforderung der (richtigen) Deutung von und des Umgangs mit dem Todeswunsch bzw. der Suizidassistenzanfrage (Borges et al. 2024), gesetzlicher Unklarheiten, fehlender Rollenbeschreibungen, ausstehender institutioneller und berufsrechtlicher Orientierung (Riedel et al. 2024a), wie sie insbesondere in Deutschland anzutreffen sind, sondern auch aufgrund der inhärenten Ambivalenz zwischen Suizidassistenz und -prävention.

Die Frage, wie Pflege im Sinne der Suizidprävention wirksam und ethisch begründet handeln kann, berührt u. a. die grundlegenden (bio)ethischen Prinzipien der Achtung des Selbstbestimmungsrechts der pflegebedürftigen Menschen und der Fürsorge. Sie fordert eine differenzierte ethische und professionelle Haltung – sowohl die individuellen Pflegefachpersonen als auch die Profession als Ganze betreffend. Zugleich muss im Hinblick auf den professionellen Auftrag auch hier der spezifische deutsche Kontext beachtet werden, der einen erheblichen Einfluss auf die Handlungsfähigkeit hat: So wurde und wird „der beruflichen Pflege, mit ihrer in Deutschland späten Professionalisierung und der ihr zugeschriebenen Rolle, Verantwortung und begrenzten beruflichen Autonomie“ (Giese 2025, S. 4), lange Zeit nicht die zentrale Bedeutung beigemessen, die in ihrem beruflichen Alltag entsprechend notwendig und angemessen wäre. So ist es auch nicht verwunderlich, dass sowohl in den gesellschaftlichen als auch in den politischen Debatten um Suizidassistenz und -prävention auffällt, dass die Pflegeprofession lange Zeit kaum mit etwaigen Verlautbarungen sichtbar war. Dass hingegen Suizidprävention eine Aufgabe ist, die auch in den Verantwortungsbereich der Pflegeprofession fällt und für die die Pflegefachpersonen folglich eine Mitverantwortung tragen, wurde bereits vielfach statuiert (DER 2022; DPR 2025; Riedel et al. 2024a, 2024c, 2025a; Klotz et al. 2025a; Feinauer et al. 2024; Gay 2025) und auch in den nationalen Entwicklungen zur Suizidprävention – der Nationalen Suizidpräventionsstrategie[3] und dem Entwurf eines Gesetzes zur Stärkung der nationalen Suizidprävention[4] – aufgegriffen. Erst jüngst lässt sich beobachten, dass die Auseinandersetzung mit Suizidassistenz aus pflegerischer Perspektive sowie die Bedeutung dieser Praxis für Pflegefachpersonen und die Pflegeprofession aus wissenschaftlicher Perspektive in Deutschland aufgearbeitet werden (Giese 2025; Riedel et al. 2025a, 2025c, 2024a, 2024c; Klotz et al. 2025a, 2025b, 2025c, 2025d). Auch seitens einiger Organe der professionellen Selbstverwaltung (z. B. Ethikkommission für Berufe in der Pflege Niedersachsen 2024) sowie der berufsständischen Interessenvertretung (Deutscher Pflegerat, DPR) wurden zuletzt entsprechende Stellungnahmen veröffentlicht (DPR 2025); dies auch im Zusammenhang mit dem vorgelegten Referentenentwurf zum Suizidpräventionsgesetz (DPR 2025; Bundespflege-

---

[3] https://www.bundesgesundheitsministerium.de/fileadmin/Dateien/5_Publikationen/Praevention/abschlussbericht/240430_Nationale_Suizidpraeventionsstrategie.pdf.

[4] https://www.bundesgesundheitsministerium.de/fileadmin/Dateien/3_Downloads/Gesetze_und_Verordnungen/GuV/S/SuizidPraevG_Kabinettsentwurf.pdf.

kammer 2024). Trotz oder gerade angesichts dieser aktuellen Sachlage lässt sich statuieren, dass es ihrem professionellen Selbstverständnis, ihrer Rolle und ihren Kompetenzen folgend der Anspruch von Pflegefachpersonen ist, sichtbarer und handlungsfähiger zu werden, um ihre Verantwortung im Kontext der komplexen Thematik zukünftig stärker wahrnehmen und einbringen zu können (Deutscher Berufsverband für Pflegeberufe e. V. (DBfK) 2025). Suizidprävention als multiprofessionelle und sektorenübergreifende Aufgabe zeigt sich in einer „Multiakteursverantwortung" (DER 2022, S. 21), zu der die Pflege entsprechend ihrem Gegenstand und professionellen Selbstverständnis sowie ihrer Kompetenz einen wichtigen Beitrag leisten kann (Gay 2025; Bundespflegekammer, 2024; DPR 2025; Klotz et al. 2025a, 2025b; Riedel et al. 2024c). Angesichts dessen verstehen wir Suizidprävention in der Pflege als pflegeprofessionelles Handeln, das darauf abzielt, Menschen, die Pflegefachpersonen implizit oder explizit mit einem Todeswunsch bzw. einer Anfrage nach Suizidassistenz adressieren, zu begleiten. Diese Begleitung umfasst universelle, selektive und indizierte Prävention (Riedel et al. 2025c; Schneider et al. 2021; Etzersdorfer 2024; DER 2022). Entsprechend der Natur von Pflege als Interaktions-/Beziehungsgeschehen (Remmers 2025) umfasst dies in der unmittelbaren Begegnung immer ergebnisoffene, sachliche (d. h. frei von persönlichen Werturteilen) Information und Aufklärung die Suizidassistenz betreffend und insbesondere den Auftrag, Alternativen zum Suizid aufzuzeigen. Pflegefachliche Suizidprävention umfasst folglich sowohl eine unvoreingenommene Haltung als auch Wissen und Kompetenzen.

## 11.3 Der professionsethische Rahmen von Pflegefachpersonen für Suizidprävention im Kontext der Suizidassistenz

Es zeigt sich deutlich, dass für Pflegefachpersonen aus den unterschiedlichen Zielsetzungen von Suizidassistenz (Unterstützung eines selbstbestimmten Sterbens) und -prävention (Lebenserhalt) eine Ambivalenz resultiert, die mit zahlreichen individuell-moralischen, professionell-moralischen, ethischen und praktischen Herausforderungen einhergeht. Potenziert wird diese Herausforderung durch die problematischen, teils prekären Arbeitsbedingungen, die sich auch in der Auseinandersetzung mit Suizidassistenz und -prävention als höchst präsent und relevant präsentieren (Giese 2025). So können strukturelle Rahmenbedingungen im Pflege- und Gesundheitswesen einen maßgeblichen Einfluss auf die Entstehung von Todeswünschen und Überlegungen zur Inanspruchnahme von Suizidassistenz ausüben (DER 2022; Riedel et al. 2025a; Monteverde 2025; Lindner 2025) und andererseits die Volatilität des Todes- bzw. Suizidassistenzwunsches in seiner Entwicklung prägen – z. B. durch das Gefühl, mit Hilfs- und Pflegebedürftigkeit und den daraus resultierenden Belastungen allein gelassen zu werden und/oder dem Umfeld zur Last zu fallen (Seidlein et al. 2019). Die große Stärke der Pflege und damit verbundene Erwartungen werden also zugleich durch systemische Faktoren beschränkt und verschärfen für die Pflegefachpersonen die moralische Herausforderung oder führen sogar zu ethischen Dilemmata bis hin zu moralischer Belastung (Riedel et al. 2024a; Klotz et al. 2025a, 2025b, 2025c, 2025d; Monteverde 2025).

Der Rahmen, innerhalb dessen sich Pflegefachpersonen mit den ethischen Fragen (auch im Kontext von Suizidassistenz und -prävention) auseinandersetzen, ist die Pflegeethik. Pflegeethik wird zum einen als Bereichsethik (analog zu anderen Bereichsethiken wie z. B. Umweltethik) verstanden, die moralische Fragen, die sich in den unterschiedlichen Handlungsfeldern der Pflege wie Pflegepraxis, -management, -pädagogik, und -forschung stellen, systematisch untersucht und die Praxis kritisch reflektiert (Monteverde 2020, S. 22 ff.). Zum anderen ist mit der Pflegeethik als Professionsethik das pflegerische Ethos expliziert. So bezeichnet Pflegeethik auch „die wissenschaftliche Aufbereitung des Pflegeethos mit Methoden und Instrumenten der Moralphilosophie und der Sozialwissenschaften (…), verstanden als wissenschaftliche Reflexion des Pflegeethos" (Monteverde 2020, S. 22; vgl. Riedel et al. 2026).

Angesichts der einleitend beschriebenen Herausforderungen benötigen Pflegefachpersonen in der Praxis Möglichkeiten moralischer Orientierung, die sie vor allem in professionsethischen Kodizes als Richtschnur für gutes Handeln finden (Klotz und Riedel 2025; Riedel et al. 2026; Schmid 2022). Der Ethikkodex des International Council of Nurses (ICN) stellt den Kern der Professionsethik der Pflege dar. Er liefert eine für Pflegende weltweit allgemeinverbindliche Beschreibung der ethischen Grundhaltung als Teil des professionellen Selbstverständnisses und der daraus resultierenden beruflichen Verpflichtungen. Der Ethikkodex des ICN trifft keine ausdrückliche Aussage zu den Themen der Suizidassistenz und -prävention, bezieht jedoch zu pflegerischer Begleitung am Lebensende Stellung. So ist es laut ICN die Aufgabe von Pflegefachpersonen, „Leiden [zu] lindern und ein würdiges Sterben [zu] unterstützen" (ICN 2021a, S. 4). Angesichts dieses explizierten Anspruchs offenbart sich bereits ein erstes ethisches Spannungsfeld hinsichtlich des Verhältnisses von Suizidassistenz und -prävention, denn sowohl die Suizidassistenz als auch die Suizidprävention können als Praxis der Leidenslinderung verstanden werden. Ob Suizidassistenz dabei als ethisch vertretbare Form der Leidenslinderung verstanden wird oder ob Leidenslinderung ausschließlich im Sinne suizidpräventiver Maßnahmen (z. B. Schmerztherapie) zu interpretieren ist, hängt maßgeblich von der individuellen ethischen Bewertung einzelner Akteur*innen ab.

Neben dem ICN-Ethikkodex formulieren berufsständische Interessenvertretungen und Fachgesellschaften der Pflege in etlichen Ländern zudem auch in Ergänzung eigene professionsethische Kodizes (z. B. die American Nurses Association (ANA), die Canadian Nurses Association (CNA) u. v. m.), die – zumeist unter Rückgriff auf die jeweiligen kulturellen, berufsrechtlichen und weiteren juristischen Normen – den ICN-Ethikkodex ergänzen, ausdifferenzieren und adaptieren. Der Abstraktions- und Konkretisierungsgrad ist dabei sehr unterschiedlich und reicht von allgemeinen Prinzipien bis hin zu konkreten Themen (z. B. Umgang mit sozialen Medien und Nachhaltigkeit im ICN-Ethikkodex). Der Blick in die aktuell gültigen (davon zum Teil jüngst aktualisierten) professionsethischen Kodizes von und für Pflegefachpersonen derjenigen Länder, in denen Suizidassistenz legal und/oder gesetzlich reguliert ist (Österreich, Schweiz, Kanada, Australien,

**Tab. 11.1** Übersicht über exemplarische explizite und implizite Inhalte zum Themenkomplex Suizidassistenz und -prävention in länderspezifischen Ethikkodizes (Eigene Darstellung)

| Land | Explizite Inhalte zum Themenkomplex Suizid*assistenz* | Explizite und/oder implizite Inhalte zum Themenkomplex Suizid*prävention* |
|---|---|---|
| Österreich | Orientieren sich am ICN-Ethikkodex; kein separater, länderspezifischer Kodex | |
| Schweiz | „Für Pflegefachpersonen steht das Leiden des Menschen und dessen Linderung im Zentrum. Das pflegerische Handeln bezieht sich bei Menschen in der Sterbephase oder bei Sterbewunsch auf das Begleiten und das Wahrnehmen der körperlichen, psychischen, existenziellen und spirituellen Bedürfnisse.<br>Die pflegerische Betreuung wird bis zum Zeitpunkt der Übernahme durch die Sterbehilfeorganisation fortgeführt, ausser der/die Patient:in lehnt dies ab. Die Verantwortung für alle vorbereitenden Handlungen und die Durchführung des assistierten Suizids liegt bei der Sterbehilfeorganisation. Die Anwesenheit der Pflegefachperson beim assistierten Suizid ist nicht Teil des Pflegeauftrags. Es steht einer Pflegefachperson frei, die betroffene Person während des assistierten Suizids freiwillig zu begleiten" (SBK/ASI 2021) | „Erfassen von (…) Wissensstand bezüglich assistierten Suizids und möglichen Alternativen" (SBK/ASI 2021) |
| Kanada[5] | „Nurses understand the law so as to consider how they will respond to medical assistance in dying and their particular beliefs and values about such assistance. If they believe they would conscientiously object to being involved with persons receiving care who have requested such assistance, they discuss this with their supervisors in advance." (CNA 2017) | – |
| Australien | Orientieren sich am ICN-Ethikkodex; kein separater, länderspezifischer Kodex | |
| Neuseeland (New Zealand Nurses Organisation 2019) | – | – |

Neuseeland), zeigt jedoch, dass Suizidprävention als Thema nicht explizit aufgegriffen wird (Tab. 11.1), sodass nach Hinweisen gesucht werden muss, die implizit auf die Suizidprävention und ihr Verhältnis zur Suizidassistenz übertragbar sind. Die Schweiz (SBK/ASI 2021) und Kanada (CNA 2017) adressieren in ihren Kodi-

[5] Laut Angabe auf der Homepage der Canadian Nurses Association ist in Kürze die Publikation eines revidierten Kodex geplant: „Updated Code of Ethics to be released in 2025–2026."

zes die Praxis des assistierten Suizids, wobei jedoch lediglich die Schweiz implizit auf Suizidprävention eingeht, indem Pflegefachpersonen das Mandat erhalten, den Wissensstand bzgl. möglicher Alternativen zur Suizidassistenz zu erheben. Österreich und Australien halten keinen separaten, länderspezifischen Kodex vor und verweisen auf den ICN-Ethikkodex, der wiederum keine Aussagen zu Suizidassistenz und -prävention beinhaltet. Neuseeland hingegen hält einen landesspezifischen Kodex vor, äußert sich darin jedoch nicht zu Suizidassistenz und -prävention (New Zealand Nurses Organisation 2019).

Deutlich wird bereits anhand dieser exemplarischen Analyse, dass die berufsethischen Rahmungen in Bezug auf die ethischen Spannungsfelder im Kontext der Suizidprävention (bislang) keine Orientierung geben, da sie vornehmlich die ethischen Spannungsfelder antizipieren, die in der Anfrage nach einem assistierten Suizid möglich sind. Angesichts der vorausgehenden Darlegungen (Kap. 2), dass Suizidprävention in der Pflege im Kontext von Suizidassistenz immer mitgedacht werden muss (Riedel et al. 2024c; Klotz et al. 2025a, 2025b, 2025c), zeigt sich, dass eine Lücke für die pflegeethische Analyse, Reflexion und begründete Entscheidung im Kontext der Suizidprävention besteht. Indes ist deutlich, dass die Pflegefachpersonen auch als Bezugspersonen der pflegebedürftigen Menschen eine zentrale Rolle im Kontext der Anfragen nach einem assistierten Suizid und der Suizidprävention einnehmen (Bundespflegekammer 2024; DPR 2025, 2024). Das heißt auch, sie tragen eine professionelle Verantwortung dafür, dass bei Anfragen und Wünschen nach Suizidassistenz die ethische Perspektive dezidiert eingenommen wird und die Suizidprävention bestenfalls stets mitgedacht wird. Wie sich eine derartige professionsethische Verantwortung darstellen lässt, wird nachfolgend dargelegt.

## 11.4 Verantwortung und Verantwortungsübernahme

Die vorausgehende Bezugnahme auf die Ethikkodizes erfolgt bewusst, um Entscheidungen im Zusammenhang des assistierten Suizids und der Suizidprävention in den Kontext des Berufsethos zu stellen. Deutlich wird in der exemplarischen Analyse der Ethikkodizes und auch in den vorausgehenden Ausführungen, dass einerseits die Erwartungen an ethisch verantwortliches Handeln und die Verantwortungsübernahme im Kontext pflegeprofessionellen Handelns einen zentralen Stellenwert einnehmen und zunehmend an Bedeutsamkeit gewinnen, sich andererseits aber keine klare und im Pflegealltag unterstützende Orientierung ableiten lässt.

Den Rückbezug auf die Ethikkodizes betreffend ist parallel zu konstatieren und beachtlich, dass die in den Berufskodizes formulierten ethischen Normierungen ihrer professionsspezifischen Funktion der Selbstverpflichtung und Selbstbeschränkung gerecht werden, sie allerdings „für die Prüfung der moralischen Rechtfertigung einer konkreten Handlung" (Remmers 2020, S. 371) bzw. für die ethische Analyse und Begründung einer konkreten – vielfach ethisch hochkomplexen – Situation nicht ausreichend sind. Insbesondere im Kontext der Anfragen nach einem assistierten Suizid und der parallel wirkenden primären Prämisse der Suizidprävention zeigen sich für Pflegende ethische Spannungsfelder und Konflikte, die mit der alleinigen Bezugnahme auf die in den Ethikkodizes festgelegten normativen Ausrichtungen und Verpflichtungen nicht (auf)lösbar sind (Riedel et al. 2026; 2025a; Klotz et al. 2025a). Das heißt, es gilt, weiter und auch breiter zu denken. Im Folgenden werden demgemäß die Begriffe Verantwortung und Verantwortlichkeit konkretisiert und kontextualisiert mit dem Ziel, hier eine mögliche Einordnung ethischer Spannungsfelder und eine Orientierung für die ethische Abwägung zu eröffnen.

Die Perspektive auf die Verantwortung richtend erfolgt ein weiterer Blick in exemplarische Ethikkodizes. So ist im ICN-Ethikkodex formuliert: „Die primäre berufliche Verantwortung von Pflegefachpersonen besteht gegenüber den Menschen, die jetzt oder in Zukunft Pflege benötigen“ (ICN 2021a, S. 9), aber auch: Pflegefachpersonen „erfüllen die ethischen Verpflichtungen und Verantwortlichkeiten (…) und bekräftigen die Werte und Ideale des Berufs“ (S. 12). In Bezug auf die Praxis formuliert der Kodex (ICN 2021a, S. 13): „Pflegefachpersonen sind persönlich zuständig und verantwortlich für eine ethische Praxis.“ Definiert wird indes nicht, was Verantwortung als Wert repräsentiert oder konkret konturiert.

Der „Code of Ethics for Nurses“ der American Nurses Association (ANA 2025) wird hier differenzierter, wenn es um die Konkretion dessen geht, in welchem Kontext die Pflegefachpersonen Verantwortung übernehmen müssen oder ihnen Verantwortlichkeiten zugeschrieben sind. Hervorhebenswert ist, dass sowohl die englischsprachige Ausgabe des ICN-Ethikkodex (ICN 2021b, S. 2, S. 12) wie auch der Kodex der ANA (2025) zwischen „responsibility“ und „accountability“ differenzieren. Explizit wird das im Punkt 4 (ANA 2025, S. 13): „Nurses have authority over nursing practice and are responsible and accountable for their practice consistent with their obligations to promote health, prevent illness, and provide optimal care“ (Pflegefachpersonen verfügen über die Autorität der Pflegepraxis und sind für ihre Praxis verantwortlich und rechenschaftspflichtig, dies im Einklang mit ihrer Verpflichtung, die Gesundheit zu fördern, Krankheiten vorzubeugen und eine optimale/bestmögliche Versorgung zu gewährleisten; eigene Übersetzung). Näher erläutert wird die Differenzierung der beiden Begrifflichkeiten unter 4.1: „Responsibility and Accountability for Nursing Practice“ (Verantwortung und Verantwortlichkeit/Rechenschaftspflicht für die Pflegepraxis (eigene Übersetzung)), indem dargelegt wird, dass es sich hierbei um zwei untrennbare, miteinander verwobene Konzepte handelt („Responsibility and accountability in nursing practice are inseparable concepts“; ANA 2025, S. 13). Diese Differenzierung der ANA wird nachfolgend näher betrachtet, auch um den im deutschen Sprachgebrauch weiten Begriff der Verantwortung exemplarisch in Bezug auf die Anfragen nach Suizidassistenz und den Auftrag zur Suizidprävention zu schärfen. Der Ethikkodex der ANA (2025) nimmt hierbei folgende Unterscheidung vor:

(1) „Ethical responsibilities are grounded in the profession’s values and goals“ (ANA 2025, S. 13). Das heißt, ethische Verantwortlichkeiten basieren auf den Werten und Zielen der Profession (eigene Übersetzung), was in der Formulierung unter 4.1 (ANA 2025, S. 13) exemplarisch darin deutlich wird, dass Pflegefachpersonen „dafür verantwortlich sind, im Rahmen ihres Tätigkeits-

bereichs eine kompetente, mitfühlende und personenzentrierte Pflege zu leisten ("Nurses are responsible for delivering competent, compassionate, person-centered care within their scope of practice"; ANA 2025, S. 13). Dieser Forderung liegen klare professionsethische Werte zugrunde.

(2) „Nurses are accountable for fulfilling their ethical responsibilities. This includes choices to take or not take action" (ANA 2025, S. 13). Das heißt, Pflegefachpersonen sind verpflichtet, ihrer ethischen Verantwortung nachzukommen, was die Entscheidung einschließt, Maßnahmen zu ergreifen oder sich dagegen zu entscheiden. Diese Verpflichtung bzw. Rechenschaftspflicht zeigt sich ferner, wenn formuliert wird: „Nurses are always accountable for their judgments, decisions, and actions (…)", und: "Nurses remain accountable for the outcomes of their decisions whether the impact is on patients, colleagues, and/or institutional operations" (ANA 2025, S. 13). Oder auch unter 3.3: „Nurses are accountable for individual practice and adhere to standards of care and institutional policies" (ANA 2025, S. 11) wird deutlich, wie sich der Begriff „accountability" präzisiert.

Auf der Basis dieser Darlegungen muss „accountability" weiter gefasst werden – über die zugewiesene Verantwortung hinausgehend. Im oben dargelegten Sinne umfasst der Begriff die situative Verantwortungsübernahme, die Verantwortlichkeit für das ethisch verantwortete Entscheiden und Handeln oder gar die Rechenschaftspflicht für das Handeln bzw. Nichthandeln wie auch die damit einhergehenden Konsequenzen für Betroffene und Beteiligte. Eine so verstandene Verantwortlichkeit der Pflegefachpersonen umfasst somit die Verantwortung gegenüber den pflegebedürftigen Menschen und für eine professionelle, an spezifischen Werten orientierte Pflege. Sie steht für die Erfüllung der ethischen Verpflichtungen und ethischen Verhaltensweisen sowie für eine ethische Praxis, die sich an den beruflichen Werten orientiert und zugleich die Integrität der Pflegefachpersonen – auch angesichts der parallel existenten persönlichen Werte – nicht verletzt. Angesichts dieser umfassenden Forderung ist es folgerichtig, dass unter Punkt 5 – und hier dem Unterpunkt 5.3 „Integrity" (ANA 2025, S. 20) – formuliert ist: Pflegefachpersonen „haben das Recht und die Pflicht, gemäß ihren persönlichen und beruflichen Werten zu handeln und Kompromisse nur dann einzugehen, wenn das Erreichen eines Kompromisses die moralische Integrität der Pflegefachpersonen bewahrt und die Würde oder das Wohlergehen der Pflegefachpersonen oder anderer nicht gefährdet" (eigene Übersetzung), was die umfassende Verantwortlichkeit für ethisch verantwortetes Handeln im Sinne der „accountability" unterstreicht.

Die Konturierung der Verantwortlichkeit(en) der Pflegefachpersonen wird im Folgenden in den Zusammenhang der Anfrage nach Suizidassistenz einerseits und der Suizidprävention andererseits gestellt. Hierbei geht es nicht darum, den Wunsch nach einem assistierten Suizid gegenüber der Suizidprävention oder die Suizidprävention gegenüber dem Wunsch nach einem assistierten Suizid in ihrer jeweiligen situativen Legitimation moralisch zu bewerten bzw. deren Stellenwert oder Berechtigung ethisch zu gewichten, zu diffamieren oder zu kontrastieren. Vielmehr erscheint uns eine ethische Analyse, Reflexion und Einordnung bedeutsam, die ihrerseits einen Bezugspunkt für die Pflegefachpersonen eröffnen, in dessen Rahmen es ihnen möglich ist, bestehende ethische Spannungsfelder und Dilemmata zu identifizieren, diese zu reflektieren, abzuwägen bzw. angemessen reagieren zu können. Die ethische Reaktion in der Situation mit moralischem Gehalt befindet sich für uns hierbei auf dem Kontinuum zwischen der Anbahnung und Umsetzung einer ethisch begründeten Entscheidung und Handlung (in Bezug auf die Suizidprävention) und der Formulierung eines moralisch begründeten Gewissensvorbehaltes (angesichts der zur Option stehenden Handlungen in Bezug auf die Anfrage nach Suizidassistenz).

Beide Endpunkte stehen für die Verantwortungsübernahme in der Form, dass die Anfrage nach einem assistierten Suizid ernst genommen wird und mit dem professionellen Anspruch der Suizidprävention in einen verantwortungsvollen Bezug gesetzt wird. Zugleich kann eine ethische Abwägung auch zur Formulierung eines Gewissensvorbehaltes der Pflegefachperson führen. Das heißt, die Pflegefachperson entscheidet sich begründet gegen eine Mitwirkung an der Suizidassistenz und zeigt ihre Verantwortung darin, dass sie den Gewissensvorbehalt zeitnah formuliert und kommuniziert, um so keine Versorgungslücke oder keinen Schaden in der Situation zu provozieren (Wicclair 2019; Riedel et al. 2024b, 2025b; Klotz et al. 2025a). Die Option des Gewissensvorbehaltes zum Schutz der moralischen Integrität der Pflegefachpersonen wird zugleich in den Ethikkodizes der Profession beschrieben (ANA 2025; ICN 2021a, b; vgl. auch: Beauchamp und Childress 2024) und spielt insbesondere im Kontext des assistierten Suizids eine bedeutsame Rolle (Monteverde 2025; Klotz et al. 2025a; Riedel et al. 2024a; Martins-Vale et al. 2023).

Das vorausgehende Verständnis der Verantwortlichkeit konkretisiert sich zugleich in der Definition von Heidbrink (2020, S. 3), dass Verantwortung sich „als das Einstehen eines Akteurs für die Folgen einer Handlung in Relation zu einer geltenden Norm“ darstellt. Diese Konturierung kommt der oben dargelegten Rahmung von „accountability“ nahe. Das heißt, die Pflegefachperson zeigt ihre professionelle Verantwortlichkeit dadurch, dass sie für die Handlung und deren Folgen – mit Bezug auf die geforderte Einhaltung professionsethischer Verpflichtungen – Verantwortung übernimmt. Neben der ethischen Verantwortlichkeit zur Suizidprävention kann die ethische Verantwortlichkeit in Bezug auf die Anfrage nach Suizidassistenz eine ethisch abgewogene und begründete Handlungsentscheidung oder auch einen Gewissensvorbehalt darstellen.

Zugleich ist bedeutsam, dass die Verantwortungsethik der Pflegefachperson per se ein „Interaktionsgeschehen von jeweils unterschiedlichen Standpunkten“ aus einfordert (sowohl dem der Profession als auch dem des pflegedürftigen Menschen), die sodann aus den „eingenommenen Perspektiven ineinander verschränkt werden“ (Remmers 2020, S. 372 f.). Dieser jeweils fallspezifisch angemessene und analytisch interpretatorische Zugang zu den „subjektiven Deutungsmustern und zum evaluativen Selbstverständnis“ (Remmers 2020, S. 373) der pflegebedürftigen Menschen, d. h. die Perspektivenübernahme und die Sensibilität für die leitenden, wirkenden und tangierten Werte und -präferenzen, aber auch für potenzielle Spannungs- und Konfliktfelder angesichts variierender Perspektiven, erscheint im Kontext eines geäußerten Wunsches nach Suizidassistenz besonders bedeutsam. Die Perspektiven zu wechseln und die jeweils beteiligten Perspektiven zu betrachten, ist dann grundlegend für die Übernahme einer verantwortlichen, ethisch begründeten Entscheidung oder auch einer möglicherweise notwendigen Entscheidung unter Ungewissheit, wenn die Folgen der Handlung in der Situation zunächst hypothetisch bleiben. Heidbrink spricht an dieser Stelle dann von der Verantwortungskategorie als „kontextualistisches Reflexionsprinzip“, wenn es um „normativ und kognitiv unsichere Entscheidungssituationen“ geht, es keine übergeordneten, „etablierten Verfahrensregeln“ gibt (Heidbrink 2020, S. 5). Es handelt sich um ein Verantwortungsprinzip, auf der „Suche nach angemessenen Entscheidungsgründen vor dem Hintergrund komplexer Handlungsfelder“ (Heidbrink 2020, S. 15). Im Rahmen der Verantwortungsethik fordert die Abwägung und Begründung hierbei verantwortliche ethische Reflexionsprozesse, die den Kontext „pluralistischer Lebensformen und komplexer Entscheidungssituationen“ bewertet (Heidbrink 2020, S. 16). „Die Kontextualisierung des Verantwortungsprinzips führt insgesamt dazu, dass die Verantwortung in das Vorfeld der Entscheidung verlagert wird. Die primär zu verantwortende Leistung besteht darin, unter Bedingungen konfligierender Normen und kognitiver Ungewissheit die richtigen – kontextangemessenen – Beurteilungskriterien für Handlungsentscheidungen zu finden“ (Heidbrink 2020, S. 17). Das heißt, die ethisch verantwortliche Entscheidung basiert auf einer kontextsensitiven, verantwortungsvollen Abwägung, auf einer ethischen Reflexion und Urteilsbildung.

Mit einer an den (hypothetischen) Folgen orientierten Verantwortungsethik lassen sich im hiesigen Kontext folgende Fragen ableiten (angelehnt an Remmers 2020, S. 277 f.; unter Rückbezug auf die zuvor dargelegten Verantwortlichkeiten und Werte gemäß den Berufskodizes). Diese Fragen können Pflegefachpersonen darin unterstützen, den Prozess der ethischen Reflexion in Bezug auf die Anfrage nach Suizidassistenz prospektiv zu strukturieren oder den Prozess retrospektiv zu reflektieren:

- *Werden durch die Entscheidungen, die auf der Basis von subjektiven Wertepräferenzen des pflegebedürftigen Menschen getroffen werden* (Wunsch nach assistiertem Suizid; Verantwortung für den eigenen Lebensentwurf, Freiverantwortlichkeit, Selbstbestimmung), *zentrale pflegeprofessionelle Werte* (z. B. Leben schützen) *verletzt*? (=> Verantwortung über den Einzelfall hinaus)
- *Sind die mit der intendierten Handlung/Reaktion verbundenen hypothetischen Folgen/Handlungskonsequenzen mit den subjektiven Wertepräferenzen des pflegebedürftigen Menschen* (z. B. Lebensqualität, Sterbensqualität, Leidenslinderung, Selbstbestimmung) *vereinbar?* (=> Verantwortung für den pflegebedürftigen Menschen/Advocacy)
- *Sind die aus der intendierten Handlung/Reaktion resultierenden hypothetischen Folgen/Handlungskonsequenzen mit den professionellen Werten der Pflegefachperson* (z. B. Verantwortung für eine ethische Praxis) *vereinbar?* (=> Verantwortung für das professionelle Handeln bzw. Unterlassen)

- *Sind die aus der intendierten Handlung/Reaktion resultierenden hypothetischen Folgen/Handlungskonsequenzen mit den individuellen Werten der Pflegefachperson* (z. B. Würde, Wohlergehen, Schutz der moralischen Integrität) *vereinbar?* (=> Verantwortung vor sich selbst/Selbstverantwortung)

Mittels dieser Perspektive auf die beteiligten Werte (Werte des pflegebedürftigen Menschen, Werte der/als Pflegefachperson und Werte der Profession), auf die damit verbundenen Handlungen/Reaktionen und deren hypothetische Folgen ist eine umfassende ethische Analyse und Reflexion möglich; dies sowohl in Bezug auf eine Anfrage nach Suizidassistenz wie auch in Bezug auf die Prämisse der Suizidprävention. Dieser notwendige und unerlässliche Abwägungsprozess bildet sodann den Ausgangspunkt für die ethisch begründete und verantwortete Entscheidung der Pflegefachperson hinsichtlich ihrer situativen Zuordnung – zwischen der ethisch begründeten Entscheidung und Handlung und dem moralisch begründeten Gewissensvorbehalt.

In diesem Prozess der Abwägung lassen sich zugleich die im Kontext der ethischen Verantwortung – die ihrerseits über die Individualverantwortung der Pflegefachperson hinausgeht und zugleich der Komplexität wie auch der Ungewissheit der Handlungsfolgen Rechnung trägt (Rauen 2017) – herangezogenen Relationselemente (Rauen 2017; Neuhäuser 2023) erkennen:

- Wer verantwortet sich?/Wer ist verantwortlich?=> Hier: Die Pflegefachperson in der Situation, in der ein pflegebedürftiger Mensch eine Anfrage nach einem assistierten Suizid formuliert.
- Wovor?/Wem gegenüber?=> Hier: Gegenüber dem pflegebedürftigen Menschen in seiner Not, der den Wunsch nach Suizidassistenz formuliert, gegenüber dem Team und der Institution.
- Wofür?=> Hier: Für die ethisch gut begründete Entscheidung und die damit einhergehenden (potenziellen) Konsequenzen, die sich aus der Handlung/Reaktion auf die Anfrage nach Suizidassistenz antizipieren lassen; dies in Bezug auf den Anspruch, den Hintergrund, die Beweggründe und Motive des Wunsches nach einem assistierten Suizid zu verstehen, die Dynamik und Volatilität des Anliegens zu bedenken, als zentrale Grundlage für eine individuelle, am Gegenüber ausgerichtete Suizidprävention, die ihrerseits ein umfassendes Verstehen und Verständnis voraussetzt.
- Im Hinblick auf welche normative Bezugsgröße/welchen normativen Maßstab?=> Hier: In Bezug auf die beteiligten und betroffenen individuellen und professionellen Werte der Pflegefachperson.

Nach der Darlegung der Zusammenhänge, aber auch der Heraus- und Anforderungen an die komplexe Verantwortlichkeit der Pflegefachperson für (ethisch) verantwortetes Entscheiden und Handeln (Abb. 11.1), werden in einem nächsten Schritt mögliche Ambivalenzen der Verantwortungsübernahme dargelegt.

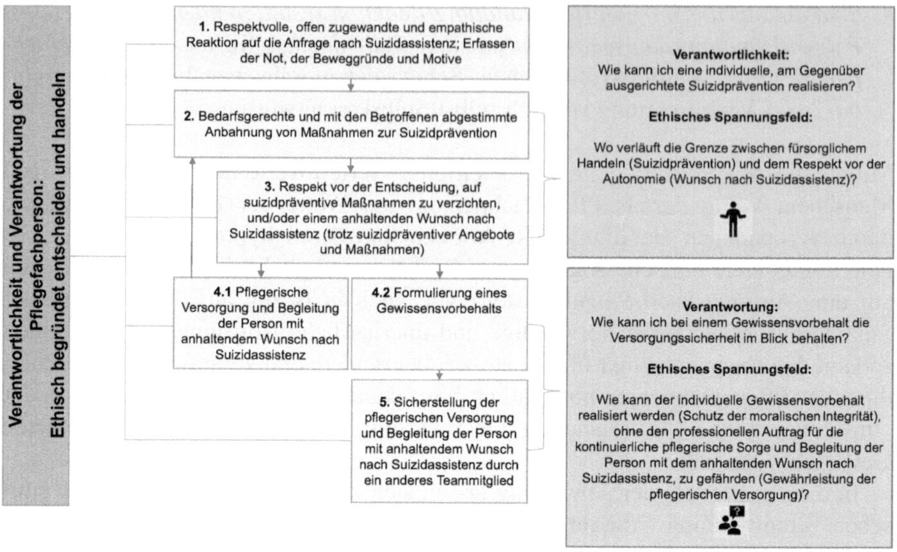


**Abb. 11.1** Verantwortlichkeit und Verantwortung der Pflegefachperson: Ethisch fundierte Entscheidungen treffen und handeln

## 11.5 Pflegeethische Herausforderungen angesichts professioneller Verantwortlichkeit

Pflegefachpersonen sind bei Anfragen nach Suizidassistenz vielfach die ersten Ansprechpersonen für die pflegebedürftigen Menschen (Klotz et al. 2025a, 2025b, 2025c, 2025d; Giese 2025; Monteverde 2025; Riedel 2024a, 2024c; Bellon et al. 2022; Pesut et al. 2019). Hintergrund hierfür ist das im Rahmen einer Pflegebeziehung entstandene Vertrauensverhältnis (Allande-Cussó et al. 2022; Leslie und Lonnemann 2016). In Bezug auf die Suizidassistenz gibt es für die Pflegefachpersonen – angesichts der aktuellen Rechtslage – keinen definierten professionellen Auftrag oder eine klar definierte Verantwortungsübernahme (Riedel et al. 2025c; Klotz et al. 2025a; DPR 2025; Monteverde 2025; Feijoo-Cid et al. 2025). Diese unklare Rolle erhöht angesichts der situativen ethischen Komplexität und der wirkenden sozialen und ethischen Aspekte die Unsicherheit der Pflegefachpersonen in der und mit der Situation (Unseld et al. 2025; Zeilinger et al. 2025; Klotz et al. 2025c). Unstrittig ist indes, dass die Anfrage nach einem assistierten Suizid die Pflegefachperson dazu auffordert, verantwortlich (im Sinne von „accountability") in einer empathischen, zugewandten Haltung zu reagieren, um eine verstehende Gesprächsbasis zu den Ambivalenzen, Hintergründen und Motiven des Wunsches zu eröffnen (Unseld et al. 2025; Boström et al. 2024; Lindner 2025; Bausewein 2024; Klesse et al. 2022; DER 2022; Riedel et al. 2024a, 2025a; Klotz et al. 2025a).

In der Situation, in der eine Pflegefachperson mit einer Anfrage nach Suizidassistenz konfrontiert wird, können unterschiedliche Werte, Wert- und Moralvorstellungen wie auch Rechte miteinander in Konflikt geraten, sowohl auf der professionellen als auch auf der individuellen Ebene (Klotz et al. 2025c). Derartige ethische Konflikte, z. B. zwischen den beiden konfligierenden Werten des Respekts der Selbstbestimmung einerseits und dem Schutz des Lebens andererseits, erzeugen mitunter unauflösbare ethische Dilemmata. Und hier gilt: „Obwohl wir Möglichkeiten finden, zu erwägen, was zu tun sei, können wir in vielen Fällen keine gut begründete Auflösung finden. In einigen Fällen wird das Dilemma schwieriger und bleibt auch nach sorgfältigster Reflexion ungelöst" (Beauchamp und Childress 2024, S. 50).

Die professionelle Verantwortlichkeit (im Sinne von „accountability") besteht in diesen Situationen ferner auch darin, die persönliche moralische Integrität zu schützen und moralisches Belastungserleben zu präventieren, indem Unterstützung durch andere intra- und interprofessionelle Akteur*innen und Entlastung seitens der Organisation und Führung eingefordert werden.

In Bezug auf die Suizidprävention lässt sich indes eine klare Verantwortlichkeit der Pflegefachperson in der Form ableiten, dass vulnerable Personen geschützt werden. Es geht darum, situativ ins Gespräch zu kommen, ein Verständnis für die mit dem Suizidwunsch ausgedrückte Not und die dahinterstehenden Beweggründe zu erlangen, um Früherkennung und die Identifikation von Risiko- und Schutzfaktoren wie auch darum, möglichst Situationen zu vermeiden oder entgegenzuwirken, die die (Weiter-)Lebensqualität reduzieren und Suizidwünsche provozieren oder verstärken. Hierzu gehört zum Beispiel die Linderung von Schmerzen und belastenden Symptomen im Kontext der Palliative Care, aber auch die Reduktion von Gefühlen der Hoffnungslosigkeit, der Einsamkeit oder des Gefühls, anderen zur Last zu fallen (Riedel et al. 2025a, 2025c, 2024a; Seidlein et al. 2025; Lindner 2025; Etzersdorfer 2024). Suizidprävention richtet sich dabei an den betroffenen Menschen, aber auch an Zu- und Angehörige (Lindner 2025; Lewitzka 2022; Riedel et al. 2024a).

Ein übergreifendes ethisches Spannungsfeld kann für die Pflegefachpersonen dann entstehen, wenn der freiverantwortlich getroffene Wunsch nach einem assistierten Suizid bei einer urteilsfähigen Person bestehen bleibt. Pflegefachpersonen sehen sich dann möglicherweise mit existenziell tiefgreifenden ethischen Fragen konfrontiert, „die zu beantworten sie aufgrund des fehlenden Auftrags, ihrer eigenen Werte oder fehlender Unterstützung sich nicht immer in der Lage fühlen" (Monteverde 2025, S. 289). Die professionelle Verantwortlichkeit besteht sodann darin, den betroffenen Menschen in der Situation nicht alleine zu lassen (DPR 2025; SBK/ASI 2021; Riedel et al. 2024a; Klotz et al. 2025a, 2025b, 2025c; Pleschberger und Petzold 2022). Es geht darum, die sich neu ergebende Verantwortlichkeit zu konturieren und in den Abwägungsprozess für die ethisch begründete und verantwortete Entscheidung einzusteigen: Inwieweit ist es möglich, diesen Weg zu begleiten – auf dem genannten Kontinuum zwischen der ethisch begründeten Handlung (den Weg im Rahmen des professionellen Auftrages zu begleiten) und dem moralisch begründeten Gewissensvorbehalt (die Begleitung abzulehnen und ins Team zurückzugeben) (Abb. 11.1)?

Die Darlegungen verdeutlichen, dass es angesichts einer ethisch komplexen Thematik notwendig ist, die professionellen Verantwortlichkeiten zu definieren und den Prozess einer ethisch verantworteten Entscheidung zu systematisieren (Riedel et al. 2024a).

Zusammenfassend lassen sich folgende Konsequenzen für die Ermöglichung und Stärkung professioneller Verantwortungsübernahme ableiten:

- Internationale Erfahrungen, z. B. Nordhaug et al. 2026 sowie aus Großbritannien (Wareing 2025), Spanien (Feijoo-Sid et al. 2025) und Kanada (Pesut und Thorne 2025, 2022), verdeutlichen, dass die Etablierung des assistierten Suizids die Pflegefachpersonen in besonderer Weise ethisch herausfordert, konsequent die professionsspezifischen Werte zu reflektieren, sich des eigenen Berufsethos und des genuinen professionellen Auftrags immer wieder zu vergewissern. Dies auch, um die Entwicklungen ethisch sensibel zu beobachten, zu begleiten und einer potenziell ethisch unreflektierten Akzeptanz der Suizidassistenz entgegenzuwirken sowie die Suizidprävention als professionellen Auftrag zu beachten und zu stärken.
- Die vielfach bestehenden Ambivalenzen zwischen der Anfrage nach einem assistierten Suizid mit dem Hintergrund, *so* nicht (weiter)leben zu wollen, und dem oftmals parallel existierenden Lebenswunsch und Lebenswillen verdeutlichen die Bedeutsamkeit von Suizidprävention auch oder insbesondere im Kontext der Option eines assistierten Suizids. Eine Verbindung entsteht, wenn beide Ansätze das Ziel haben, Menschen in existenziellen Krisen ernst zu nehmen und zu begleiten.
- Der Gewissensvorbehalt ist eine Option für die Suizidassistenz, die nicht von der professionellen Verantwortung entbindet. Die Suizidprävention bleibt davon unberührt. Beide Optionen müssen stets auf dem Prozess der pflegeethischen Reflexion und Abwägung basieren.
- Die professionsethische Verantwortlichkeit der Pflegefachpersonen ist angesichts der Komplexität stets unter der gegenseitigen Bezugnahme auf die Verantwortung der anderen Professionen zu verstehen (Seidlein und Salloch 2025; Azzopardi et al. 2022).
- Die Verantwortung, Kompetenz und Rolle der Pflege müssen bei der Ausgestaltung der Suizidprävention mitgedacht werden.
- Formate der Fort- und Weiterbildungen über Suizidalität (Muehlenkamp et al. 2023) im Allgemeinen und den assistierten Suizid im Speziellen (Boström et al. 2025; Demedts et al. 2024) können die situative ethische Sensibilität und die moralische Selbstwirksamkeit im Umgang mit Anfragen nach Suizidassistenz entwickeln und vertiefen und in der Folge zur verantworteten Suizidprävention beitragen.

## Literatur

Allande-Cussó R, Fernández-García E, Porcel-Gálvez AM (2022) Defining and characterising the nurse-patient relationship: A concept analysis. Nurs Ethics 29(2):462–484

ANA (American Nurses Association) (2025) Code of Ethics for Nurses. Silver Spring, Eigenverlag

Azzopardi J, Camier-Lemoine E, French M, Gryschek G, Kaiser M, Kuhn E, Kyrtata N, Lonergan B, Mues A, Poppe C, Salloch S, Seidlein A-H, Simon R, Volmering-Dierkes A, Voß H (2022) Ethics and (Inter-)professionalism in health care at the end of life: A Position Paper. In: Seidlein A-H, Salloch S (Hrsg) ethical challenges for healthcare practices at the end of life: Interdisciplinary perspectives. springer international publishing, Cham, S 223–229

Bausewein C (2024) Die aktuelle Gesetzeslage zum assistierten Suizid. Onkologie 30:38–42
Beauchamp TL, Childress JF (2024) Prinzipien der Bioethik. Karl Alber, Baden-Baden
Bellon F, Mateos JT, Pastells-Peiró R, Espigares-Tribó G, Gea-Sánchez M, Rubinat-Arnaldo E (2022). The role of nurses in euthanasia: A scoping review. International Journal of Nursing Studies, 134, 104286. https://doi.org/10.1016/j.ijnurstu.2022.104286
Borges PJ, Hernández-Marrero P, Martins Pereira S (2024) A bioethical perspective on the meanings behind a wish to hasten death: a meta-ethnographic review. BMC Med Ethics 25(1):23
Boström K, Dojan T, Doll A, Montag T, Voltz R, Kremeike K (2025) Desire to die communication training for professionals: Developing online formats. Palliative Medicine Reports 6(1):38–49
Boström K, Dojan T, Hellmich M, Kremeike K, Voltz R (2024) The double awareness of the wish to hasten death and the will to live: A secondary analysis of outlier Patients of a mixed-methods study. Palliat Med 38(9):1042–1053
Bundespflegekammer e.V. (2024) Stellungnahme zum Entwurf eines Gesetzes zur Stärkung der nationalen Suizidprävention (SuizidPrävG). https://www.bundesgesundheitsministerium.de/fileadmin/Dateien/3_Downloads/Gesetze_und_Verordnungen/Stellungnahmen_WP20/SuizidPraevG-E/BUNDESPFLEGEKAMMER.pdf. Zugegriffen: 14. Mai 2025
Buschner A, Gleich S, Schäffer B (2026) Assistierte Suizid in Bayern 2020 bis 2023 – Erste Ergebnisse aus der multikausalen Todesursachenstatistik.Bundesgesundheitsbl 69, 267–274. https://doi.org/10.1007/s00103-025-04171-w
Bustin H, Jamieson I, Seay C, Reid K (2024) A meta-synthesis exploring nurses' experiences of assisted dying and participation decision-making. J Clin Nurs 33(2):710–723
CNA (Canadian Nurses Association) (2017) Code of Ethics for Registered Nurses. https://cna.informz.ca/cna/data/images/Code_of_Ethics_2017_Edition_Secure_Interactive. Zugegriffen: 14. April 2025
Demedts D, Magerman J, Goossens E, Tricas-Sauras S, Bilsen J, De Smet S, Fobelets M (2024) Using simulation to teach nursing students how to deal with a euthanasia request. PLoS ONE 19(3):e0299049
DBfK (Deutscher Berufsverband für Pflegeberufe) (2025) Pflege, wie geht es dir? 2025. https://www.dbfk.de/media/docs/newsroom/publikationen/DBfK-Umfrage_Pflege-wie-geht-es-dir_2025.pdf. Zugegriffen: 12. Mai 2025
DER (Deutscher Ethikrat) (2022) Suizid – Verantwortung, Prävention und Freiverantwortlichkeit. Stellungnahme. https://www.ethikrat.org/fileadmin/Publikationen/Stellungnahmen/deutsch/stellungnahme-suizid.pdf. Zugegriffen: 12. April 2025
Deutsche Gesellschaft für Humanes Sterben e.V. (2025) Presse-Erklärung vom 14.01.2025. forsa-Umfrage zu Suizidhilfe: breite Zustimmung, aber große Unkenntnis der Rechtslage. https://www.dghs.de/fileadmin/content/06_presse/pressematerialien_fuer_pk/14_01_2025/DGHS-PE-14012025-Fallzahlen_Freitodbegleitung_und_forsa-Umfrage_PK_ok.pdf. Zugegriffen: 14. April 2025
Deutsche Gesellschaft für Humanes Sterben (2026) Presseerklärung vom 29.01.2026. https://www.dghs.de/fileadmin/content/06_presse/pressematerialien_fuer_pk/29_01_2026/DGHS-PE-29012026_Statistik_2025_und_Kampagnenstart.pdf. Zugriff am 31. März 2026
DGPPN (Deutsche Gesellschaft für Psychiatrie und Psychotherapie, Psychosomatik und Nervenheilkunde e. V.) 2024 Stellungnahme 5.12.2024. Entwurf eines Gesetzes zur Stärkung der nationalen Suizidprävention (Suizidpräventionsgesetz – SuizidPrävG). https://www.dgppn.de/_Resources/Persistent/4f287f73a716155ea63bd0fa240dd7a7d34be6b9/2024-12-05_DGPPN-STN_RefE_SuizidPrävG_FIN.pdf. Zugegriffen 14. April 2025
DGS (Deutsche Gesellschaft für Suizidprävention) (2024) https://www.suizidprophylaxe.de/wp-content/uploads/2024/12/20240412_DGS-Stellungnahme-zum-Referentenentwurf-Suizidpraeventionsgesetz-1.pdf. Zugegriffen: 14. April 2025
DPR (Deutscher Pflegerat) (2025) Positionspapier „Die pflegerische Begleitung von Personen mit Todeswunsch". (Stand Januar 2025). https://deutscher-pflegerat.de/download/2025-01-06_positionspapier_pflegerische_begleitung_bei_personen_mit_todeswunsch_final.pdf

DPR (Deutscher Pflegerat) (2024) Stellungnahme des Deutschen Pflegerates e.V. (DPR) zum Entwurf eines Gesetzes zur Stärkung der nationalen Suizidprävention. https://www.bundesgesundheitsministerium.de/fileadmin/Dateien/3_Downloads/Gesetze_und_Verordnungen/Stellungnahmen_WP20/SuizidPraevG-E/DPR.pdf. Zugegriffen: 14. Mai 2025

Ethikkommission für Berufe in der Pflege Niedersachsen (2024) Konfrontation von Pflege(fach)personen mit Todeswünschen oder Bitten um assistierten Suizid. Wahrnehmungs- und Verhaltenshilfen. https://www.pflegeethikkommission-nds.de/wp-content/uploads/2024/08/Empfehlung_PEK-NDS_2024_1-Lang.pdf. Zugegriffen: 12. Mai 2025

Etzersdorfer, E. (2024). Suizidprävention im Alter. Bedeutung depressiver Störungen und Implikationen für die Diskussion um den assistierten Suizid. Zeitschrift für Gerontologie. 57:186–191. https://doi.org/10.1007/s00391-024-02303-6

Feijoo-Cid, M, Verdaguer, M, Busquet-Duran, X, Moreno-Gabriel, E, Domènech, M, Iniguez-Rueda, L, Vallès-Peris N, Beroiz-Groh P, Cantarell-Barella G, Torán-Monserrat P, Maranón A. A. (2025). Nursing care in assisted dying: Plasticity and relational commitment. Nurs Ethics, https://doi.org/10.1177/09697330251333378

Feinauer, S., Klotz, K., Heidenreich, T., Riedel, A. (2024). Gestärkte Suizidprävention fordert Verantwortung Pflegezeitschrift 77(9):24–27. https://doi.org/10.1007/s41906-024-2683-z

Gay M (2025) Enhancing person-centred care in suicide prevention: A nursing perspective. J Psychiatr Ment Health Nurs 32, 891–896, https://doi.org/10.1111/jpm.13168

Giese, C. (2025) Pflegeethik: Assistierter Suizid – pflegeethische Perspektiven. In: Giese C, Rabe M, Salomon F (Hrsg) Assistierter Suizid. Ein Thema in der Pflege? De Gruyter, Berlin, S 3–30

Gleich S, Peschel O, Graw M, Schäffer B (2024) Assistierte Suizide in München – eine erste kritische Analyse. Rechtsmedizin 34(1):24–30. https://doi.org/10.1007/s00194-023-00668-3

Heidbrink L (2020) Definitionen und Voraussetzungen der Verantwortung. In: Heibrink L, Langbehn C, Loh J (Hrsg) Handbuch Verantwortung. Springer, Wiesbaden, S 2–31

Henking T (2025) Assistierter Suizid – die juristische Perspektive. Z Gerontol Geriat 58(1):28–32

Hilgendorf, E. (2025). Zur rechtlichen Regulierung der Suizidassistenz nach dem Urteil des Bundesverfassungsgerichts. In: Thöns M (Hrsg) Assistierter Suizid. Rechtliche Debatte und klinische Praxis aus interdisziplinärer Sicht. Kohlhammer, Stuttgart, S 41–54

ICN (International Council of Nurses) (2021a) Der ICN-Ethikkodex für Pflegefachpersonen. https://www.dbfk.de/media/docs/newsroom/publikationen/ICN_Code-of-Ethics_DE_WEB.pdf. Zugegriffen: 14. April 2024

ICN (International Council of Nurses) (2021b) ICN Code of Ethics für Nurses. https://www.icn.ch/sites/default/files/2023-06/ICN_Code-of-Ethics_EN_Web.pdf). Zugegriffen: 14. April 2024

Kirchhoffer DG, Lui CW, Ho A (2023) Moral uncertainty and distress about voluntary assisted dying prior to legalisation and the implications for post-legalisation practice: a qualitative study of palliative and hospice care providers in Queensland. Australia. BMJ Open 13(5):e065964

Klesse R, Teising M, Lewitzka U, Bäurle P, Ciompi L, Fiedler G, Justiniano I, Kapitany T, Lindner R, Lippmann-Rieder S, Niederkrotenthaler T, Rados C, Schneider B, Wolfersdorf M (2022) Assistierter Suizid und Autonomie – ein Widerspruch? Psychosozial 45(169)

Klotz K, Riedel A (2025) Ethik-Kodizes für die Pflege. In: Riedel A, Linde A-C (Hrsg) Ethische Reflexion in der Pflege: Konzepte – Werte – Phänomene. Springer Berlin, S 13–16

Klotz K, Seidlein AH, Riedel A (2025a) Todes- und Suizidwünsche. Ethische Herausforderungen in der Pflege. Springer, Berlin

Klotz K, Seidlein AH, Riedel A (2025b) Todeswünsche, Suizidwünsche und Suizidprävention. In: Riedel A, Linde AC (Hrsg) Ethische Reflexion in der Pflege. *Konzepte – Werte – Phänomene* 2. Aufl. Springer, Berlin, Heidelberg, S 135–140

Klotz K, Haug PM, Heidenreich T, Stratmann EM, Jacob E, Riedel A (2025c) Assisted Suicide and Suicide Prevention: Ethical Perspectives, Attitudes and Challenges for Nurses in Long-Term Care-A Qualitative Focus Group Study. Healthcare 13(24):3263. https://doi.org/10.3390/healthcare13243263

Klotz K, Seidlein AH, Riedel, A (2025d) Moralische Herausforderungen für Pflegefachpersonen in der Langzeitpflege im Spannungsfeld zwischen Palliative Care und Suizidassistenz. In:

Stanze H, Riedel A (Hrsg) Moral Distress und Moral Injury in der Palliative Care. Kohlhammer, Stuttgart
Lewitzka U (2022) Suizidprävention im Kontext des assistierten Suizids. Nervenarzt 93(11):1112–1124
Lewitzka U, Petzold C (2026) Sterbehilfe international und die Debatte in Deutschland. Bundesgesundheitsbl 69, 255–266. https://doi.org/10.1007/s00103-026-04189-8
Leslie JL, Lonneman W (2016) Promoting trust in the registered nurse-patient relationship. home healthc Now 34(1):38–42
Lindner R (2025) Suizidprävention und assistierter Suizid – unvereinbar? Z Gerontol Geriat 58(1):23–27
Martins-Vale M, Pereira HP, Marina S, Ricou M (2023) Conscientious objection and other motivations für refusal to treat in hastened death: A systematic review. Healthcare 11:2127
Muehlenkamp JJ, Grande N, Talbott M (2023) Evidence-based vs informal suicide training: Nurse confidence and comfort with suicidal patient care. J Emerg Nurs 49(2):266–274
Monteverde S (2020) Handbuch Pflegeethik: Ethisch denken und handeln in den Praxisfeldern der Pflege, 2. Aufl. Kohlhammer, Stuttgart
Monteverde S (2025) Suizidbeihilfe und Pflege: ethische und praktische Erwägungen am Beispiel der Schweiz. In: Giese C, Rabe M, Salomon F (Hrsg) Assistierter Suizid. Ein Thema in der Pflege? De Gruyter, Berlin, S 287–300
Neuhäuser C (2023) Verantwortung. In: Neuhäuser C, Raters M-L, Stoecker R (Hrsg) Handbuch Angewandte Ethik. 2. Aufl. J.B. Metzler, Berlin, S 215–222
New Zealand Nurses Organisation (2019) Guideline – Code of Ethics, 2019. https://www.nzno.org.nz/Portals/0/publications/Guideline%20-%20Code%20of%20Ethics%202019.pdf. Zugegriffen: 12. Mai 2025
Nordhaug M, Jerpseth H, Staats K (2026) European nurses' attitudes towards assisted death: A scoping review. Nursing Ethics 33(3), 899–926.
Pesut B, Thorne S (2022) Reflections of relational ontology of medical assistance in dying. Nursing Philosophy 24:12438. https://doi.org/10.1111/nup.12438
Pesut B, Thorne S (2025) The moral web of accessibility to medical assistance in dying: Reflections from the Canadian context. Nurs Ethics 32(2):360–372
Pesut B, Thorne S, Stager ML, Schiller CJ, Penney C, Hoffman C, Greig M, Roussel J (2019) Medical Assistance in Dying: A Review of Canadian Nursing Regulatory Documents. Policy Polit Nurs Pract, 20(3), 113–130. https://doi.org/10.1177/1527154419845407
Pleschberger S, Petzold C (2022) Implikationen des assistierten Suizids für die professionelle Pflege. In: Feichtner A, Körtner U, Likar, Watzke H, Weixler D (Hrsg) Assistierter Suizid. Hintergründe, Spannungsfelder und Entwicklungen. Springer, Berlin, Heidelberg, S 141–148
Rauen V (2017) Ethische Verantwortung. In: Heibrink L, Langbehn C, Loh J (Hrsg) Handbuch Verantwortung. Springer, Wiesbaden, S 545–557
Remmers H (2025) Ethik in der Pflege. In: Riedel A, Linde AC (Hrsg.) Ethische Reflexion in der Pflege: Konzepte – Werte – Phänomene. 2. Auflage. Springer, Berlin, S 3–12
Remmers H (2020) Pflegerisches Handeln. Wissenschafts- und Ethikdiskurse zur Konturierung der Pflegewissenschaft. Hans Huber, Bern
Riedel A, Klotz, K, Seidlein AH (2026) Ethik für Pflegefachpersonen. Verantwortungsvolles Handeln in der Pflegepraxis. Springer, Heidelberg, https://doi.org/10.1007/978-3-662-72597-9
Riedel A, Seidlein AH, Klotz K (2025a) Gerontologische Pflege und Ethik als Grundlage für den professionellen Umgang mit Todeswünschen und dem Wunsch nach einem assistierten Suizid älterer Menschen. In: Giese C, Rabe M, Salomon F (Hrsg) Assistierter Suizid. Ein Thema in der Pflege? De Gruyter, Berlin, S 106–131
Riedel A, Seidlein AH, Klotz K (2025b) Gewissen und Gewissensvorbehalte von Pflegefachpersonen. In: Riedel A, Linde AC (Hrsg) Ethische Reflexion in der Pflege. 2. Aufl. Springer, Berlin, S 13–16
Riedel A, Feinauer S, Jacob E, Haug PM; Klotz K, Heidenreich T, (2025c). Nurses' roles and responsibilities in suicide prevention: a scoping review. BMC Nursing 24: 1308. https://doi.org/10.1186/s12912-025-04009-5

Riedel A, Klotz K, Seidlein AH (2024a) Assistierter Suizid und die ethischen Implikationen für die Pflegefachpersonen. In: Riedel A, Lehmeyer S (Hrsg) Ethik im Gesundheitswesen. Springer Reference Pflege – Therapie – Gesundheit. Springer, Berlin, https://doi.org/10.1007/978-3-662-58685-3_102-1

Riedel A, Seidlein AH, Klotz K (2024b) Integrität wahren – gewissenhaft abwägen. Pflege Z 77(4):20–23

Riedel A, Klotz K, Heidenreich T (2024c) Ethische Aspekte von Todes- und Suizidwünschen älterer Menschen in der Pflege und für Pflegefachpersonen. Ethik Med 36:263–281

Schweizer Berufsverband der Pflegefachfrauen und Pflegefachmänner SBK/ASI (2021) Ethischer Standpunkt 1. Pflege im Kontext des assistierten Suizids. https://sbk-asi.ch/assets/Shop/2021_11_26_Ethische_Standpunkte_1_dt.pdf. Zugegriffen: 14. April 2024

Schmid A (2022) Konventionen, Chartas und andere Regelungen im Pflege- und Gesundheitswesen als normative Grundlagen für das professionelle Entscheiden und Handeln. In: Riedel A, Lehmeyer S (Hrsg) Ethik im Gesundheitswesen. Springer Berlin Heidelberg, Berlin, Heidelberg, S 239–257

Schneider B, Lindner R, Giegling I, Müller S, Müller-Pein H, Rujescu D, Urban B, Fiedler G. (Hrsg) (2021) Suizidprävention Deutschland - Aktueller Stand und Perspektiven. Deutsche Akademie für Suizidprävention. https://doi.org/10.17170/kobra-202107014195

Schildmann J, Pollmächer T, Simon A, Sommerlatte S, Marckmann G (2026) Assistenz bei der Selbsttötung in Deutschland – erste Auswertung von Daten einer Berichtsplattform und mögliche Implikationen für die Entwicklung einer Leitlinie. Bundesgsundheitsbl 69, 340–346. https://doi.org/10.1007/s00103-026-04196-9

Seidlein A-H (2025) Einsamkeit. In: Riedel A, Linde A-C (Hrsg) Ethische Reflexion in der Pflege: Konzepte – Werte – Phänomene. Springer Berlin, S 117–121

Seidlein A-H, Salloch S (2025) Ethische Reflexion und Interprofessionalität. In: Riedel A, Linde A-C (Hrsg) Ethische Reflexion in der Pflege: Konzepte – Werte – Phänomene. Springer Berlin, S 257–261

Seidlein A-H, Buchholz I, Buchholz M, Salloch S (2019) Relationships and burden: An empirical-ethical investigation of lived experience in home nursing arrangements. Bioethics 33(4):448–456

Seidlein A-H, Riedel A, Heidenreich T, Klotz K (2025) Nursing ethical dimensions of euthanasia and medically assisted suicide for older people in need of long-term care. Front Psych 16:1589487. https://doi.org/10.3389/fpsyt.2025.1589487

Unseld M, Meyer AL, Vielgrade TL, Wagner T, König D, Popinger C, Sturtzel B, Kreye G, Zeilinger EL (2025) Assisted suicide in austria: Nurses' understanding of patients' request and the role of patient symptoms. Int. J. Eviron. Rs. Public Health 22:218

Wareing M (2025) Implications of assisted dying for nursing practice. Nurs Ethics 32(2):373–384

Wicclair MR (2019) Conscientious objection, moral integrity, and professional obligations. Perspect Biol Med 62(3):543–559

Zeilinger EL, Vielgrader TL, Petersen A, Meyer AL, Brunevskaya N, Unseld M (2025) Nurses' perspectives on assisted suicide: challenges and support needs. Soc Sci Med. https://doi.org/10.1016/j.socscimed.2024.117663

# 12 Suizidprävention oder Suizidassistenz? Ethische Herausforderungen und professioneller Umgang mit Anfragen nach Assistenz bei der Selbsttötung

Jan Schildmann und Georg Marckmann

## 12.1 Hinführung

Etwa jeder 100. Todesfall in Deutschland ist durch einen Suizid bedingt. In den meisten Fällen handelt es sich um Todesfälle von Menschen, die psychisch erkrankt und nicht in der Lage waren, ihr Handeln und die Konsequenzen im Sinne selbstbestimmter Entscheidungen zu beurteilen. Prominente Einzelfälle, wie der Suizid des ehemaligen Torhüters der Fußballnationalmannschaft haben die Öffentlichkeit für den Zusammenhang zwischen psychischen Erkrankungen, in diesem Fall eine schwere und langjährige Depression, und dem Risiko für einen Suizid sensibilisiert. Die Etablierung des Nationalen Suizidpräventionsprogramms (NaSPro) und ein (allerdings noch auf Verabschiedung wartender) Gesetzentwurf zur Suizidprävention sind Belege für die Bemühungen, Todesfälle und Schäden für die Gesundheit durch Suizidversuche zu reduzieren.

Nicht nur für Akteur*innen, die sich für die Suizidprävention engagieren, stellt das Urteil des Bundesverfassungsgerichts (BVerfG) vom 26.02.2020 eine Herausforderung dar. Nach diesem Urteil haben selbstbestimmungsfähige Menschen in Deutschland rechtlich die Möglichkeit, auch in geschäftsmäßiger, also auf Wiederholung angelegter Form Assistenz bei der Selbsttötung zu erhalten (Bundesverfassungsgericht 2020). Die Deutsche Gesellschaft für Humanes Sterben berichtet für das Jahr 2022 über 229 und für das Jahr 2025 bereits 898 vermittelte Fälle

J. Schildmann (✉)
Martin-Luther-Universität Halle-Wittenberg, Institut für Geschichte und Ethik der Medizin, Halle (Saale), Deutschland
E-Mail: jan.schildmann@medizin.uni-halle.de

G. Marckmann
Institut für Ethik, Geschichte und Theorie der Medizin, München, Deutschland
E-Mail: marckmann@lmu.de



A. Riedel et al. (Hrsg.), *Suizidprävention in der Pflege*,
https://doi.org/10.1007/978-3-662-72796-6_12

assistierter Selbsttötung (AS). Analog zum Suizid bei psychischen Erkrankungen prägen auch diejenigen Selbsttötungen die öffentliche Wahrnehmung, die aus selbstbestimmten Entscheidungen resultieren. Bereits in den 1980er-Jahren, zwei Jahrzehnte vor dem zwischenzeitlichen Verbot der geschäftsmäßigen Beihilfe zur Selbsttötung, wurde etwa die Assistenz zur Selbsttötung einer an Krebs erkrankten Frau durch den Arzt Julius Hackethal breit diskutiert.

Das rechtliche Abgrenzungskriterium zwischen einem Suizid, der verhindert werden soll, weil er etwa aufgrund einer psychischen Störung nicht selbstbestimmungsfähig erfolgt, und einer rechtlich in Deutschland zulässigen AS ist nach dem Urteil des Bundesverfassungsgerichtes aus dem Jahr 2020 die „Freiverantwortlichkeit" der Suizidentscheidung. Zu den Merkmalen der Freiverantwortlichkeit gehören 1. die Urteils- und Einsichtsfähigkeit, 2. die Kenntnis aller entscheidungsrelevanten Informationen, 3. die Freiwilligkeit und 4. die Dauerhaftigkeit bzw. „innere Festigkeit" der Entscheidung. Für die medizinische und ethische Orientierung ist es daher zentral, dass Ärzt*innen und Vertreter*innen anderer Gesundheitsberufe wissen, wie diese Kriterien zu verstehen sind. Andernfalls werden entweder ethische Verpflichtungen des Wohltuns und Nichtschadens oder aber der Achtung der Selbstbestimmung des Menschen verletzt (Marckmann 2025, S. 55 ff.).

Derzeit ist unklar, wie groß der Anteil freiverantwortlich durchgeführter Selbsttötungen an der Gesamtzahl der gut 10 000 Suizide in Deutschland ist, da bislang keine separate Erfassung der Daten erfolgt. In der Schweiz beträgt der Anteil assistierter Selbsttötungen etwa 2 % aller Todesfälle, hinzu kommt nochmals in etwa der gleiche Anteil an „konventionellen" Suiziden (Montagna et al. 2023). Bislang bestehen in Deutschland keine spezifischen gesetzlichen Vorgaben für die Durchführung einer AS. Auch die Anforderungen an eine ethisch verantwortete Praxis der AS sind bislang für Deutschland nicht konkret bestimmt worden. Die Stellungnahmen von Bundesärztekammer (2021), Deutschem Ethikrat (2022), Deutscher Gesellschaft für Palliativmedizin (2021a) und Leopoldina (Domschke et al. 2021) enthalten diesbezüglich orientierende Hinweise, bieten allerdings keine konkreten Vorgaben, wie beispielsweise die Selbstbestimmungsfähigkeit bei Anfragen nach AS im Einzelnen geprüft werden soll. Angesichts der zunehmenden Anfragen nach AS und der hohen Güter von Leben und Gesundheit einerseits und Selbstbestimmung andererseits, scheint es dringend erforderlich, die Voraussetzungen für eine rechtlich vertretbare und ethisch verantwortete Praxis der AS zu definieren, die eine sichere freiverantwortliche Suizidassistenz gewährleisten. In diesem Beitrag möchten wir zum Ersten Grundlagen für professionelle Standards für den Umgang mit Anfragen nach Suizidassistenz im Spannungsfeld zwischen Suizidprävention und assistierter Selbsttötung aufzeigen. Zum Zweiten werden wir die mögliche Ausgestaltung solcher Standards am Beispiel ausgewählter Aufgaben bei Anfragen nach AS erläutern. Abschließend soll die mögliche Rolle von Ethikfallberatung bei Anfragen nach Suizidassistenz skizziert werden.

## 12.2 Professionelle Standards als Orientierung für das Handeln bei Anfragen nach AS

Die Formulierung professioneller Standards wird von ärztlicher Seite häufig mit dem Argument abgelehnt, die AS sei nicht von den klassischen Zielen der Medizin ableitbar und damit keine ärztliche Aufgabe (Übersicht bei Emanuel 1998; Schildmann und Vollmann 2006). Dieses Argument wird häufig verknüpft mit der Sorge, eine Beteiligung von Ärzt*innen an AS könne das Vertrauen in die Ärzteschaft und andere Gesundheitsprofessionen untergraben. Weiterhin wird befürchtet, die Einbeziehung von Ärzt*innen, Pflegenden und Personen anderer Gesundheitsberufe könne zu einer „Normalisierung" der AS als Handlungsoption am Lebensende beitragen (Deutsche Gesellschaft für Palliativmedizin 2021a). Es ist richtig, dass die AS keine „normale" Aufgabe für die Vertreter*innen unterschiedlicher Gesundheitsprofessionen ist, da sie sich in ihrer zentralen Rechtfertigung nicht auf die klassischen Ziele der Medizin wie Prävention, Heilung, Lebenserhalt oder Linderung von Leiden bezieht. Allerdings übernehmen Ärzt*innen, Pflegende und andere Berufsgruppen bereits Aufgaben, die diesen normativen Rahmen überschreiten. Dies gilt etwa für die Beteiligung an Schwangerschaftsabbrüchen, deren Grundlage allein das Selbstbestimmungsrecht der Schwangeren ist, oder für die Durchführung kosmetischer Operationen ohne zugrunde liegende Pathologie. Mit Blick auf eine „Normalisierung" ist weiterhin zu bedenken, dass ein solcher Prozess im Sinne einer Enttabuisierung und transparenten nachprüfbaren Praxis eher wünschenswert wäre. Schließlich ermöglichen Transparenz und definierte Standards ein Monitoring der Durchführung der Suizidassistenz und gegebenenfalls notwendige Korrekturen der Rahmenbedingungen einer verantwortbaren Praxis.

Darüber hinaus gibt es gewichtige Gründe, die professionelle Standards für die verschiedenen Gesundheitsberufe sinnvoll, wenn nicht sogar notwendig erscheinen lassen. Zum Ersten werden viele Ärzt*innen und professionelle Pflegende im Rahmen ihrer Tätigkeit nach einer Suizidassistenz gefragt und es ist unstrittig, dass die Exploration von Sterbewünschen und die Prüfung der Selbstbestimmungsfähigkeit in diesem Kontext ärztliche Aufgaben sind. Zum Zweiten erfordert die Information der Betroffenen über mögliche Handlungsalternativen oft spezifisches ärztliches, z. B. palliativmedizinisches Fachwissen. Zum Dritten kann die AS relevante gesundheitliche Auswirkungen auf An- und Zugehörige haben. Die Betreuung dieser Menschen einschließlich möglicher präventiver Maßnahmen fällt ebenfalls in den Verantwortungsbereich verschiedener Gesundheitsberufe. Schließlich kann eine unsachgemäße Durchführung der AS zusätzlichen Schaden verursachen, der durch entsprechende ärztliche Expertise vermieden werden kann. Eine jüngst publizierte Untersuchung der Rechtsmedizin der LMU München berichtet beispielsweise über das Risiko von Komplikationen nach der Medikamenteneinnahme mit mehrstündig prolongierter Sterbephase (Gleich et al. 2023). Auch die erste Auswertung einer Berichtsplattform für Anfragen nach Assistenz bei der Selbsttötung liefert Hinweise auf den Bedarf an fachlichen Standards, beispielsweise bei der Prüfung der Einsichts- und Urteilsfähigkeit oder beim Angebot von Information und Beratung (Schildmann et al. 2026).

## 12.3 Ethische Grundlagen für professionelle Standards bei der AS

Als ethischer Rahmen für eine verantwortbare Praxis bei Anfragen nach AS und die darin eingeschlossene Abgrenzung von Situationen, in denen die Suizidprävention das Handeln leiten muss, von solchen, in denen das Recht auf selbstbestimmtes Sterben zu respektieren ist, dienen die vier klassischen medizinethischen Prinzipien: Achtung der Autonomie, Wohltun, Nichtschaden und Gerechtigkeit (Beauchamp und Childress 2019). Das *Autonomie*-Prinzip fundiert die AS und erfordert zugleich, dass es sich um einen informierten, insbesondere auch mit Blick auf alternative Handlungsoptionen wohlerwogenen und freiwilligen Sterbewunsch einer selbstbestimmungsfähigen Person handelt. Das Prinzip des *Wohltuns* bietet bei Anfragen nach AS eine Orientierung, welche Handlungsalternativen mit welchen Argumenten aus professioneller Perspektive angeboten werden können. Dies dient nicht nur dem Wohlergehen der Betroffenen, sondern kann darüber hinaus die selbstbestimmte Entscheidung über die AS unterstützen (Marckmann und Hirsch 2026). Gemäß dem *Nichtschadensgebot* sind alle Optionen einschließlich der AS so durchzuführen, dass die Belastungen und Risiken für die Betroffenen minimiert werden. Das Prinzip der *Gerechtigkeit* schließlich fordert einen gleichen Zugang zu fachlich kompetenter Unterstützung für die Betroffenen und eine angemessene Berücksichtigung der Bedürfnisse der anderen beteiligten Personen. Im Folgenden sollen fünf Aufgaben bei einer Anfrage nach AS und erste Anhaltspunkte für mögliche Standards sowie bestehende Herausforderungen skizziert werden.

## 12.4 Professionelle Standards für die Orientierung des Handelns bei Anfrage nach AS

### 12.4.1 Exploration der Gründe für einen Todeswunsch

Die detaillierte Exploration von Todeswünschen lässt sich insbesondere aus den Wohltunsverpflichtungen ableiten, da nur die Kenntnis der Gründe zielgerichtete Behandlungs- und Unterstützungsangebote ermöglicht (Deutsche Gesellschaft für Palliativmedizin 2021b). Zudem ist sie eine unverzichtbare Voraussetzung, um die Betroffenen in der selbstbestimmten Entscheidung über eine AS zu unterstützen. In der Praxis kann die Exploration von Todeswünschen bereits wichtige Informationen hinsichtlich der Selbstbestimmungsfähigkeit der sterbewilligen Person liefern. Damit bietet dieses Handlungsfeld medizinisch und ethisch eine wichtige Handlungsorientierung hinsichtlich bestehender Verpflichtungen. Todeswünsche, die von Menschen geäußert werden, die offenkundig nicht einsichts- und urteilsfähig in Bezug auf die angefragte Handlung sind, können im Verlauf der Exploration identifiziert werden. Für Menschen mit einer unheilbaren (onkologischen) Erkrankung bietet hier unter anderem die S3-Leitlinie „Palliativmedizin für Patienten mit einer nicht heilbaren Krebserkrankung“ (Leitlinienprogramm Onkologie 2020) konkrete Anhaltspunkte zur Vorgehensweise (Tab. 12.1).

**Tab. 12.1** Empfehlungen zur Exploration von Sterbewünschen (Auswahl, S3-Leitlinie „Palliativmedizin für Patienten mit einer nicht heilbaren Krebserkrankung„)

| |
|---|
| Bei Äußerung eines Todeswunsches bei Patienten mit einer nicht heilbaren Krebserkrankung sollen Verlauf, Ausprägung und subjektive Anlässe sowie mögliche Suizidgedanken, Suizidabsichten und Suizidpläne erfragt werden |
| Für die Erfassung von Todeswünschen bei Patienten mit einer nicht heilbaren Krebserkrankung können validierte Instrumente begleitend zum Gespräch angewendet werden |
| Gerade bei Patienten mit einer nicht heilbaren Krebserkrankung und Todeswunsch sollen unzureichend beherrschte Symptome wie Schmerzen, Atemnot, Übelkeit, Erbrechen, Angst, Depression usw. bestmöglich behandelt werden |

Die hier zitierten Empfehlungen sind, wie auch in den folgenden Abschnitten, nicht umfassend, sondern lediglich als erste Anregungen und Ausgangspunkt für die Reflexion auf mögliche professionelle Anforderungen im Kontext der AS zu verstehen. Mit Blick auf die Entwicklung professioneller Standards im Kontext der AS ist zu bedenken, dass der Wunsch zu sterben, auch unabhängig von einer nicht heilbaren Erkrankung, beispielsweise bei hochaltrigen Menschen mit körperlichen Einschränkungen, bestehen kann. Vor diesem Hintergrund muss bei einer Ausarbeitung von Standards zur Exploration von Wünschen nach AS geprüft werden, ob hier Anpassungen oder Ergänzungen erforderlich sind.

### 12.4.2 Prüfung der Selbstbestimmungsfähigkeit

Die sorgfältige Einschätzung der Selbstbestimmungsfähigkeit als ärztliche Aufgabe leitet sich vom ethischen Prinzip der Autonomie ab (Übersicht bei Vollmann 2008). In der Praxis häufig unbeachtet, existiert eine Vielzahl von Instrumenten zur strukturierten Prüfung der Selbstbestimmungsfähigkeit. Das bekannteste und für einige klinische Kontexte auch validierte Instrument ist das MacArthur Competence Assessment Tool for Treatment (MacCAT-T) (Grisso und Appelbaum 1998; Scholten und Haberstroh 2024). Inwieweit diese Instrumente für die Prüfung der Selbstbestimmungsfähigkeit bei Anfragen nach Suizidassistenz eingesetzt werden können, ist Gegenstand der wissenschaftlichen Diskussion (Kupsch et al., 2025). Es besteht weitgehender Konsens hinsichtlich mehrerer kognitiver Fähigkeiten, die bei der Prüfung der Selbstbestimmungsfähigkeit getestet werden müssen (Tab. 12.2).

Die Operationalisierung der Selbstbestimmungsfähigkeit anhand dieser kognitiven Kriterien ist in der Literatur nicht ohne Widerspruch geblieben. Ein für den Kontext der AS besonders relevanter Punkt ist die möglicherweise fehlende Sensitivität solcher Testverfahren für emotionale Verzerrungen der Selbstbestimmungsfähigkeit (Haberstroh et al. 2014; Mrozynski und Kuhn 2022). Auch ist bei der Entwicklung strukturierter Testverfahren zu bedenken, dass die existierenden Tests nicht für Entscheidungen über AS validiert sind. Angesichts der weitreichenden Entscheidung einerseits sowie bekannter verzerrender Faktoren bei der Prüfung der Selbstbestimmungsfähigkeit, etwa die Einstellung der prüfenden Person zur

**Tab. 12.2** Kognitive Voraussetzungen der Selbstbestimmungsfähigkeit

| | |
|---|---|
| Informationsverständnis | Die eigene Situation verstehen, u. a. die Erkrankung und die (Be-)Handlungsoptionen mit möglichen Vor- und Nachteilen, auch für Dritte |
| Bewertung der Information | Die verstandenen Informationen mit Blick auf das eigene Leben sowie diesbezügliche Präferenzen und Prioritäten bewerten |
| Abwägung der Konsequenzen und Treffen einer Entscheidung | Vor- und Nachteile der verfügbaren (Be-)Handlungsoptionen gegeneinander abwägen und eine Entscheidung treffen, die in einem nachvollziehbaren Verhältnis zu den eigenen Präferenzen und Werthaltungen steht |
| Kommunikation der Entscheidung | Die Entscheidung verbal oder in einer anderen nachvollziehbaren Art und Weise kommunizieren |

AS, andererseits erscheint die Entwicklung praktikabler, reliabler und valider Testverfahren spezifisch für die Prüfung der Selbstbestimmungsfähigkeit bei Anfragen nach Assistenz bei der Selbsttötung als eine wichtige Aufgabe. Darüber hinaus ist zu überlegen, unter welchen Bedingungen spezifisch psychiatrische Kompetenz für die Bestimmung der Selbstbestimmungsfähigkeit hinzugezogen werden sollte (z. B. wenn der AS-Wunsch im Kontext einer psychischen Erkrankung entstanden ist).

### 12.4.3 Information, Beratung und Unterstützung bei der Entscheidungsfindung

Standards hinsichtlich Information über Handlungsoptionen bei Sterbewünschen tragen einerseits dem ethischen Prinzip der Autonomie Rechnung, da nur auf diese Weise informierte und wohlerwogene Entscheidungen getroffen werden können. Andererseits ist die Bewertung von Handlungsalternativen, wie beispielsweise einer optimierten Palliativversorgung oder einer psychosozialen Unterstützung, eine Aufgabe, die aus der ethischen Wohlergehensperspektive begründet werden kann. Für die kommunikative Umsetzung einer ethisch begründeten Aufklärung und Beratung mit dem Ziel der Ermöglichung einer selbstbestimmten Entscheidung kann auf die Konzepte zur partizipativen Entscheidungsfindung zurückgegriffen werden. Section 12.3 fasst wichtige Schritte dieses Vorgehens zusammen.

Während Information und Beratung über Handlungsalternativen zur AS analog zur sonstigen Gestaltung der ärztlichen Beratung erfolgen sollten, ergeben sich mit Blick auf die Handlungsoption AS einige Fragestellungen, die im Rahmen der Entwicklung von Standards gesondert erörtert werden müssen. Dies gilt unter anderem hinsichtlich der Frage, ob die Suizidassistenz als Option von ärztlicher Seite in bestimmten Situationen benannt werden kann bzw. sollte oder ob die Entscheidung für eine AS grundsätzlich nur bei einer Anfrage der Patienten selbst professionell gerechtfertigt werden kann. Weiterhin ist zu klären, ob die AS aus der Wohlergehensperspektive im Vergleich zu den Handlungsoptionen, die sich aus den Zielen der Medizin ableiten, bewertet werden sollte oder ob die AS hier

**Tab. 12.3** Elemente einer partizipativ gestalteten Entscheidungsfindung (Marckmann 2025, S. 55 ff.)

| |
|---|
| • Klärung der Situation des Betroffenen und Zielsetzung des Gesprächs |
| • Information über bestehende Handlungsoptionen |
| • Darstellung von Vor- und Nachteilen der verfügbaren Handlungsoptionen |
| • Unterstützung bei der Abwägung der Handlungsoptionen |
| • Unterstützung bei der Entscheidungsfindung |
| • Entscheidung der betroffenen Person und Festlegung des weiteren Vorgehens |

einen Sonderstatus hat und entsprechende ärztliche Bewertungen im Verlauf der Entscheidungsfindung unterlassen werden sollten.

### 12.4.4 Unterstützung bei der Durchführung der Selbsttötung

Auch wenn es sich bei der Assistenz bei der Selbsttötung, wie bereits oben festgestellt, nicht um eine „normale" Aufgabe von Vertreter*innen unterschiedlicher Gesundheitsprofessionen handelt, sprechen einige Argumente dafür, auch für Fragen der praktischen Umsetzung professionelle Standards zu erarbeiten. Empirische Untersuchungen zeigen, dass bei der AS sowohl für die sterbewillige Person selbst als auch für die Angehörigen zusätzliches Leid entstehen kann. So kann es beispielsweise bei nicht fachgerecht gelegter Infusion zu Nekrosen kommen. Weiterhin kann, wie auch in der oben genannten Studie der Rechtsmedizin der LMU München dokumentiert, der Tod mit erheblicher Zeitverzögerung eintreten, wenn die falsche Substanz und/oder Dosis verwendet wird (Gleich et al. 2024). Vor diesem Hintergrund sollten Ärzt*innen mit ihrer Expertise zumindest sicherstellen, dass kein vermeidbares Leiden bei der AS entsteht. Dies kann beispielsweise durch die Formulierung von Handlungsempfehlungen zur Auswahl der Substanz, zur Dosierung und zu weiteren medizinischen Aspekten geschehen.

### 12.4.5 Betreuung von Angehörigen

Die Selbsttötung hat Auswirkungen auf An- und Zugehörige. Das Spektrum reicht von Bedauern, sich nicht verabschieden zu können, in Konstellationen, in denen die Entscheidung über die AS nicht vorab kommuniziert wurde, bis hin zu gesundheitlichen Belastungen in der Folge eines AS. Analog zu einem Versorgungsauftrag, der An- und Zugehörige explizit einschließt, wie dies beispielsweise in der Palliativmedizin etablierte Praxis ist, sollte eruiert werden, welche Unterstützung dieser Gruppe vor und nach einer AS angeboten werden kann. Einen Anhaltspunkt hierfür bieten die Empfehlungen der bereits erwähnten S3-Leitlinie in der Palliativversorgung. Eine Auswahl entsprechender Interventionen ist in Tab. 12.4 aufgeführt.

## 12.5 Ethikfallberatungen als Orientierung für ethisches Handeln bei Anfragen nach AS

Es ist davon auszugehen, dass die Anzahl der Anfragen nach AS in Deutschland weiter steigen wird. Damit einhergehend wird es auch Anfragen geben, in denen sich besondere ethische Herausforderungen im Spannungsfeld von Suizidprävention und assistierter Selbsttötung ergeben. Beispiele für entsprechende ethische Unsicherheiten oder Konflikte als Ausgangspunkt für Anfragen an die Ethikfallberatung könnten unterschiedliche Bewertungen alternativer Handlungsoptionen aus der Wohlergehensperspektive sein. Ethikkomitees oder andere Organisationsformen der Ethikberatung können analog zu anderen klinisch-ethischen Themen Fortbildungen, ethische Empfehlungen oder auch Ethikfallberatungen zu ethischen Fragen der Suizidassistenz anbieten (Marckmann et al. 2025). In ihrer Stellungnahme zum Urteil des Bundesverfassungsgerichts vom 26.02.2020 fasst die Akademie für Ethik (AEM 2022) in der Medizin die möglichen Aufgaben der Ethikberatung wie folgt zusammen:

1. Information zu den (berufs)rechtlichen Rahmenbedingungen
2. Aufzeigen ethischer Kriterien der Entscheidungsfindung
3. Unterstützung der an der Suizidbegleitung beteiligten Personen im Prozess der Entscheidungsfindung

Demgegenüber gehöre „die gutachterliche Bewertung eines Suizidwunsches oder der ethischen Zulässigkeit der Suizidhilfe im konkreten Fall“ nicht zu den Aufgaben der Ethikberatung, da in einem solchen Fall Ethikberatung „den Entscheidungsfindungsprozess nicht mehr nur unterstützt, sondern selbst entscheidet“ (AEM 2022).

Zwischenzeitlich haben sich in Deutschland Angebote vonseiten der organisierten Ethikberatung entwickelt, die über die obenstehend genannten Aufgaben hinausgehen, wie beispielsweise die Angebote der Mobilen Ethikberatung in Lippe (MELIP). Aufbauend auf dem langjährigen Angebot außerklinischer Ethikberatung zu etablierten Themen, wie beispielsweise ethischen Aspekten der Therapiezieländerung, wurde in Zusammenarbeit mit dem Ambulanten Hospiz- und Palliativ-Beratungsdienst Lippe e.V. (AHPB) sowie in Abstimmung mit der Staatsanwaltschaft Lippe ein Prozedere für den Umgang mit Anfragen nach Suizidassistenz entwickelt. Dieses umfasst auch die Möglichkeit eines ausführlichen

**Tab. 12.4** Empfehlungen zur Einbeziehung von Angehörigen bei Sterbewünschen/in der letzten Lebensphase (Auswahl, S3-Leitlinie „Palliativmedizin für Patienten mit einer nicht heilbaren Krebserkrankung“)

| |
|---|
| Bei Vorliegen eines Todeswunsches sollten die Angehörigen, im Einvernehmen mit dem Patienten, in das Gespräch hierüber mit einbezogen werden |
| Patienten mit einer nicht heilbaren Krebserkrankung und deren Angehörige sollen in allen Stadien der Erkrankung Zugang zu Informationen der Trauerbegleitung und -beratung haben |

Beratungsgesprächs unter Mitwirkung des behandelnden Arztes sowie weiterer qualifizierter Ärzt*innen, dessen Gegenstand die Prüfung der Freiverantwortlichkeit, der Wohlerwogenheit und der Nachhaltigkeit (zeitliche Konstanz) ist (Salomon 2025, S. 211).

Bei Anfragen nach Assistenz bei der Selbsttötung kann aber auch die ethische Entscheidungsunterstützung des beteiligten Teams im Vordergrund stehen, mit einer systematischen Prüfung der ethischen Verpflichtungen gegenüber der anfragenden Person und ggf. beteiligten Dritten (Marckmann und Schildmann 2025). Während sich die rechtliche Zulässigkeit im Einzelfall nach dem Urteil des Bundesverfassungsgerichts nicht am Wohlergehen, sondern allein an den Voraussetzungen einer freien, selbstbestimmten Entscheidung (sog. Freiverantwortlichkeit) orientiert, bleiben die Wohltunsverpflichtungen beim Umgang mit Anfragen nach Suizidassistenz dennoch relevant (Marckmann 2025, S. 55 ff.; Marckmann und Hirsch 2026) Eine strukturierte ethische Aufarbeitung der Entscheidungssituation erfordert zunächst eine Prüfung, welche Handlungsalternativen zum assistierten Suizid den Anfragenden aus der Wohlergehensperspektive angeboten werden können, jeweils mit einer ausdrücklichen Begründung, inwiefern sie aus professioneller Sicht positive Auswirkungen auf das Wohlergehen – und hierbei insbesondere auf die Lebensqualität – haben. Diese Information kann dann in das Gespräch mit den Anfragenden einfließen, sodass diese den Suizidwunsch im Lichte der möglichen Handlungsalternativen noch einmal kritisch reflektieren können. Dies stärkt die Selbstbestimmung der Betroffenen, die damit eine umfassend informierte und wohlabgewogene Entscheidung treffen können. Die Wohltunsverpflichtungen stehen damit im Dienst der Autonomie. Es ist unter praktischen Gesichtspunkten dabei durchaus denkbar, dass solche Gespräche suizidpräventiv wirken, indem sie angesichts der aufgezeigten Handlungsoptionen zu wohlerwogenen Entscheidungen für das Leben führen. Zudem können die Wohltunsverpflichtungen den beteiligten Gesundheitsfachpersonen in ihrer eigenen individuellen Entscheidung, ob sie im vorliegenden Fall eine Suizidassistenz leisten möchten, eine ethische Orientierung bieten: Sie können die Entscheidung davon abhängig machen, ob es aus der Wohlergehensperspektive deutlich bessere Alternativen zum assistierten Suizid gibt oder nicht. Maßgeblich ist dabei die Frage zu erörtern, ob es starke, am Wohlergehen orientierte Argumente für die möglichen Alternativen zum assistierten Suizid gibt, die es ethisch rechtfertigen könnten, dem Wunsch nach Suizidassistenz nicht zu folgen (Marckmann et al. 2025).

### 12.5.1 Fazit

Nach dem Urteil des Bundesverfassungsgerichts aus dem Jahr 2020 nehmen auch in Deutschland die Anfragen nach Assistenz bei der Selbsttötung stetig zu. Empirische Untersuchungen der aktuellen Praxis der Suizidassistenz weisen darauf hin, dass dringend professionelle Standards für eine verantwortbare Praxis erforderlich sind, um nicht nur eine verlässliche Prüfung der Voraussetzungen der Freiverantwortlichen zu gewährleisten, sondern die Betroffenen in ihrer Entscheidung über eine mögliche assistierte Selbsttötung angemessen zu unterstützen. Nach unserer Einschätzung ergeben sich dabei durchaus Konvergenzen zwischen Suizidassistenz und Suizidprävention, da die fachlich fundierte Information über mögliche Handlungsalternativen nicht nur die Selbstbestimmtheit der Entscheidung sichert, sondern den Betroffenen auch Perspektiven zum Weiterleben aufzeigen kann. Ethikberatung kann das beteiligte Gesundheitspersonal bei ethischen Fragen im Umgang mit der Suizidassistenz unterstützen, insbesondere wenn es starke, am Wohlergehen der Betroffenen orientierte Argumente für die alternativen Handlungsoptionen – beispielsweise eine optimierte palliative oder psychosoziale Betreuung – gibt. Sofern Ethikberatungsangebote darüber hinausgehende Aufgaben übernehmen, wie beispielsweise eine Prüfung der Voraussetzungen der Freiverantwortlichkeit des Suizidwunsches, sollte sichergestellt sein, dass die erforderlichen medizinisch-fachlichen und psychosozialen Kompetenzen in den Gesprächen mit den Betroffenen vorhanden sind. Neben einer entsprechenden Qualifizierung der Ethikberatenden selbst erscheint insbesondere eine Kooperation der Ethikberatung mit palliativ-hospizlichen, psychosozialen Diensten und anderen Anbietern sinnvoll. Damit können die Voraussetzungen geschaffen werden, um im Einzelfall das Anliegen der Suizidprävention mit der Sicherung einer freiverantwortlichen Entscheidung zu verbinden – im besten Interesse der betroffenen Personen.

## Literatur

Akademie für Ethik in der Medizin (AEM) (2022) Aktualisierte und erweiterte Stellungnahme des Vorstands der Akademie für Ethik in der Medizin e.V. (AEM) zum Urteil des Bundesverfassungsgerichts vom 26.02.2020 aus medizinethischer Sicht (vom 22.02.2022). https://www.aem-online.de/fileadmin/user_upload/Publikationen/Stellungnahmen/AEM_Stellungnahme_Suizidhilfe_nach_BVerfG_Urteil_2022-02-22.pdf. Zugegriffen: 4. Juni 2025

Beauchamp TL, Childress JF (2019) Principles of Biomedical Ethics. Oxford University Press, New York/Oxford

Bundesärztekammer (2021) Hinweise der Bundesärztekammer zum ärztlichen Umgang mit Suizidalität und Todeswünschen nach dem Urteil des Bundesverfassungsgerichts zu § 217 StGB. https://www.bundesaerztekammer.de/fileadmin/user_upload/_old-files/downloads/pdf-Ordner/Recht/Hinweise_der_BAEK_zum_aerztlichen_Umgang_mit_Suizidalitaet_und_Todeswuenschen_nach_dem_Urteil_des_Bundesverfassungsgerichts_zu_Paragraf_217_StGB_Stand_25.06.2021.pdf

Bundesverfassungsgericht (2020) Urteil des Zweiten Senats vom 26. Februar 2020. - 2 BvR 2347/15 -, Rn. 1?343. https://www.bverfg.de/e/rs20200226_2bvr234715.html. Zugegriffen: 4. Juni 2025

Deutscher Ethikrat (2022) Suizid - Verantwortung, Prävention und Freiverantwortlichkeit. Stellungnahme 2022. https://www.ethikrat.org/fileadmin/Publikationen/Stellungnahmen/deutsch/stellungnahme-suizid.pdf. Zugegriffen: 4. Juni 2025

Deutsche Gesellschaft für Humanes Sterben (2025) Pressekonferenz Suizidhilfe Vorstellung der Ergebnisse einer aktuellen Forsa-Umfrage und der DGHS-Suizidhilfe-Fallzahlen 2024 https://www.dghs.de/fileadmin/content/06_presse/pressematerialien_fuer_pk/14_01_2025/PK_komplett_-_Berlin_am_14.01.2025_KKRR.pdf. Zugegriffen: 17. Juli 2025

Deutsche Gesellschaft für Palliativmedizin (2021a) Eckpunkte der Deutschen Gesellschaft für Palliativmedizin zu einer möglichen Neuregulierung der Suizidassistenz und Stärkung der Suizidprävention. https://www.dgpalliativmedizin.de/images/210224_DGP_Eckpunkte_Suizidassistenz_Suizidprävention.pdf. Zugegriffen: 4. Juni 2025

Deutsche Gesellschaft für Palliativmedizin (2021b) Empfehlungen der Deutschen Gesellschaft für Palliativmedizin zum Umgang mit dem Wunsch nach Suizidassistenz in der Hospizarbeit und Palliativversorgung. https://www.dgpalliativmedizin.de/images/211213_Broschuere_Suizidassistenz_100dpi.pdf. Zugegriffen: 4. Juni 2025

Domschke K, Dreier H, Hallek M, Krieg T, Merkel R, Radbruch L, Schöne-Seifert B, Stolberg M, Tag B, Taupitz J, Voßkuhle A, Wiesing U (2021) Neuregelung des assistierten Suizids - Ein Beitrag zur Debatte. Diskussion Nr. 26. Halle (Saale): Nationale Akademie der Wissenschaften Leopoldina. https://www.leopoldina.org/uploads/tx_leopublication/2021_Diskussionspapier_Neuregelung_des_assistierten_Suizids.pdf. Zugegriffen: 4. Juni 2025

Emanuel LL (1998) Regulating how we die: the ethical, medical and legal issues surrounding physician-assisted suicide. Harvard University Press, Cambridge, Massachusetts

Gleich S, Peschel O, Graw M, Schäffer B (2023) Assistierte Suizide in München - Eine erste kritische Analyse. Rechtsmedizin. https://doi.org/10.1007/s00194-023-00668-3

Gleich S, Schienhammer J, Peschel O, Graw M, Schäffer B (2024) Assistierte Suizide in München: angewendete Arzneistoffe und dokumentierte Komplikationen. Rechtsmedizin 34:402–408

Grisso T, Appelbaum PS (1998) Assessing Competence to Consent to Treatment: A guide for Physicians and other Health Professionals. Oxford University Press, New York/Oxford

Haberstroh J, Müller T, Knebel M, Kaspar R, Oswald F, Pantel J (2014) Can the mini-mental state examination predict capacity to consent to treatment? GeroPsych 27:151?159

Kupsch L, Gather J, Vollmann J, Nadolny S, Schildmann J. (2025) Assessment of decisional capacity. A systematic review and analysis of instruments regarding their applicability to requests for assisted suicide. European Psychiatry. https://doi.org/10.1192/j.eurpsy.2025.10041

Leitlinienprogramm Onkologie (Deutsche Krebsgesellschaft, Deutsche Krebshilfe, AWMF) (Langversion 2.2, 2020) Erweiterte S3-Leitlinie. Palliativmedizin für Patienten mit einer nicht-heilbaren Krebserkrankung. AWMF-Registernummer: 128/001OL. https://register.awmf.org/de/leitlinien/detail/128-001OL. Zugegriffen: 4. Juni 2025

Marckmann G (2025) Assistierter Suizid: Perspektiven für eine ethisch verantwortete Praxis. In: Thöns M (Hrsg) Assistierter Suizid. Rechtliche Debatte und klinische Praxis aus interdisziplinärer Sicht. W. Kohlhammer, Stuttgart, S 55–71

Marckmann G, Hirsch A (2026) Beneficence-Based Obligations and Ethics Consultation in Assisted Dying. Bioethics 40(3):312–318

Marckmann G, Hirsch A, Schildmann J (2025) Ethikberatung bei Anfragen nach Assistenz bei der Selbsttötung Ethics consultation in requests for assisted suicide Zusammenfassung Abstract Ethik in der Medizin 37(4):621–638

Marckmann G, Schildmann J. (2025) Ethikberatung bei Anfragen nach Assistenz bei der Selbsttötung. In: Schildmann J, Marckmann G. Ethikberatung in der Patientenversorgung. Ein Handbuch für die Praxis. Stuttgart: Verlag W. Kohlhammer

Montagna G, Junker C, Elfgen C, Schneeberger AR, Güth U (2023) Long-term development of assisted suicide in Switzerland: analysis of a 20-year experience (1999–2018). Swiss Med Wkly 153:40010

Mrozynski H, Kuhn E (2022) Reasoning for autonomous suicide? A qualitative approach to pre-suicidal decision-making. Soc Sci Med 296:114764

Salomon F (2025) Der Wunsch nach assistiertem Suizid - Herausforderungen und praktische Erfahrungen aus der ambulanten Ethikberatung. In: Giese C, Rabe M, Salomon Fred (Hrsg) Assistierter Suizid: Ein Thema in der Pflege?, Bd 22. De Gruyter, Oldenbourg, S 205–230

Schildmann J, Vollmann J (2006) Ärztliche Assistenz zur Selbsttötung - ethische, rechtliche und klinische Aspekte. Dtsch Med Wochenschr 131:1405–1408

Schildmann J, Pollmächer T, Simon A, Sommerlatte S, Marckmann G (2026) Assistenz bei der Selbsttötung in Deutschland – erste Auswertung von Daten einer Berichtsplattform und mögliche Implikationen für die Entwicklung einer Leitlinie Assisted suicide in Germany. Bundesgesundheitsblatt – Gesundheitsforschung – Gesundheitsschutz 69(3):340–346

Scholten M, Haberstroh J (2024) Entscheidungsassistenz und Einwilligungsfähigkeit bei Demenz: Ein Manual für die klinische Praxis und Forschung. Kohlhammer, Stuttgart

Vollmann J (2008) Patientenselbstbestimmung und Selbstbestimmungsfähigkeit. Ein Beitrag zur Klinischen Ethik. Kohlhammer, Stuttgart

# Der Bildungsbedarf von Pflegefachpersonen angesichts nationaler Entwicklungen zur Suizidassistenz und der gestärkten Suizidprävention – Konturierung anhand der Definitionen des ICN (2025)

13

Annette Riedel, Pia Madeleine Haug und Karen Klotz

**Zusammenfassung**

Die fachlichen und pflegeethischen Besonderheiten, An- und Herausforderungen für Pflegefachpersonen im Zusammenhang mit Äußerungen von Todes- und Suizidwünschen, Anfragen nach Suizidassistenz sowie in Bezug auf die Suizidprävention implizieren einen spezifischen (Weiter-)Bildungsbedarf. Dies gilt insbesondere vor dem Hintergrund, dass im nationalen Kontext die Konkretion der in diesem Zusammenhang jeweils spezifischen Rolle und professionellen Verantwortung der Pflegefachpersonen noch aussteht. Die zu entwickelnden Kompetenzen für die Pflegefachpersonen in Bezug auf die komplexe Thematik orientieren sich in ihrer Ausgestaltung an der aktuellen Definition des International Council of Nurses (ICN) zur Pflegefachperson („nurse") und zur Pflege („nursing") vom Juni 2025 (White et al. 2025). Ziel ist es, mit dieser Bezugnahme zu verdeutlichen, dass der professionelle Umgang mit Todeswünschen und Anfragen nach Suizidassistenz sowie die Suizidprävention zum genuinen Auftrag der Pflege gehören.

A. Riedel (✉) · P. Haug · K. Klotz
Fakultät Soziale Arbeit, Bildung und Pflege, Hochschule Esslingen, Esslingen, Deutschland
E-Mail: annette.riedel@hs-esslingen.de

P. Haug
E-Mail: pia-madeleine.haug@hs-esslingen.de

K. Klotz
E-Mail: karen.klotz@hs-esslingen.de



A. Riedel et al. (Hrsg.), *Suizidprävention in der Pflege* ,
https://doi.org/10.1007/978-3-662-72796-6_13

## 13.1 Hinführung

Die in Kap. 5 und 7 in diesem Band dargelegten pflegefachlichen wie auch die in Kap. 11 aufgezeigten pflegeethischen Besonderheiten sowie die An- und Herausforderungen für Pflegefachpersonen im Zusammenhang mit Äußerungen von Todes- und Suizidwünschen, bei Anfragen nach Suizidassistenz und in Bezug auf die Suizidprävention, unterstreichen den spezifischen (Weiter-)Bildungsbedarf für die Profession. Die Bedeutsamkeit spezifischer Kompetenzen ergibt sich einerseits aus der Notwendigkeit, angemessen auf die Not der suizidgefährdeten Personen, auf die Not der Personen, die einen Sterbe- bzw. Todeswunsch äußern, und auf die Personen, die für sich eine Suizidassistenz in Erwägung ziehen, zu reagieren. Andererseits resultiert sie aus dem professionellen Anspruch, Suizidprävention zu realisieren und Leben zu schützen. Bezüglich dieser Parallelität wird hinsichtlich der Bildungserfordernisse weder ein Spannungs- noch ein Konfliktfeld gesehen. Beide für die professionelle Pflege bedeutsamen, wenngleich herausfordernden Situationen und Anforderungen bedingen für sich einen genuinen Bildungsbedarf und spezifische Kompetenzen, insbesondere auch angesichts der aktuell noch nicht bzw. nicht eindeutig definierten Rolle und Verantwortung der Pflegefachpersonen in Deutschland (DPR 2025; Riedel 2024; Riedel et al. 2024a; Riedel et al. 2025a, 2025b; Klotz et al. 2025a, 2025d; Giese 2025). Die Parallelität und Relationalität der beiden Aufträge im professionellen Entscheiden und Handeln begleiten folglich nicht nur die Pflegefachpersonen, die pflegeberufliche Praxis, sondern auch die Ausgestaltung der Bildungsanforderungen und die damit verbundene Kompetenzentwicklung. Zugleich ist zu konstatieren, dass ein situativ angemessener und professioneller Umgang von Pflegefachperson mit geäußerten Sterbe- oder Todeswünschen, mit der Anfrage nach Suizidassistenz sowie mit identifizierter Suizidalität dazu beitragen kann, den suizidalen Handlungsdruck der betroffenen Person zu reduzieren – was wiederum suizidpräventiv wirkt. Das heißt auch, dass die Kompetenzen im Umgang mit vertrauensvoll formulierten bzw. mit entgegengebrachten Sterbe-, Todes- und Suizidwünschen (die nicht immer eindeutig als solche artikuliert werden) wie auch im Umgang mit Anfragen nach Suizidassistenz vielfach grundlegend und evident für die Praxis der Suizidprävention sind. Bezogen auf das Gleichgewicht zwischen einem Todeswunsch (dem autonomen Recht) und der Suizidprävention formulieren Goldblatt et al. (2025, S. 1): „The autonomous rights of the individual to the alleviation of suffering are balanced by efforts toward suicide prevention, which are impacted when there are limited options to alleviate the psychosocial and existential suffering of those who express the wish to die.“ Die Autor*innen unterstreichen damit die sich wechselseitig bedingenden Faktoren.

Die zu entwickelnden zentralen fachlichen und ethischen Kompetenzen der Pflegefachpersonen in Bezug auf die komplexe Thematik orientieren sich im Folgenden in ihrer Ausgestaltung an der aktuellen Definition des International Council of Nurses (ICN) zur Pflegefachperson („nurse“) und zur Pflege („nursing“) vom Juni 2025 (White et al. 2025). Vor dem Hintergrund dieser exemplarischen Bezugnahme – die den Kompetenzentwicklungsbedarf nicht nur unterstreicht, sondern die Konkretion evidenter Kompetenzen per se eröffnet – wird nochmals erfassbar und ist in der Folge eindeutig zu konstatieren, dass der professionelle Umgang mit den hier im Fokus stehenden Themen zum genuinen Auftrag der Pflege gehört.

## 13.2 (Weiter-)Bildungsbedarf und Orientierungsrahmen

Suizidalität, die konkrete Anfrage nach Suizidassistenz oder die Äußerung eines Sterbe- oder Todeswunsches sind nicht automatisch gleichzusetzen mit dem Wunsch danach, tatsächlich tot zu sein (van Bergen und Henseler 2025; Goldblatt et al. 2025; Bausewein 2024; Boström et al. 2024; Rodríguez-Prat et al. 2024; DER 2022; Ohnsorge et al. 2019), oder damit, dass die betroffene Person nicht mehr leben möchte. Sie sind vielmehr Ausdruck dessen, dass die Person *so,* also unter den aktuellen Lebensumständen, nicht mehr leben will (Bausewein 2024; DER 2022). Hierbei kann die Dringlichkeit derartiger Wünsche oder Bestrebungen von der Akzeptanz des baldigen Sterbens (ohne Handlungsdruck) bis hin zum Wunsch nach einer gezielten Beschleunigung des Sterbeprozesses reichen (DER 2022; Leitlinienprogramm Onkologie 2020)[1]. Ein solch gezieltes Beschleunigen kann sich z. B. in der Entscheidung zum freiwilligen Verzicht auf Nahrung und Flüssigkeit, einer Therapiezieländerung, einer Therapiebegrenzung oder in der Inanspruchnahme eines assistierten Suizids zeigen (Rehmann-Sutter 2024; Feichtner 2024; Kremeike et al. 2023; Streeck 2022).

Todes- und Sterbewünsche können sich laut der S3-Leitlinie Palliativmedizin zu einem suizidalen Handlungsdruck aufbauen und sich hin zu einer akuten Suizidalität entwickeln. Dieser Prozess kann allerdings auch unterbrochen werden (Leitlinienprogramm Onkologie 2020, S. 417). Das heißt zugleich auch: Nicht jede Person mit einem Todeswunsch ist oder wird suizidal. Vielfach sind Sterbe- und Todeswünsche wie auch Anfragen nach Suizidassistenz von Ambivalenz oder Volatilität geprägt (DER 2022; Teismann et al. 2024; Boström et al. 2024; Lindner 2025). Diese Ambivalenz oder Volatilität ist ein beachtlicher Aspekt in Bezug auf das per se multidimensionale Geschehen, die situative Not bzw. Krise und deren Einordnung betreffend, aber auch hinsichtlich der individuellen Begleitung und Gesprächsführung.

In seiner Stellungnahme zur Suizidprävention im Jahr 2022 formuliert der Deutsche Ethikrat (DER): „Innerhalb einer verantwortungsvollen Aus-, Fort- und Weiterbildung in den Pflege(berufen) [...] sind die Themen der Suizidprävention, der Begleitung von Menschen in suizidalen Krisen und zukünftig auch der Suizidassistenz sowie der damit einhergehenden vielfältigen moralischen und professionellen Span-

[1] Zum Zeitpunkt der Erstellung des Buches befindet sich die S3-Leitlinie "Palliativmedizin für Patienten mit einer nicht heilbaren Krebserkrankung" in der Überarbeitung. Die Publikation der aktualisierten Leitlinie ist für Sommer 2026 geplant. https://register.awmf.org/de/leitlinien/detail/128-001OL; Zugegriffen: 15. Juni 2026.

nungsfelder und anspruchsvollen Fragestellungen als genuiner Gegenstand von Bildungs- und Qualifikationsprozessen relevant" (DER 2022, S. 25). Deutlich wird in der Empfehlung des DER (2022) ebenso wie in der Münchner Erklärung des D-A-CH-Forums Suizidprävention und Suizidassistenz (2024), dass es sowohl fachlicher als auch ethischer Expertise bedarf. Angesichts der Komplexität und professionellen Verantwortung sind zusätzlich spezifische Kompetenzen notwendig, um betroffene Menschen in der suizidalen Krise, in ihrer Not und in ihrem Leiden wahrzunehmen und gleichzeitig auf die möglicherweise situativ resultierenden moralischen wie professionellen Spannungsfeldern kompetent reagieren zu können. Der Bildungsbedarf in diesem Kontext ist evident (Werner et al. 2026, 2025; Bloomer et al. 2026; Feijoo-Cid et al. 2025; Zeilinger et al. 2025; Zhu et al. 2025; Van Bergen und Henseler 2025; Castelli Dransart und Pedrazzini Scozzari 2025; Unseld et al. 2025; Archer et al. 2025; Demedts et al. 2025; Malik et al. 2024; Bustin et al. 2024; Jentschke et al. 2024; Flügge et al. 2024; Kremeike et al. 2024; Bundesministerium für Gesundheit 2024; Dörmann et al. 2023; Huang et al. 2023; Boström et al. 2023; Ortega-Galán et al. 2023; Hol et al. 2023; Smith et al. 2023; Snir et al. 2022; Roy 2022; DER 2022; Zheala et al. 2022; Ward et al. 2021; Boukouvalas et al. 2020; Ferguson et al. 2020, 2018; Wilson et al. 2019; Couillet et al. 2017; Chauliac et al. 2016; vgl. Kutsunugi et al. 2026). Aus der Perspektive der Pflegefachperson geht es darum, sich in den Situationen der Äußerung von Sterbe- und Todeswünschen, Anfragen nach Suizidassistenz wie auch in Bezug auf den Auftrag und Anspruch an die Suizidprävention als entscheidungs- und handlungsfähig zu erleben und eine professionelle Haltung zu entwickeln.

Die zu erwerbenden Kompetenzen dienen in erster Linie dem Menschen in seiner situativen Bedürftigkeit, Hoffnungslosigkeit, Not und/oder Krise, die eine jeweils an der individuellen Lebenssituation ausgerichtete und der Situation angemessene professionelle personorientierte Reaktion und Intervention erfordern. Sie zielen in zweiter Linie darauf ab, dass sich die Pflegefachperson in der fachlich und ethisch hochkomplexen Situation als selbstwirksam erfahren kann und so ein potenzielles moralisches Belastungserleben vermieden wird.

Wenngleich professionelles Handeln aufgrund der jeweils inhärenten ethischen Dimension stets parallel fachlich fundiertes *und* ethisch begründetes Handeln vereint, wird – wo es der Klarlegung dient – zwischen fachlichen und ethischen Bildungsanforderungen und ihren jeweils relevanten Kompetenzen differenziert. Dies erscheint gerechtfertigt, da die pädagogisch-didaktischen Anforderungen und methodische Ausgestaltung in Bezug auf die fachliche Kompetenzentwicklung (Wissen vermitteln, Fertigkeiten trainieren) und die ethische Kompetenzentwicklung (Wissen vermitteln, ethische Konflikte und Dilemmata ethisch sensibel identifizieren, analysieren und reflektieren) zunächst variieren und erst auf einem nächsthöheren Kompetenzlevel (z. B. situations- oder fallbezogen) kombiniert werden (können). Die beiden Ausrichtungen der Kompetenzentwicklung wiederum beziehen sich zum einen auf die Situationen, in denen gegenüber der Pflegefachperson ein Sterbe- bzw. Todeswunsch oder eine Anfrage nach Suizidassistenz geäußert wird, und zum anderen auf den professionellen Auftrag der Suizidprävention.

Da sowohl im nationalen als auch im internationalen Kontext bereits fundierte Konzepte und Curricula zur Qualifikation im Umgang mit Todes- und/oder (assistierten) Suizidwünschen vorliegen (national z. B.: Stanze et al. 2024; Boström et al. 2025, 2023,2022; Kremeike et al. 2023; Frerich et al. 2020; international z. B.: Shapiro et al. 2024; Smith et al. 2023), fokussiert der Beitrag die Kompetenzen, die sich aus der neuen Definition des ICN vom Juni 2025 (White et al. 2025) zur Pflegefachperson („nurse") und zur Pflege als Profession („nursing") ableiten lassen. Diese können dann zu einer Erweiterung der bislang vorliegenden Curricula in Bezug auf die pflegespezifischen Anforderungen dienen oder diese nochmals konkretisieren sowie die Bedeutsamkeit professionsspezifischer Kompetenzen unterstreichen. Dies entspricht der Intention der neuen Definitionen, wie im Projektbericht des ICN zur Ausgestaltung und Weiterentwicklung von Curricula und Bildungsangeboten formuliert wird (White et al. 2025, S. 57):

"NATIONAL EDUCATORS AND ACADEMIC INSTITUTIONS

**Align curricula**
Ensure nursing education programmes are aligned with the new definitions, emphasizing advocacy, safety, ethics, and global health responsibilities.

**Support lifelong learning**
Offer continuing education and professional development opportunities to help current nurses adapt to the expanded roles and responsibilities outlined in the definitions.

Zur Anpassung der Curricula: Auch im hiesigen Kontext nehmen die Advocacy/Fürsprache, die Sicherheit und, wie bereits formuliert, die ethische Perspektive und Haltung eine zentrale Rolle ein.

Die hier im Fokus stehenden aktuellen Themen und Herausforderungen fordern eine neue bzw. erweiterte Rolle und neue bzw. veränderte Verantwortlichkeiten ein. Insbesondere hinsichtlich des Umgangs mit Suizidassistenz und Suizidprävention sind im nationalen Kontext weitere Entwicklungen und Dokumente zu erwarten, wie z. B. die Entstehung einer S2k-Leitlinie „Umgang mit Anfragen nach Assistenz bei der Selbsttötung" (AWMF o. J.), die Verabschiedung eines Gesetzes zur Suizidassistenz (Deutsches Ärzteblatt 2025a, b) und die geplante Gesetzgebung zur Suizidprävention (Bundesministerium für Gesundheit 2025). Diese verbindlichen Vorgaben haben zur Konsequenz, dass sich die pflegeprofessionellen Kompetenzen, Rollen und Verantwortlichkeiten für die Pflegefachpersonen erweitern oder verändern werden. Vor diesem Hintergrund ist das seitens des ICN geforderte lebenslange Lernen – im Sinne der kontinuierlichen Weiterbildung – unabdingbar.

Zunächst geht es darum, die Bedeutsamkeit der neuen Definitionen („nurse" und „nursing") des ICN (White et al. 2025) herauszustellen und deren Potenzial zur inhaltlichen Konturierung und Strukturierung von Bildungsangeboten und zukünftigen Bildungsprozessen darzulegen. Hinsichtlich der an dieser Stelle exemplarischen Thematik (Umgang mit Sterbe- und Todeswünschen, Anfragen nach Suizidassistenz und Suizidprävention) wird erfassbar, dass unter Rückbezug auf die Definitionen („nurse" und „nursing") des ICN (White et al. 2025) die grundlegenden und zentral bedeutsamen Kompetenzen für die Fort- und Weiterbildung von Pflegefachpersonen abgeleitet und konkretisiert werden können und diese somit einen unterstützenden Orientierungsrahmen eröffnen.

## 13.3 Fachliche und ethische Heraus- und Anforderungen

Pflegefachpersonen sind häufig die ersten Ansprechpersonen, wenn es zu der Äußerung eines Sterbe- oder Todeswunsches kommt, aber auch wenn pflegebedürftige Menschen über einen assistierten Suizid nachdenken oder dieser Erwägung Ausdruck verleihen (Riedel et al. 2025a, 2024a, 2024b; Klotz et al. 2025a, 2025b, 2025c; Werner et al. 2025; Salvatore 2023). Grund hierfür ist, dass Pflegefachpersonen durch vielfach langfristig aufgebaute Pflegebeziehungen zu wichtigen Bezugs- und Gesprächspersonen der pflegebedürftigen Menschen werden (Klotz et al. 2025a, 2025b, 2025c; Riedel et al. 2025a, 2024a, 2024b; Feichtner 2024; Curth et al. 2024). Die prominente Rolle der Pflegefachpersonen bei sowie ihre Erfahrungen mit Anfragen nach Suizidassistenz und deren Umsetzung zeigen Studien aus Ländern, in denen der assistierte Suizid bereits realisiert wird (Werner et al. 2026, 2025; Nordhaug et al. 2026; Amankwaa et al. 2026; Wareing 2025; Demedts et al. 2025; Fijoo-Cid et al. 2025; Unseld et al. 2025; Pesut und Thorne 2025; Henderson et al. 2025; Archer et al. 2025; Avila et al. 2024; Bustin et al. 2024; Sandham et al. 2022; Ward et al. 2021). In Kanada ist die Rolle der Pflegenden im Kontext des assistierten Suizids klar definiert (Pesut und Thorne 2025; Henderson et al. 2025). Diese Rollenklärung, zu der auch der Umgang mit Anfragen nach Suizidassistenz, die Begleitung der Menschen in der suizidalen Krise und die Suizidprävention gehören, steht für Deutschland aktuell noch aus (DPR 2025; Riedel 2024; Riedel et al. 2025b; 2024a; Klotz et al. 2025a). Demgegenüber belegen nationale Studien, dass die Begegnung mit Sterbe- und Todeswünschen wie auch die Anfragen nach Suizidassistenz für Pflegefachpersonen bereits heute von Belang sind (Dörmann und Stanze 2025; Dörmann et al. 2023; Seidlein et al. 2025; Flügge et al. 2024; Jentschke et al. 2024). Insbesondere in der stationären und ambulanten Langzeitpflege stellt die Konfrontation mit Todes- und Sterbewünschen sowie mit Anfragen nach Suizidassistenz für Pflegefachpersonen eine herausfordernde Realität dar (Riedel et al. 2025a, 2024a; Werner et al. 2025; Klotz et al. 2025d; Zeilinger et al. 2025; Tian et al. 2025; Pesut und Thorne 2025; Henderson et al. 2025; Salvatore 2023; Demesmaeker et al. 2023; Zhang et al. 2022; Chauliac et al. 2020; vgl. auch Kap. 7 in diesem Band). Ohnsorge et al. (2019) erklären dies u. a. damit, dass der eigene Tod für pflegebedürftige ältere oder schwerkranke Menschen kein abstraktes Zukunftsszenario mehr verkörpert, sondern angesichts der individuellen Lebenssituation der Betroffenen immer greifbarer wird. Darüber hinaus besteht im Setting der stationären Langzeitpflege – aufgrund der dort lebenden Personengruppe – ein relativ hohes Suizidrisiko, da insbesondere alte und hochaltrige Menschen suizidgefährdet sind (Lindner 2025; Goldblatt et al. 2025; Riedel et al. 2025a; Bobbert 2025; Arbeitsgruppe Alte Menschen im Nationalen Suizidpräventionsprogramm für Deutschland 2024; Peschmann und Lindner 2023; Laflamme et al. 2022; Frühwald et al. 2021; vgl. auch Kap. 5 und 7 in diesem Band).

Die Konfrontation mit Sterbe- und Todeswünschen und der Anfrage nach Suizidassistenz sowie die Vielschichtigkeit der Wünsche und formulierten Erwartungen tragen zur situativen ethischen und fachlichen Komplexität bei, die derartige

Situationen für die jeweilige Pflegefachperson als höchst herausforderungsvoll modellieren (Klotz et al. 2025a, 2025c, 2025d, 2025e; Riedel et al. 2024, 2025a; Seidlein et al. 2025). Die Studie von Zeilinger et al. (2025), die im ersten Jahr nach der Legalisierung des assistierten Suizids in Österreich durchgeführt wurde, zeigt, dass die Einführung von Suizidassistenz sich auf die Einstellungen und Haltungen der Pflegefachpersonen auswirkt, wobei sowohl eine größere Akzeptanz als auch eine zunehmende Ablehnung zu verzeichnen ist. Basierend auf den Ergebnissen der Befragung von 280 Pflegefachpersonen konstatieren die Forschenden den Bedarf an einem kontinuierlichen Dialog und der gezielten Unterstützung der Pflegefachpersonen dahingehend, sich mit den komplexen Herausforderungen im Zusammenhang mit der Legalisierung der Sterbehilfe auseinanderzusetzen und diese zu reflektieren. Zudem wird der Bedarf spezifisch ausgerichteter Schulungsangebote aufgezeigt (Zeilinger et al. 2025).

Die Situation, in der Sterbe- und Todeswünsche, eine konkrete Anfrage nach bzw. die Überlegungen zu einem assistierten Suizid gegenüber der Pflegefachperson formuliert wird, offenbart ein umfassendes Vertrauen und ist demzufolge als ein Beziehungsangebot des Gegenübers einzuordnen. Die Einzigartigkeit dieses – vielfach unerwarteten – Moments stellt zugleich eine bedeutsame, möglicherweise die einzige Gelegenheit dar, das Thema mit der suizidalen oder suizidgefährdeten Person gemeinsam aufzugreifen und die suizidale Krise zu thematisieren. Diese Chance für ein professionelles Gespräch gilt es auch dann sensibel und empathisch zu ergreifen, wenn pflegebedürftige Menschen den Todeswunsch nicht eindeutig und/oder verbal ausdrücken (können), sondern diesem indirekt und/oder nonverbal Ausdruck verliehen wird (DER 2022; Hol et al. 2023; Klotz et al. 2025a; Riedel et al. 2025b 2024a).

Deutlich ist: Jeder Ausdruck eines Sterbe- oder Todeswunsches, jedes Anzeichen für eine suizidale Krise oder Suizidgefährdung ist für Pflegefachpersonen eine wahr- und ernst zu nehmende Äußerung, im Sinne eines Appells. Sie fordert zur sorgfältigen Abklärung und professionellen wie auch personorientierten Begleitung auf; es gilt, die dahinterliegenden Motive und Funktionen, die psychosozialen Belastungen und möglichen Risikofaktoren zu verstehen, um auf dieser Basis gezielt auf die Beweggründe und die ausgedrückte Not eingehen zu können (Klotz et al. 2025a; Kiepke-Ziemes et al. 2025; Gay 2025; Riedel et al. 2024a, 2024b; Grabenhorst et al. 2024; Bausewein 2024, 2025; DPR 2025; Feichtner 2024; Kremeike et al. 2024; McCabe et al. 2016). Sterbe- und Todeswünsche wie auch die Anfrage nach Suizidassistenz verlangen folglich ein sensibles, zugewandtes und empathisches Aufgreifen der damit verbundenen Existenzkrise des Gegenübers. Es geht darum, den dahinterliegenden Grund, die dahinterstehende Notlage, das Leiden, die Ausweglosigkeit und die auslösende Hoffnungslosigkeit zu ergründen (Riedel et al. 2024a, 2025a; Klotz et al. 2025a; Kiepke-Ziemes et al. 2025; Voltz et al. 2022), die auf Einsamkeit (Seidlein 2025; Riedel et al. 2025a), (zukünftigen/assoziierten) Belastungen oder auch auf der Angst vor Leiden und Kontrollverlust beruhen können.

Hervorzuheben ist deshalb an dieser Stelle, dass es seitens der Pflegefachpersonen eines differenzierten Verständnisses dahingehend bedarf, welche Gründe und Motive sich hinter den Sterbe- und Todeswünschen, hinter dem Ersuchen um eine

Suizidassistenz, hinter der suizidalen Krise verbergen können und welche mögliche Intention und Erwartung hinter den Wünschen, Hoffnungen und der Anfrage nach einem assistierten Suizid stehen. Entsprechend erfordert die Begleitung von Menschen mit Sterbe- und Todeswünschen oder mit dem Bestreben bzw. dem Verlangen nach Suizidassistenz ein Höchstmaß an Aufmerksamkeit und eine professionelle Herangehensweise im Sinne einer ganzheitlichen Perspektive, die sowohl physische, psychosoziale und spirituelle als auch existenzielle Dimensionen berücksichtigt (Grabenhorst et al. 2024; Bausewein 2024, 2025; Kremeike et al. 2024; DPR 2025; Wareing 2025; vgl. La Cour 2025). Übergreifend geht es im Rahmen des zugewandten Gesprächs, des empathischen Zuhörens und des reflektierten Handelns darum, den suizidalen Handlungsdruck zu reduzieren und Suizidprävention personorientiert zu praktizieren.

Indes ist es nicht immer möglich, den Pflegeempfänger*innen den Todes- oder Suizidwunsch zu nehmen. Das heißt, die Situation ist zugleich ethisch komplex, fordert ethisch heraus. In der situativen Vielschichtigkeit der Todes- und Suizidwünsche, in den mit der Anfrage nach einem assistierten Suizid verbundenen Bedeutungen, deren Ambivalenz, Volatilität und den vielfach bestehenden Uneindeutigkeiten, zeigt sich die ethische Komplexität, die in der Situation eine moralische Handlungsunsicherheit provoziert (Giese 2025; Klotz et al. 2025a, 2025b, 2025c, 2025d, 2025e; Riedel et al. 2025a, 2024a, 2024b; Ali et al. 2025; Wittrock 2025; Castelli Dransart und Pedrazzini Scozzari 2025; Schwartz et al. 2025; Leitlinienprogramm Onkologie 2020; Pesut et al. 2024, 2020a, 2020b, 2019; Kelly und Dale 2011; Kap. 11 in diesem Band). Hinsichtlich der geforderten ethischen Abwägungen und Entscheidungen kommt erschwerend hinzu, dass es in Deutschland aktuell keine gesetzliche oder konsentierte normative Vorgabe für den Umgang mit Wünschen nach Suizidassistenz gibt (Bausewein 2024; Grabenhorst et al. 2024). In der Folge ist es grundlegend, dass im professionellen Rahmen der Auseinandersetzung mit Sterbe- und Todeswünschen, mit Anfragen nach Suizidassistenz wie auch in der professionellen situativen Begegnung mit Menschen in einer suizidalen Krise ein aufmerksamer und offener Umgang gelingt, in dem es möglich ist, das „individuell[e] Wertesystem des anderen anzuerkennen und die zugrundeliegenden Überlegungen zu verstehen" (Müller-Busch 2024, S. 177). Hierbei geht es auch um „professionelle Akzeptanz" (DPR 2025), es geht um die Achtung und Reflexion beteiligter Wertvorstellungen, um eine professionelle ethische Haltung und den Schutz der persönlichen und moralischen Integrität aller Beteiligten.

Die Konfrontation mit Sterbe- und Todeswünschen wie auch mit Anfragen nach Suizidassistenz stellt sich für Pflegefachpersonen auch deshalb „ethisch komplex" dar (Seidlein und Riedel 2026), da sie angesichts der moralischen Haltung häufig zugleich das Gewissen betreffen (Klotz et al. 2025a, 2025b; Riedel et al. 2026, 2025c, 2024a; Monteverde 2025; Pesut und Thorne 2025; Pesut et al. 2024; Hol et al. 2023), das sich insbesondere auch bei (anstehenden) Entscheidungen zum assistierten Suizid regt oder gar in Unruhe gerät (Riedel et al. 2024a, 2024c; Cavanagh et al. 2024; Sedgwick et al. 2024; Martins-Vale et al. 2023; Heilman und Trothen 2020; Mathews et al. 2021; Panchuk und Thirsk 2021; Lamb et al. 2019a). Das Gewissen berührt hierbei einerseits die Pflegefachperson als Person, andererseits die Pflegefachperson in ihrer professionellen Rolle (Seidlein und Kuhn 2023; Lamb et al. 2025; Lamb & Pesut 2021). Moralisch im Einklang mit dem Gewissen zu handeln wie auch Gewissensentscheidungen zu treffen, ist wichtiger Bestandteil der Berufsethik (Riedel et al. 2026, 2025c; Lamb und Pesut 20242021; Lamb et al. 2025, 2019b; Lamb 2016; Beauchamp und Childress ; ICN 2021; ANA 2025) und folglich zentraler Gegenstand der (Weiter-)Bildungsangebote.

Im Zusammenhang der Diskussionen zum assistierten Suizid hat die Suizidprävention an Aufmerksamkeit gewonnen (Riedel et al. 2026, 2025b; Klotz et al. 2025a; Lindner 2025; Pollmächer 2025; D-A-CH-Forum Suizidprävention und assistierter Suizid 2023, 2024, 2025; Bundesministerium für Gesundheit 2024; DER 2022), zugleich hat das Angebot der Suizidassistenz Einfluss auf die Suizidprävention (Klesse 2025). Im Rahmen der Suizidprävention spielen Pflegefachpersonen eine bedeutsame Rolle (Klotz et al. 2025b; 2025c; Zhu et al. 2025; Gay 2025; Van Bergen und Henseler 2025; Tian et al. 2025; Eriksson et al. 2024; Riedel et al. 2024a; Riedel et al. 2025b; Demesmaeker et al. 2023; DER 2022; Wärdig et al. 2022; Karakaya et al. 2023; Ferguson et al. 2020; Vandewalle 2020, 2019a, 2019b).

Suizidprävention ist als fachliche und moralische Verantwortung von Pflegefachpersonen einzuordnen (DER 2022, S. 111, S. 118, S. 129 S. 130; vgl. Eriksson et al. 2024; vgl. DPR 2024; Riedel et al. 2025b). Gemäß dem Deutschen Ethikrat (DER 2022) fallen unter die Suizidprävention jegliche Maßnahmen, bei denen es „vor allem um die Vermeidung solcher Lebenslagen [geht], in denen sich Menschen genötigt fühlen, einer zumindest subjektiv als unerträglich erlebten Lebenssituation durch Suizid ein Ende zu setzen. Diese Lebenslagen gilt es generell zu vermeiden, selbst wenn in einem konkreten Einzelfall in einer derartigen Situation die Mindestvoraussetzungen eines freiverantwortlichen Suizids erfüllt sein mögen“ (DER 2022, S. 111). Dieser präventive Ansatz versucht eine suizidale Krise zu präventieren bzw. zu verhindern. Suizidprävention ist ferner dann geboten, wenn ein Mensch offen oder verdeckt Sterbe- und Todeswünsche und Suizidgedanken formuliert, wenn sich ein Mensch bereits in einer suizidalen Krise befindet und zum Beispiel die konkrete Anfrage nach einem assistierten Suizid stellt.

Im Rahmen der Suizidprävention kommt den Pflegefachpersonen eine bedeutsame Rolle in der frühzeitigen Erkennung und Einschätzung von Todeswünschen, suizidalen Krisen sowie von Anzeichen für Suizidalität zu (Lapierre et al. 2026; Riedel et al. 2025b; Klotz et al. 2025b; Gay 2025; Zheng et al. 2025; Van Bergen und Henseler 2025; DPR 2025; Strupp und Perrar 2023; Jansson et al. 2018; vgl. Kap. 5 in diesem Band). Auf der Basis von professionell geführten Gesprächen können die Pflegefachpersonen gemeinsam mit den Betroffenen ein tieferes Verständnis für deren Situation, ihr suizidales Bestreben und aktuelles Erleben entwickeln (Chijiiwa et al. 2024; Kiepke-Ziemes et al. 2025; Gay 2025) und bei Bedarf eine umfassendere, vertiefte und perspektivenerweiternde Einschätzung bzw. Einordnung vornehmen. Auch angesichts ihrer oftmals engen Beziehungen zu den pflegedürftigen Menschen können Pflegefachpersonen die Beständigkeit der Wünsche und Gedanken einordnen (Jansson et al. 2018; Riedel 2024).

Suizidprävention beinhaltet folglich neben der systematisierten und strukturierten (Früh-)Erkennung und Einordnung der suizidalen Krise und möglichen Suizidalität stets auch das empathische Augenmerk auf die Sorgen und Ängste des Gegenübers. Auf dieser Basis ist in einem weiteren Schritt die zugewandte, personenzentrierte pflegerische Beratung (z. B. zu den palliativen Möglichkeiten der Leidenslinderung im Rahmen der Palliative Care; Goldblatt et al. 2025; Schwartz et al. 2025; DGP 2021; Bausewein 2024; Boström et al. 2024; Lucena und Yuguero 2024) möglich, also das Unterbreiten von Angeboten, die „der Person als Unterstützung in dem Prozess der Selbstreflexion" und „ihrer Auseinandersetzung mit der eigenen Motivlage" dienen und so bestenfalls zu einer neuen Bewertung der eigenen Situation verhelfen können (DER 2022, S. 125). Die beratende Pflegefachperson kann hierbei Vertrauen vertiefen und mit einer empathisch-offenen Haltung vermitteln, dass die Person in der suizidalen Krise ernst genommen, wahrgenommen und nicht allein gelassen wird.

Deutlich ist: Gespräche über Sterbe- und Todeswünsche, suizidale Krisen und Anfragen nach Suizidassistenz fordern Struktur und Sicherheit, aber auch Mitgefühl sowie empathische (Feichtner 2024) bzw. professionelle Akzeptanz (DPR 2025), und sie fordern Respekt, keine (verbalen und nonverbalen) Interpretationen, Wertungen oder persönlichen Empfehlungen (Feichtner 2024; DER 2022; Kapitany 2022). Die Thematisierung psychosozialer Aspekte sowie die dezidierte ethische Beratung des Menschen in der suizidalen Krise und dessen An- und Zugehörige sind in diesem Kontext evident (Lindner 2025; Etzersdorfer 2024; Wolfersdorf und Etzersdorfer 2023; Eggert et al. 2023; DER 2022; DGP 2021).

Van Bergen und Henseler (2025) verweisen in ihrer Studie auf das Spannungsfeld der Pflegefachpersonen zwischen dem Auftrag der systematisierten Risikobewertung der Suizidalität und dem damit verbundenen Wunsch nach Sicherheit gegenüber der empathischen Ausrichtung auf die Bedürfnisse des Gegenübers und auf das tiefere Verstehen der aktuellen suizidalen Krise. Diese Erkenntnisse sind insbesondere angesichts der Überlegungen bedeutsam, wie die beiden – jeweils relevanten und aufeinander abzustimmenden – professionellen Aufträge in den Fort- und Weiterbildungsangeboten vermittelt werden, wie für potenziell auftretende Spannungsfelder sensibilisiert wird und welche Rolle und Verantwortlichkeiten den Pflegefachpersonen zugewiesen werden.

▶ **Wichtig**

Die Suizidprävention fordert fachlich heraus, da Suizidalität und suizidale Krisen nicht immer als solche erkennbar und erfassbar sind. Die Suizidprävention fordert ethisch heraus, wenn es nicht gelingt, den suizidalen Handlungsdruck zu reduzieren, oder wenn der Wunsch nach einem assistierten Suizid trotz aller Bemühungen bestehen bleibt bzw. seitens der betroffenen Person geplant wird.

Der Stellenwert der (einzigartigen) Situation und die Tragweite der situativen Reaktion seitens der Pflegefachperson verdeutlichen das Erfordernis spezifischer fachlicher *und* ethischer Kompetenzen. Dies auch – wie bereits angedeutet – , um im Rahmen der Äußerung von Sterbe- und Todeswünschen wie auch bei Anfragen nach Suizidassistenz die vertrauensvolle Basis für die Suizidprävention zu eröffnen.

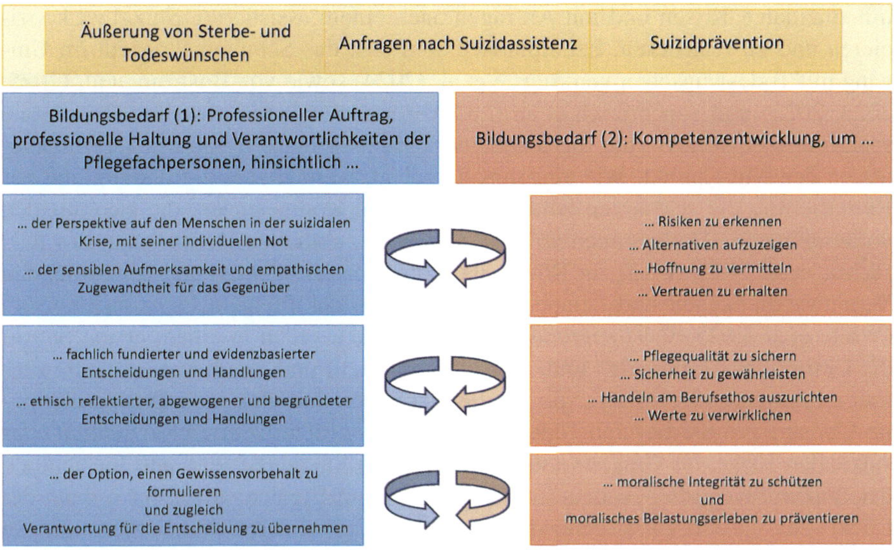


**Abb. 13.1** Bildungsbedarf – zusammenfassend

„Suicide Literacy" (übersetzt als Suizidkompetenz oder Wissen über Suizid) kann im Kontext von Bildungsmaßnahmen einen wichtigen Rahmen oder eine bedeutende Zieldirektive darstellen. Unter Suicide Literacy versteht man das Wissen, das Verständnis und die Kompetenzen, über die eine Person zum Thema Suizid verfügt. Es geht um einen professionellen Umgang mit suizidgefährdeten Personen, wie z. B. das Erfassen von Risikofaktoren, das Deuten von Warnsignalen, aber auch um Möglichkeiten der Intervention und der Prävention (Karakaya et al. 2023). Zugleich geht es um eine professionelle Haltung, um Entstigmatisierung und Enttabuisierung, die wiederum Einfluss auf die Gespräche und Begegnungen mit suizidalen Personen nehmen. Suicide Literacy beeinflusst somit zugleich die Einstellungen im Rahmen der Pflege und Begleitung von Menschen in suizidalen Krisen oder mit suizidalem Verhalten und in der Folge auch die Wirkung der jeweiligen Intervention (Jandial et al. 2024; Karakaya et al. 2023).

Die herausgearbeiteten Implikationen für die Bildung werden in Abb. 13.1 verdeutlicht und zusammenfassend dargelegt.

## 13.4 Zu erweiternde oder zu festigende Kompetenzen angesichts der neuen definitorischen Grundlegungen des ICN („nurse" und „nursing")

Um Redundanzen in der Kompetenzbeschreibung zu vermeiden, wird an dieser Stelle auf exemplarische Curricula verwiesen, die (Weiter-)Bildungseinrichtungen darin unterstützen, Angebote im Umgang mit Sterbe- und Todeswünschen, mit suizidalen Krisen und mit Anfragen nach einem assistierten Suizid zu konzipieren und zu realisieren. Exemplarisch sind das: das Schulungskonzept im Umgang mit Todeswünschen von Stanze et al. (2024) sowie von Boström et al. (2025, 2023, 2022) und von Frerich et al. (2020). An dieser Stelle rückt der Beitrag die spezifische Perspektive auf die Rolle und Verantwortlichkeit von Pflegefachpersonen in den Mittelpunkt. Wie eingangs dargelegt, werden zur Begründung und zur Konturierung der relevanten Bildungsinhalte und Kompetenzen, die sich aus den vorausgehenden Darlegungen ableiten lassen, die aktuellen Definitionen des ICN (White et al. 2025, S. 13) zur Pflege als Profession („nursing") und zur Rolle, den Verantwortlichkeiten und dem beruflichen Ethos der Pflegefachperson („nurse") (White et al. 2025, S. 9) zugrunde gelegt. Hierfür werden in einem ersten Schritt die Definitionen („nursing" und „nurse") vorgestellt und auf dieser Basis die zentralen Elemente identifiziert, die für die fachlichen und ethischen Kompetenzen – im Umgang mit Sterbe- und Todeswünschen, einer identifizierten Suizidalität oder suizidalen Krise, im Umgang mit Anfragen nach Suizidassistenz und hinsichtlich der Suizidprävention – bedeutsam sind. Zu diesen Elementen erfolgt sodann der Rückbezug zu den vorausgehend dargestellten Erwartungen und Forderungen an das professionelle Pflegehandeln, wie es im ICN-Papier beschrieben wird. Zum Zeitpunkt der Erstellung des Beitrages waren die beiden Definitionen wenige Tage zuvor auf dem ICN-Kongress in Helsinki vorgestellt worden (Juni 2025), sodass noch keine deutsche Übersetzung vorlag. Deshalb wird in Tab. 13.1 der Originaldefinition die seitens der Autorinnen erfolgte Übersetzung gegenübergestellt: die Definition der Pflege als Beruf („nursing") und die Definition der Pflegefachperson als professionell Handelnde („nurse"). Zum Zeitpunkt der Drucklegung des Buches existiert eine übersetzte Fassung der beiden Definitionen durch Berufsverbände im D-A-CH -Raum (DBfK et al. 2025).

Die Definitionen analysierend wird deutlich, dass es bedeutsame Aspekte, Erwartungen und Anforderungen gibt (in der rechten Spalte hervorgehoben), die es ermöglichen, für das Themenfeld dezidierte fachliche und ethische Kompetenzen abzuleiten, sowohl aus der Definition zur Pflege als Profession als auch aus der Definition zur Rolle und zum Wirken der Pflegefachperson.

Folgende exemplarische Konkretionen, die sich in dem Bericht zu den beiden Definitionen finden, können die Formulierung der Bildungserfordernisse unterstreichen, schärfen und die Kompetenzformulierung konkretisieren: „advocacy", „people-centred care" (White et al. 2025, S. 13, S. 46), „autonomous", „compassion", „patient/system safety", „alleviation of suffering", „facilitation of recovery and adaptation", „dignity of end-of-life", „evidence-informed decision making" (White et al. 2025, S. 14, S. 47, S. 48) und „most personal aspects of people's lives" (S. 47). Die jeweiligen Darlegungen in dem Bericht des ICN (2025) werden in Tab. 13.2 wiederum zunächst übersetzt, um darauf basierend dann die Bildungserfordernisse und Kompetenzen abzuleiten. Um die Bezugnahme nachfolgend zu verdeutlichen, werden an dieser Stelle die Erläuterungen entsprechend nummeriert.

In einem ersten Schritt wird die Verbindung zwischen dem professionellen Auftrag an die Pflegefachpersonen im Umgang mit Sterbe- und Todeswünschen,

**Tab. 13.1** Nursing und Nurse (White et al. 2025)

| Nursing (White et al. 2025, S. 12, S. 45) | Pflege (Eigene Übersetzung) Vgl. hierzu auch DBfK et al. (2025) |
|---|---|
| Nursing is a profession dedicated to upholding everyone's right to enjoy the highest attainable standard of health, through a shared commitment to providing collaborative, culturally safe, people-centred care and services. Nursing acts and advocates for people's equitable access to health and health care, and safe, sustainable environments.<br>The practice of nursing embodies the philosophy and values of the profession in providing professional care in the most personal health-related aspects of people's lives. Nursing promotes health, protects safety and continuity in care, and manages and leads health care organizations and systems.<br>Nursing's practice is underpinned by a unique combination of science-based disciplinary knowledge, technical capability, ethical standards, and therapeutic relationships. Nursing is committed to compassion, social justice and a better future for humanity. | Pflege ist ein Beruf, der sich der Wahrung des Rechts jedes Menschen auf das erreichbare Höchstmaß an Gesundheit widmet, durch ein gemeinsames Engagement für eine kooperative, kulturell sichere und **menschenzentrierte Pflege und Betreuung**. Die Pflege setzt sich für den gleichberechtigten Zugang der Menschen zu Gesundheit und Gesundheitsversorgung sowie für sichere und nachhaltige Lebensbedingungen ein.<br>Die Pflegepraxis verkörpert die Philosophie/das Berufsethos und die Werte des Berufsstandes, indem sie **professionelle Pflege in den persönlichsten Bereichen des Lebens der Menschen leistet**. Die Pflege fördert die Gesundheit, **schützt die Sicherheit** und Kontinuität der Pflege und leitet und verwaltet Gesundheitsorganisationen und -systeme.<br>Die Pflegepraxis basiert auf **einer einzigartigen Kombination aus wissenschaftlich fundiertem Fachwissen**, technischen Fähigkeiten, **ethischen Standards und therapeutischen Beziehungen**. Die Pflege ist dem Mitgefühl, der sozialen Gerechtigkeit und einer besseren Zukunft für die Menschheit verpflichtet. |
| Nurse (White et al. 2025, S. 12, S. 45) | Pflegefachperson (eigene Übersetzung) Vgl. hierzu auch DBfK et al. (2025) |
| A nurse is a professional who is educated in the scientific knowledge, skills and philosophy of nursing, and regulated to practice nursing based on established standards of practice and ethical codes. Nurses enhance health literacy, promote health, prevent illness, protect patient safety, alleviate suffering, facilitate recovery and adaptation, and uphold dignity throughout life and at end of life.<br>They work autonomously and collaboratively across settings to improve health, through advocacy, evidence-informed decision-making, and culturally safe, therapeutic relationships.<br>Nurses provide people-centred, compassionate clinical and social care, manage services, enhance health systems, advance public and population health, and foster safe and sustainable environments. Nurses lead, educate, research, advocate, innovate and shape policy to improve health outcomes. | Eine Pflegefachperson ist eine Fachkraft, die über wissenschaftliche Kenntnisse, Fähigkeiten und eine Philosophie/ein Berufsethos der Pflege verfügt, deren Ausübung auf der Grundlage festgelegter Standards und **ethischer Kodizes** geregelt ist. Pflegefachpersonen verbessern die Gesundheitskompetenz, fördern die Gesundheit, beugen Krankheiten vor, schützen die **Patient*innensicherheit, lindern Leiden**, erleichtern die Genesung und Anpassung und **wahren die Würde während des gesamten Lebens und am Lebensende**.<br>Sie arbeiten selbstständig und kooperativ in verschiedenen Umgebungen/Settings, um die Gesundheit zu verbessern, **indem sie sich für die Belange der Betroffenen einsetzen (Advocacy), evidenzinformierte Entscheidungen treffen** und kulturell sensible, therapeutische Beziehungen aufbauen. |

(Fortsetzung)

**Tab. 13.1** (Fortsetzung)

| Nursing (White et al. 2025, S. 12, S. 45) | Pflege (Eigene Übersetzung) Vgl. hierzu auch DBfK et al. (2025) |
|---|---|
| Further, nurses play a unique role in health and care for populations of all ages, and in all settings, building trust with individuals, families and communities and gaining valuable insights into people's experiences of health and illness.<br>Building on a foundation of personalized direct and social care, nurses advance their capabilities through ongoing education, research and exploration of best practices.<br>A nurse's scope of practice is defined by their level of education, experience, competency, professional standards and lawful authority. They play a key role in the coordination, supervision of, and delegation to others who may assist in the provision of health care.<br>Often at the front line, they respond to disasters, conflicts and emergencies, demonstrating courage, dedication, adaptability and commitment to the health of individuals, communities and the environment. | Pflegefachpersonen bieten **eine auf den Menschen ausgerichtete, mitfühlende** klinische und soziale Pflege, verwalten Dienstleistungen, verbessern Gesundheitssysteme, fördern die öffentliche Gesundheit und die Gesundheit der Bevölkerung und schaffen sichere und nachhaltige Umgebungen. Pflegefachpersonen führen und leiten, bilden aus, forschen, setzen sich ein, sind innovativ und gestalten Politik/bringen sich in die Politik ein, um gesundheitsbezogene Ergebnisse zu verbessern.<br>Darüber hinaus spielen Pflegefachpersonen eine einzigartige Rolle in der Gesundheit und Pflege von Menschen aller Altersgruppen und in allen Bereichen/Settings, indem sie **Vertrauen** zu Einzelpersonen, Familien und Gemeinschaften **aufbauen** und wertvolle Einblicke in die Erfahrungen der Menschen mit Gesundheit und Krankheit gewinnen.<br>Auf der Grundlage einer personalisierten direkten und sozialen Pflege erweitern Pflegefachpersonen ihre Fähigkeiten durch kontinuierliche Weiterbildung, Forschung und Erforschung bewährter Verfahren/bewährter Praxis.<br>Der Tätigkeitsbereich einer Pflegefachperson wird durch ihren Ausbildungsstand, ihre Erfahrung, Kompetenz, berufliche Standards und gesetzliche Befugnisse definiert. Sie spielt eine Schlüsselrolle bei der Koordination, Überwachung und Delegation von Aufgaben an andere, die bei der Gesundheitsversorgung mitwirken.<br>**Oft an vorderster Front** reagieren sie auf Katastrophen, **Konflikte und Notfälle** und beweisen dabei **Mut,** Engagement, Anpassungsfähigkeit und Einsatz für die Gesundheit von Menschen, Gemeinschaften und für das Umfeld. |

**Tab 13.2** Ergänzende Definitionen (White et al. 2025)

| EXPLANATORY NOTES (White et al. 2025, S. 13–15, S. 47–49) | Erklärende Ergänzungen zu den Definitionen (Eigene Übersetzung) Vgl. hierzu auch DBfK et al. (2025) |
|---|---|
| **(1) Advocacy:**<br>Advocacy is included in the definition of nursing as a key responsibility of nurses is to represent and support those who cannot advocate for themselves, ensuring patients' needs and rights are upheld. This aligns with Henderson's view of the nurse as the „consciousness of the unconscious" and the „love of life of the suicidal", among other vital roles. | **(1) Fürsprache:**<br>Fürsprache ist in der Definition der Pflege als eine der wichtigsten Aufgaben von Pflegefachpersonen enthalten, **da sie diejenigen vertreten und unterstützen müssen, die sich nicht selbst vertreten können/die nicht selbst für sich eintreten können, und dafür sorgen müssen/sicherstellen müssen, dass die Bedürfnisse und Rechte der pflegebedürftigen Menschen gewahrt werden**. Dies steht im Einklang mit Hendersons Auffassung von der Pflegefachperson als „Bewusstsein der Bewusstlosen" und **„Liebe zum Leben für den Suizidalen"**, neben anderen wichtigen Aufgaben. |
| **(2) People-centred care:**<br>The term ‚people-centred' is used rather than ‚person-centred' as it is more inclusive of the familial, cultural, and community contexts that shape health care practices and designs and the term used by WHO. | **(2) Menschen-zentrierte Pflege:**<br>Der Begriff „menschenzentriert" wird anstelle von „personenzentriert" verwendet, da er die **familiären, kulturellen und gemeinschaftlichen Kontexte, die die Gesundheitsversorgung prägen, besser berücksichtigt/aufgreift** und da er von der WHO verwendet wird. |
| **(3) Compassion:**<br>Compassion is central to nursing, encompassing not only empathy but also a strong motivation to help others. It reflects a genuine commitment to care for and about patients/people, going beyond emotional understanding to active support. | **(3) Mitgefühl:**<br>Mitgefühl ist ein zentraler Bestandteil/ein zentrales Element der Pflege und umfasst nicht nur Empathie, sondern auch **eine starke Motivation, anderen zu helfen. Es spiegelt ein echtes Engagement für die Pflege und das Wohlbefinden von Patient*innen/Menschen** wider und geht über emotionales Verständnis hinaus bis hin zu einer aktiven Unterstützung. |
| **(4) Most personal aspects of people's lives:**<br>This is an acknowledgement of the fundamental role that nurses play in people's private experiences and health needs that nurses witness and address, including physical, emotional, and psychological dimensions of care. It was felt to be a critical and often absent recognition of the importance of the private and personal work that nurses undertake with grace and discretion. | **(4) Die persönlichsten Aspekte des Lebens von Menschen:**<br>Hierbei handelt es sich um eine Anerkennung der **grundlegenden Rolle, die Pflegefachpersonen in den privaten Erfahrungen und Gesundheitsbedürfnissen von Menschen spielen, die Pflegefachpersonen miterleben und auf die sie eingehen, einschließlich der physischen, emotionalen und psychologischen Dimensionen der Pflege**. Dies wurde als eine wichtige und oft fehlende Anerkennung der Bedeutung der privaten und persönlichen Arbeit angesehen/empfunden, die Pflegefachpersonen mit **Anstand und Diskretion** leisten. |

(Fortsetzung)

**Tab 13.2** (Fortsetzung)

| EXPLANATORY NOTES (White et al. 2025, S. 13–15, S. 47–49) | Erklärende Ergänzungen zu den Definitionen (Eigene Übersetzung) Vgl. hierzu auch DBfK et al. (2025) |
|---|---|
| **(5) Evidence-informed decision making:** The term ‚evidence-based' is commonly used in relation to decision making, but ‚evidence-informed' offers an added dimension. Evidence-informed decision making allows for the inclusion of other factors that might influence a choice of action, for example: patient's choices, matters of belief or personal preference, and critical factors such as resource availability. | **(5) Evidenzinformierte Entscheidungsfindung:** Der Begriff „evidenzbasierr"wird häufig im Zusammenhang mit der Entscheidungsfindung verwendet, aber „evidenzinformiert" bietet eine zusätzliche Dimension. Die evidenzinformierte Entscheidungsfindung ermöglicht die **Einbeziehung/Berücksichtigung anderer Faktoren, die die Entscheidung für eine Maßnahme beeinflussen können, zum Beispiel: die Entscheidungen von Patientinnen und Patienten, Glaubensfragen oder persönliche Präferenzen** und kritische Faktoren, wie die Verfügbarkeit von Ressourcen. |
| **(6) Patient/system safety:** ‚Patient and system safety' is included as nurses play a crucial role in ensuring the safety of individuals, therapies, and health care organizations. This encompasses various forms of safety, including cultural, physical, and psychological safety, with the broader concept being more inclusive than the term ‚safety critical', which has a specific definition. | **(6) Patient*innensicherheit/Systemsicherheit:** „Patientensicherheit und Systemsicherheit" ist enthalten/eingeschlossen, da Pflegefachpersonen eine entscheidende Rolle bei der Gewährleistung der Sicherheit von Individuen/Einzelpersonen, Therapien und Gesundheitsorganisationen/-einrichtungen spielen. Dies umfasst **verschiedene Formen der Sicherheit, darunter kulturelle, physische und psychologische Sicherheit**, wobei das breitere Konzept „Sicherheit" weiter gefasst ist als der Begriff „sicherheitskritisch", der eine spezifische Definition hat. |
| **(7) Alleviation of suffering:** Alleviating suffering is central to nursing, as nurses not only provide physical pain relief but also engage emotionally and psychologically with patients/people to support their well-being. Through presence, therapeutic touch, massage, bodily care and therapeutic management, nurses help people cope with and endure suffering in a compassionate and holistic manner. | **(7) Linderung von Leiden:** Die **Linderung von Leiden ist ein zentraler Bestandteil der Pflege, da Pflegefachpersonen nicht nur körperliche Schmerzen lindern, sondern sich auch emotional und psychologisch auf die Patientinnen und Patienten/Menschen einlassen, um deren Wohlbefinden zu fördern.** Durch ihre Anwesenheit, therapeutische Berührungen, Massagen, Körperpflege und therapeutisches Management helfen die Pflegefachpersonen den Menschen **auf mitfühlende und ganzheitliche Weise** dabei, **Leiden zu bewältigen und zu ertragen**. |
| **(8) Dignity at end-of-life:** Providing respectful and compassionate care for one dying and their family has long been one of nurses' great contributions. It is used here in its general term, not associated with any movement or specific end-of-life option. | **(8) Würde am Lebensende:** **Die respektvolle und mitfühlende Pflege und Begleitung sterbender Menschen und ihrer Familien** gehört seit langem zu den großen Verdiensten/wesentlichen Beiträgen von Pflegefachpersonen. Der Begriff wird hier in seiner **allgemeinen Bedeutung verwendet und steht nicht in Verbindung mit einer bestimmten Bewegung/Ausrichtung oder einer bestimmten Option für das Lebensende.** |

(Fortsetzung)

**Tab 13.2** (Fortsetzung)

| EXPLANATORY NOTES (White et al. 2025, S. 13–15, S. 47–49) | Erklärende Ergänzungen zu den Definitionen (Eigene Übersetzung) Vgl. hierzu auch DBfK et al. (2025) |
|---|---|
| **(9) Facilitation of recovery and adaptation:**<br>Nursing's role in recovery and adaptation is emphasized as nurses not only support physical recovery, such as post-surgery or injury, but also help patients/people adjust to changes in their health status, facilitating long-term adaptation to illness or injury. | **(9) Erleichterung der Genesung und Anpassung:**<br>Die **Rolle der Pflege bei der Genesung und Anpassung** wird hervorgehoben, da Pflegefachpersonen nicht nur die körperliche Genesung, beispielsweise nach einer Operation oder Verletzung, unterstützen, sondern auch den Patientinnen und Patienten/Menschen dabei **helfen, sich auf Veränderungen** ihres Gesundheitszustands **einzustellen,** wodurch die langfristige Anpassung an Krankheiten oder Verletzungen erleichtert wird. |

suizidalen Krisen, Anfragen nach Suizidassistenz sowie in Bezug auf die Suizidprävention und den hier vorliegenden Definitionen und ihren dazugehörigen Konkretionen hergestellt. Auf dieser Basis lassen sich exemplarisch und bezugnehmend Bildungsinhalte für die (Weiter-)Bildung von Pflegefachpersonen und die zu entwickelnden/zu vertiefenden Kompetenzen ableiten und demzufolge auch begründen.

**In Bezug auf Sterbe-, Todeswünsche und Anfragen nach Suizidassistenz, lassen sich folgende Aspekte ableiten**

- Die Rolle als erste Ansprechpersonen (Riedel et al. 2024a, 2024b, 2025a; Klotz et al. 2025a, 2025b, 2025c, 2025d; Werner et al. 2025; Monteverde 2025; Salvatore 2023): „[O]ften at the front line" (White et al. 2025, S. 46) zu sein, fordert Mut, ein zugewandtes, mitfühlendes und vertrauensvolles Gespräch, um die Nöte des Gegenübers zu verstehen und die individuellen Bedürfnisse zu erfassen (Bausewein 2025; Klotz et al. 2025d, 2025e).
  - Relevante Bildungsinhalte und Kompetenzen: professionelle, personorientierte, mitfühlende, respektvolle Gesprächsführung mit Menschen in einer existenziellen Notsituation (2, 3, 4, 5, 8), Einfühlungsvermögen praktizieren (2, 3), vertrauensbildende und -erhaltende Maßnahmen realisieren, Mut, die sensible Thematik respektvoll an- und auszusprechen (hier: mögliche Suizidalität direkt und proaktiv anzusprechen, nach Sterbe- und Todeswünschen fragen) (8), Möglichkeiten der Leidenslinderung anbieten (2, 6, 7, 8).
- Die Bedeutsamkeit der Menschenzentrierung („people-centred"; White et al. 2025, S. 46) als Grundhaltung, mit ihren vier Dimensionen: Berücksichtigung der Einzigartigkeit jeder Person, Berücksichtigung der Lebensumstände, Förderung eines vertrauensvollen Miteinanders, aber auch Einfühlungsvermögen, Ehrlichkeit, Wertschätzung und Vertrauenswürdigkeit (Hahlweg 2024; Zeh et al. 2019), als Grundlage dafür, sich dem Gegenüber in seiner ganz individuellen Situation, mit seinen Präferenzen, Werten und Bedürfnissen zuwenden zu können. Dies gilt auch für die Suizidprävention (Gay 2025; Riedel et al. 2025b; Colleran und Doherty 2024).

  - Relevante Bildungsinhalte und Kompetenzen: Wissen um die Komponenten der menschenzentrierten Haltung (2) (White et al. 2025, S. 45, 46), um die Bedeutung des Mitgefühls (3) und die Anerkennung der Einzigartigkeit des Menschen (2, 4). Vertrauen aufbauen und Vertrauenswürdigkeit widerspiegeln (White et al. 2025, S. 46).
- Die Konfrontation mit Sterbe- und Todeswünschen wie auch die Anfragen nach Suizidassistenz sind situativ ethisch komplex und können das Gewissen betreffen (Amankwaa et al. 2026; Klotz et al. 2025a, 2025b, 2025d, 2025e; Monteverde 2025; Riedel et al. 2024a, 2024c, 2025c, 2026; Pesut et al. 2024; Jox 2024; Cavanagh et al. 2024; Sedgwick et al. 2024; Martins-Vale et al. 2023; Heilman und Trothen 2020; Mathews et al. 2021; Panchuk und Thirsk 2021; Lamb et al. 2019a).
  - Relevante Bildungsinhalte und Kompetenzen: Wissen um ethische Standards/Berufsethos (Definition „nursing" White et al. 2025, S. 12, S. 45), Gewissensvorbehalt abwägen („Actions nurses choose to take are reflective of our professional identity and sense of social responsibility. It is about consciousness and professional conscience"; White et al. 2025, S. 26) und eine ethisch begründete Entscheidung treffen (Definition „nursing" White et al. 2025, S. 12, S. 45), den Stellenwert der Würde am Lebensende achten und hinsichtlich der individuellen Situation abwägen – unabhängig von der Option für das Lebensende („not associated with any […] specific end-of-life option"; White et al. 2025, S. 48) (8), Bedeutung der Fürsprache/Advocay abwägen (1), Maßnahmen, das Leiden zu lindern (7) realisieren und im Sinne der Suizidprävention präferieren.

**In Bezug auf die Suizidprävention, lassen sich folgende Aspekte ableiten**

- Im Setting der stationären Langzeitpflege – hier als exemplarisches Setting – besteht aufgrund der dort lebenden Personengruppe ein relativ hohes Suizidrisiko, da insbesondere alte und hochaltrige Menschen suizidgefährdet sind (Lindner et al. 2025; Goldblatt et al. 2025; D-ACH-Forum 2025; Riedel et al. 2025a; Bobbert 2025; Werner et al. 2025; Nationales Suizidpräventionsprogramm 2024; Eriksson et al. 2024; Demesmaeker et al. 2023; Zhang et al. 2022; Frühwald et al. 2021; Chauliac et al. 2020; Couillet et al. 2017). Suizidprävention spielt hier auch hinsichtlich der Übergänge in eine neue Lebens- und Wohnsituation eine wichtige Rolle.
  - Relevante Bildungsinhalte und Kompetenzen: beim Übergang in das Setting die Notwendigkeit der Anpassung in Bezug auf die neue Lebenssituation begleiten (9) (hier sind Themen wir Hoffnungslosigkeit, Einsamkeit, (zukünftige/assoziierte) Belastungen, Angst vor Leiden, vor Kontrollverlust, physische, psychosoziale, existenzielle und spirituelle Faktoren zu berücksichtigen und bei Bedarf aufzugreifen), Privatheit erhalten (4), Leiden ganzheitlich lindern („engage emotionally and psychologically with patients/people to support their well-being"; White et al. 2025, S. 48) (7), personenzentrierte/menschenzentrierte Pflege sicherstellen (2) (Gay 2025), Sicherheit vermitteln (6), Würde am Lebensende ermöglichen und wahren (8), bei Bedarf Fürsprache/Advocacy übernehmen (1), Wohlbefinden fördern (3).

- Todes- und Sterbewünsche können einen suizidalen Handlungsdruck aufbauen und sich bis zu einer akuten Suizidalität entwickeln (Leitlinienprogramm Onkologie 2020, S. 417). Diesen individuellen suizidalen Handlungsdruck gilt es zu identifizieren (Strupp und Perrar, 2023; Riedel et al. 2025b) und bestenfalls zu präventieren, jedenfalls zu reduzieren.
  - Relevante Bildungsinhalte und Kompetenzen: die Bedeutsamkeit der Fürsprache/Advocacy abwägen und entsprechend realisieren („love of life of the suicidal"; White et al. 2025, S. 46) (1), Sicherheit vermitteln (6), die Perspektive auf das Individuum, seine situative Not ausrichten und partizipativ evidenzinformierte (5) Alternativen identifizieren mit dem Ziel, das Leiden in seiner Ganzheitlichkeit zu lindern (7), zumindest aber zu beeinflussen, um den suizidalen Handlungsdruck zu reduzieren.
- Im Rahmen der Suizidprävention übernehmen Pflegefachpersonen eine bedeutsame Rolle in der frühzeitigen Erkennung und Einschätzung von Sterbe- und Todeswünschen sowie von Anzeichen für eine suizidale Krise bzw. Suizidalität (Lapierre et al. 2026; Gay 2025; Klotz et al. 2025b; Riedel et al. 2025b; Eriksson et al. 2024; Riedel 2024; DPR 2025; Jansson et al. 2018; vgl. hierzu Kap. 5, 7 und 10 in diesem Band).
  - Relevante Bildungsinhalte und Kompetenzen: eine begründete Auswahl für ein Screening-/Assessmentinstrument treffen (6), das Instrument auf der Basis einer evidenzinformierten Entscheidung einsetzen (5) und die Erhebung am Gegenüber ausgerichtet und ethisch sensibel durchführen (2) („Nursing practice is underpinned by a unique combination of science-based disciplinary knowledge, technical capability, ethical standards, and therapeutic relationships"; White et al. 2025, S. 45), angemessene Interventionen ableiten (2, 4, 6, 7, 8).
- Die Rolle der Pflegefachpersonen ist es, Alternativen zur Linderung der Not, zur Linderung des Leidens aufzuzeigen, das sich hinter den Sterbe- und Todeswünschen verbirgt oder der Auslöser dafür ist, eine Suizidassistenz in Erwägung zu ziehen (DGP 2021; Bausewein 2024; Boström et al. 2024; Schwartz et al. 2025; Riedel et al. 2025b; Klotz et al. 2025b).
  - Relevante Bildungsinhalte und Kompetenzen: Vertrauen aufbauen: („building trust with individuals, families and communities and gaining valuable insights into people's experiences of health and illness"; White et al. 2025, S. 45), eine am Gegenüber ausgerichtete Intervention der Leidenslinderung identifizieren („This is an acknowledgement of the fundamental role that nurses play in people's private experiences and health needs that nurses witness and address, including physical, emotional, and psychological dimensions of care"; White et al. 2025, S. 45) (2, 4), im Rahmen eines vertrauensvollen Gespräches Maßnahmen der Leidenslinderung ableiten (7), Würde gewährleisten und unabhängig von der Option für das Lebensende („specific end-of-life option"; White et al. 2025, S. 48) wahren (8), bei Bedarf Fürsprache/Advocacy übernehmen (1).

**Wichtig**

Sowohl der Umgang mit Sterbe- und Todeswünschen, mit Anfragen nach einem assistierten Suizid als auch das Thema Suizidprävention sind Themen, die gemäß den Definitionen und Rahmungen des ICN (White et al. 2025) die Pflegefachpersonen („nurse") und das professionelle Pflegehandeln („nursing") betreffen.

Die Bezugnahme auf die Definitionen („nurse" und „nursing") des ICN (White et al. 2025) unterstützen dabei , …

- die spezifische Rolle und den genuinen Auftrag von Pflegefachpersonen im Zusammenhang mit Äußerungen von Sterbe- und Todeswünschen, bei Anfragen nach Suizidassistenz wie auch in Bezug auf die Suizidprävention zu konkretisieren und zu unterstreichen,
- die Kompetenzen entsprechend dem professionellen Auftrag und der Rolle der Pflegefachpersonen zu konturieren und zu formulieren,
- die spezifischen fachlichen und ethischen Herausforderungen im Kontext der fachlich und ethisch komplexen Themen zu verdeutlichen,
- die Kompetenzen – parallel und in gleichwertiger Weise – in Bezug auf die – über die Evidenzbasierung hinausgehende – Evidenzinformiertheit, die Wissenschaftsorientierung sowie das Fachwissen und in Bezug auf das Berufsethos, die Werteorientierung und die ethische Fundierung auszurichten,
- den pflegebedürftigen Menschen in seiner Einzigartigkeit anzuerkennen, ihm personzentriert, zugewandt und respektvoll zu begegnen und seine Würde zu wahren.

Die Bezugnahme auf die Definitionen des ICN (White et al. 2025) verdeutlicht:

- Pflegefachpersonen haben einen klaren professionellen Auftrag und müssen die hierfür notwendigen Kompetenzen entwickeln bzw. im Sinne des lebenslangen Lernens („lifelong learning"; White et al. 2025, S. 57) sukzessive weiter verdichten, ergänzen und/oder vertiefen. Sie müssen ihre Haltung wiederkehrend reflektieren (Holmes et al. 2021), um gemäß ihrer definierten Rolle („nurse") und ihres pflegeberuflichen Auftrags („nursing") fachlich fundiert und ethisch begründet zu entscheiden und zu handeln.

Vor dem Hintergrund der fachlich und ethisch hochkomplexen Thematik bieten die neuen Definitionen des ICN und deren Erläuterungen somit einen (ersten oder ergänzenden) Rahmen für die Ableitung von relevanten Bildungsbedarfen. Zugleich zeigt die Bezugnahme, dass auch die geforderte Schwerpunktlegung

(„emphasizing advocacy, safety, ethics, and global health responsibilities“; White et al. 2025, S. 57) auf Advocacy/Fürsprache/Interessenvertretung, Sicherheit, Ethik und Gesundheitsverantwortung möglich und bedeutsam ist, wenngleich sich die Verantwortung im vorliegenden Kontext dezidiert auf den Menschen und eine spezifische Situation bezieht, und nicht auf eine globale Gesundheitsperspektive.

Die Darlegungen können in der vorliegenden Form indes keine abschließende und vollständige inhaltliche Ausrichtung für eine Bildungsmaßnahme im Kontext der Thematik darstellen. Sie untermauern jedoch, dass durch die Bezugnahme auf die aktuellen Definitionen des ICN (White et al. 2025) die spezifische Rolle der Pflegefachperson und der genuine Auftrag an das professionelle Pflegehandeln vertieft und fokussiert abgeleitet, begründet und pointiert werden können. Das heißt auch, dass sie die Grundlage für die Neukonzeption einer Bildungsmaßnahme zu den Themen bilden oder als Ergänzung zu den bereits entwickelten (Stanze et al. 2024) und zum Teil bereits evaluierten Bildungsangeboten (Boström et al. 2025, 2023, 2022; Kremeike et al. 2023; Frerich et al. 2020) verstanden werden können, wenn man dem Auftrag des ICN („ensure nursing education programmes are aligned with the new definitions“; White et al. 2025, S. 57) Rechnung tragen möchte.

## 13.5 Zusammenfassung

Ziel jeglicher pflegebezogener Bildungsbestrebung ist es – für die jeweils einmalige, individuelle, am Gegenüber ausgerichtete Pflegesituation –, ein fachlich fundiertes und evidenzinformiertes wie auch ethisch abgewogenes und begründetes Entscheiden und Handeln abzusichern und in der Folge eine gestärkte (moralische) Selbstwirksamkeitserwartung und den Schutz der (moralischen) Integrität der Pflegefachpersonen zu ermöglichen. Dies ist insbesondere angesichts eines fachlich und ethisch hochkomplexen Themas wie dem Umgang mit Äußerungen von Todes- und Suizidwünschen, der Anfrage nach Suizidassistenz sowie in Bezug auf die Suizidprävention evident. Pflegefachpersonen – so wurde deutlich – nehmen hierbei jeweils eine bedeutsame Rolle ein („nurse“), haben einen professionellen Auftrag und eine pflegeberufliche Verantwortung („nursing“).

Die besondere Vulnerabilität der Personen, die gegenüber den Pflegefachpersonen Sterbe- und Todeswünsche äußern, die eine Anfrage nach Suizidassistenz formulieren oder die sich in einer suizidalen Krise befinden, erfordert Pflegefachpersonen, die nicht ausweichen, sondern da sind, die, wie es Henderson treffend formuliert, für den suizidalen Menschen „die Liebe zum Leben“ (Henderson 2008, S. 43) sind. Diese Grundhaltung ist die Grundlage der Suizidprävention.

## Literatur

Ali V, Preston N, Machin L, Malone J (2025) The experience of nurses when providing care across acts that may be perceived as death hastening: A qualitative evidence synthesis. Palliative Medicine 39(6):644–664

Amankwaa I, Liu C, Coates-Harris J, Chin M, Brownie S, McClunie-Trust P (2026) Evolving nursing roles in assisted dying services in New Zealand: A scoping review, International Journal of Nursing Studies, Volume 173,105253. https://doi.org/10.1016/j.ijnurstu.2025.105253

ANA (American Nurses Association) (2025) Code of Ethics for Nurses. Silver Spring, American Nurses Association.

Arbeitsgruppe Alte Menschen im Nationalen Suizidpräventionsprogramm für Deutschland (2024). Wenn das Altwerden zur Last wird. Suizidprävention im Alter. https://www.bmfsfj.de/resource/blob/95512/03e414bd01deff4bf704d6e9e5ce4dab/wenn-das-altwerden-zur-last-wird-data.pdf. Zugegriffen am 10. Juli 2024.

Archer M, Willmott L, Chambaere K, Deliens L, White BP (2025) Key challenges in providing assisted dying in Belgium: a qualitative analysis of health professionals' experiences. Palliative Care & Social Practice 19:1–19. https://doi.org/10.1177/26323524251318044

Avila M, Díaz Chavarro B, Campo A, Vargas Murillo S (2024) Role of the Nursing Professional in Euthanasia: A Qualitative Systematic Review. Open Nurs J 18:e18744346338379. https://doi.org/10.2174/0118744346338379241002064209

AWMF (o.J.) S2k-Leitlinie Umgang mit Anfragen nach Assistenz bei der Selbsttötung. Registernummer 096-001. https://register.awmf.org/de/leitlinien/detail/096-001 Zugegriffen: 01.Aug 2025

Bausewein C (2025) Grundlagen und Herausforderungen im Kontext der Palliativmedizin. In: Giese C, Rabe M, Salomon F (Hrsg) Assistierter Suizid. Ein Thema in der Pflege? Berlin/Boston, de Gruyter S 57–64

Bausewein C (2024) Die aktuelle Gesetzeslage zum assistierten Suizid. Onkologie 30:38–42. https://doi.org/10.1007/s00761-023-01472-0

Beauchamp TL, Childress JF (2024) Prinzipien der Bioethik. Karl Alber, Baden-Baden

Bloomer MJ, Bonner A, O'Corner M, Berquier I, Carlini J, Hewitt J (2026) Examining critical care nurses' support for and willingness to participate in voluntary assisteddying: A mixed-method study. Australian Critical Care 39, 101602, https://doi.org/10.1016/j.aucc.2026.101602

Bobbert M (2025) Reglements zum assistierten Suizid in Langzeitpflegeeinrichtungen der Schweiz: ethische Fragen. In: Giese C, Rabe M, Salomon F (Hrsg.) Assistierter Suizid. Ein Thema in der Pflege? Berlin/Boston, de Gruyter S 301–321

Boström K, Dojan T, Doll A, Montag T, Voltz R, Kremeike K (2025) Desire to die communication training für professionals: Developing online formats. Palliative Medicine Reports 6(1), https://doi.org/10.1089/pmr.2024.0075

Boström K, Dojan T, Frerich G, Romotzky V, Voltz R, Kremeike K (2022) Umgang mit Todeswünschen in der Palliativversorgung – Evaluation eines Schulungsprogramms. Zeitschrift für Palliativmedizin 23:198–206

Boström K, Dojan T, Hellmich M, Kremeike K, Voltz R (2024) The double awareness of the wish to hasten death and the will to live: A secondary analysis of outlier patients from a mixed-methods study. Palliative Medicine 38(9):1042–1053. https://doi.org/10.1177/02692163241269689

Boström K, Frerich G, Romotzky V, Galushko M, Kremeike K (2023) Schulungen zum Umgang mit Todeswünschen. In: Kremeike K, Perrar KM, Voltz R (Hrsg) Palliativ und Todeswunsch. Kohlhammer, Stuttgart S 150–159

Boukouvalas E, El-Den S, Murphy AL, Salvador-Curalla L, O'Reilly C (2020) Exploring health care professionals' knowledge of attitudes towards, and confidence in caring for people at risk of suicide: a systematic review. Arch Suicide Res 24(sup2):S1–S31. https://doi.org/10.1080/13811118.2019.1586608

Bundesministerium für Gesundheit (2025) Suizidpräventionsgesetz (SuizidPrävG-E) https://www.bundesgesundheitsministerium.de/service/gesetze-und-verordnungen/detail/gesetz-zur-staerkung-der-nationalen-suizidpraevention.html Zugegriffen: 01. Juli 2025

Bundesministerium für Gesundheit (2024) Nationale Suizidpräventionsstrategie. https://www.bundesgesundheitsministerium.de/fileadmin/Dateien/5_Publikationen/Praevention/abschlussbericht/240430_Nationale_Suizidpraeventionsstrategie.pdf Zugegriffen: 30. Juli 2025

Bustin H, Jamieson I, Seay C, Reid K (2024) A meta-synthesis exploring nurses' experiences of assisted dying and participation decision-making. Journal of Clinical Nursing 33:710–723. https://doi.org/10.1111/jocn.16949

Castelli Dransart DA, Pedrazzini Scozzari E (2025) Assisted suicide within long-term care facilities for older adults: organizational issues and processes experienced by health and social care providers in Switzerland. Front. Psychiatry 16:1537038. https://doi.org/10.3389/fpsyt.2025.1537038

Cavanagh J, Spiller J, Taylor R (2024) Assisted dying, moral distress, and conscientious objection. Lancet 402:1443–1444

Chauliac N, Brochard N, Payet C et al (2016) How does gatekeeper training improve suicide prevention for elderly people in nursing homes? A controlled study in 24 centres. European Psychiatry 37:56–62. https://doi.org/10.1016/j.eurpsy.2016.05.011

Chauliac N, Leaune E, Gardette V, Poulet E, Duclos A (2020) Suicide prevention interventions for older people in nursing homes and long-term care facilities: A systematic review. J Geriatr Psychiatry Neurol 33(6):307–315. https://doi.org/10.1177/0891988719892343

Chijiiwa T, Ishimura K (2024) Experiences of general home visiting nurses regarding patients with suicidal ideation in Japan: Results from semi-structured interviews. J Psychiatr Ment Health Nurs. 31:607–616. https://doi.org/10.1111/jpm.13017

Colleran M, Doherty AM (2024) Examining assisted suicide and euthanasia through the lens of healthcare quality. Irish Journal of Medical Science 193:353–362

Couillet A, Terra JL, Brochard N, Chailiac N (2017) Barriers to the Prevention of Suicide in Nursing Homes. Crisis 38(6):423–432

Curth J, Gaspar M, Schmitz D (2024) Über das Sterben sprechen. In: Rolke R, Schönhofer-Nellessen V (Hrsg) Palliative Care Multiprofessionell. Fallbasiertes Lernen. Stuttgart: Kohlhammer, S. 213–223

D-A-CH-Forum Suizidprävention und assistierter Suizid (2023) Schloss Hofener Thesen 2023 zu Suizidprävention und assistiertem Suizid. https://www.d-a-ch-forum.org Zugegriffen: 01. Juli 2025

D-A-CH-Forum Suizidprävention und assistierter Suizid (2024) Münchner Erklärung 2024. Suizidprävention und assistierter Suizid. https://www.d-a-ch-forum.org Zugegriffen: 02. Juli 2025

D-A-CH-Forum Suizidprävention und assistierter Suizid (2025) Ittinger Erklärung 2025. Selbstbestimmung und Angewiesenheit – ein Widerspruch? https://www.d-a-ch-forum.org Zugegriffen: 02. Juli 2025

DBfK, OGKV, SBK/ASI (2025) Die Neudefinition von Pflege und Pflegefachperson. https://www.icn.ch/sites/default/files/2025-11/Broschuere_ICN-Paper_Pflegedefinition_10-2025_WEB-Deutsch-v2.pdf Zugegriffen: 29. März 2026

Demedts D, Mathé R-M, Bilsen J (2025) The perspectives of general practitioners on the role and competence of nurses during a euthanasia process: Cross sectional study. Healthcare 13:595, https://doi.org/103390/healthcare13060595

Demesmaeker A, Baelde N, Amad A, Roche J, Playe M et al (2023) Assessment of suicide prevention gatekeeper training program for nursing home staff. Journal of Geriatric Psychiatry and Neurology 36(4):309–315. https://doi.org/10.1177/08919887221149142

DER (Deutscher Ethikrat) (2022) Suizid – Verantwortung, Prävention und Freiverantwortlichkeit. Stellungnahme. https://www.ethikrat.org/fileadmin/Publikationen/Stellungnahmen/deutsch/stellungnahme-suizid.pdf. Zugegriffen: 12. Juli 2025.

Deutsches Ärzteblatt (2025a) Bundestagsabgeordnete arbeiten an neuem Gesetz zur Suizidhilfe (02. Juni 2025) https://www.aerzteblatt.de/news/bundestagsabgeordnete-arbeiten-an-neuem-gesetz-zur-suizidhilfe-9b6f5540-c23a-4523-acff-20a3983ed449 Zugegriffen: 01.Aug 2025

Deutsches Ärzteblatt (2025b) Suizidpräventionsgesetz soll kommen (09. September 2025) https://www.aerzteblatt.de/news/suizidpraventionsgesetz-soll-nachstes-jahr-kommen-9fb53822-9c1f-4f92-b195-fce4c7c9f724

DGP (Deutsche Gesellschaft für Palliativmedizin e. V.) (2021) Empfehlungen der deutschen Gesellschaft für Palliativmedizin. „Zum Umgang mit dem Wunsch nach Suizidassistenz in der Hospizarbeit und Palliativversorgung." https://www.dgpalliativmedizin.de/dgp-aktuell/nun-auch-als-online-broschuere-dgp-empfehlungen-zum-umgang-mit-dem-wunsch-nach-suizidassistenz.html. Zugegriffen: 11. Juli 2025

Dörmann L, Nauck F, Wolf-Ostermann K et al (2023) „I Should at Least Have the Feeling That It [...] Really Comes from Within": Professional Nursing Views on Assisted Suicide. Palliative medicine reports 4(1):175–184. https://doi.org/10.1089/pmr.2023.0019

Dörmann L, Stanze H (2025) Assistierter Suizid – Information, Einstellungen und Erfahrungen von Pflegenden. In: Giese C, Rabe M, Salomon F (Hrsg.) Assistierter Suizid. Ein Thema in der Pflege? Berlin/Boston, de Gruyter S 43–53

DPR (Deutscher Pflegerat) (2025) Positionspapier „Die pflegerische Begleitung von Personen mit Todeswunsch". Stand Januar 2025, Berlin. https://deutscher-pflegerat.de/download/2025-01-06__positionspapier_pflegerische_begleitung_bei_personen_mit_todeswunsch_final.pdf. Zugegriffen: 15. Juni 2026

Eggert S, Haeger M, Teubner C, Sperling U, Drinkmann A, Lindner R, Kessler E-M, Schneider (2023) Lebensendlichkeit, Lebensmüdigkeit und Suizidprävention im Kontext von Pflegebedürftigkeit – Eine Befragung pflegender Angehöriger. Projektbericht. Berlin: Zentrum für Qualität in der Pflege. https://www.zqp.de/wp-content/uploads/Abschlussbericht_ZQP_NaS-Pro_Lebensmuedigkeit.pdf. Zugegriffen: 12. Juli 2025.

Eriksson E, Säfströmer K, Hultsjö S, Persdotter A, Wärdig R (2024) The Importance of Time: Nurses' Experiences of Working with Suicide Prevention and Suicide Risk Assessment in the Care of Older People. Int J Older People Nurs 19:e12650. https://doi.org/10.1111/opn.12650

Etzersdorfer E (2024) Suizidprävention im Alter. Bedeutung depressiver Störungen und Implikationen für die Diskussion um den assistierten Suizid. Zeitschrift für Gerontologie und Geriatrie 57:186–191. https://doi.org/10.1007/s00391-024-02303-6

Feichtner A (2024) Assistierter Suizid aus Sicht der Pflege. Wien, facultas

Fijoo-Cid M, Vardaguer M, Busquet-Duran X, Moreno-Gabriel E et al (2025) Nursing Care in assisted dying: Plasticity and relational commitment. Nursing Ethics 32(7): 2044–2058. https://doi.org/10.1177/09697330251333378

Ferguson M, Reis J, Rabbetts L, McCracken T, Loughhead M, Rhodes K, Wepa D, Procter N (2020) The impact of suicide prevention education programmes for nursing students: A systematic review. International Journal of Mental Health Nursing 29:757–771. https://doi.org/10.1111/inm.12753

Ferguson MS, Reis JA, Rabbetts L, Ashby H-J, Bayes M, McCracken T, Ross C, Procter NG (2018) The effectiveness of suicide prevention education programs for nurses. A systematic review. Crisis 39(2):96–109. https://doi.org/10.1027/0227-5910/a000479

Flügge K, Kirchner C, Seeger Y, Meyer G (2024) Einstellungen von Pflegenden zum assistierten Suizid in der stationären Langzeitpflege. Eine qualitative Interview-Studie. Zeitschrift für Palliativmedizin 25(2):85–93. https://doi.org/10.1055/a-2205-8841

Frerich G, Romotzky V, Galushko M, Hamacher S, Oerrar KM, Doll A et al (2020) Communication about the desire to die: Development and evaluation of a first-needs oriented training concept – A pilot study. Palliat Support Care 18(5):528–536. https://doi.org/10.1017/S1478951520000097

Frühwald T, Pinter G (2021) Stellungnahme der Österreichischen Gesellschaft für Geriatrie und Gerontologie zum assistierten Suizid bei älteren Menschen. Zeitschrift für Gerontologie und Geriatrie 54:390–394. https://doi.org/10.1007/s00391-021-01924-5

Gay M (2025) Enhancing person-centred care in suicide prevention: A nursing perspective. Journal of Psychiatric and Mental Health Nursing 32:891–896. https://doi.org/10.1111/jpm.13168

Giese C (2025) Pflegeethik: Assistierter Suizid – pflegeethische Perspektiven. In: Giese C, Rabe M, Salomon F (Hrsg) Assistierter Suizid. Ein Thema in der Pflege? Berlin/Boston, de Gruyter S 3–30

Goldblatt M, Castelli Dransart DA, Lapierre S, Waern M, Lindner R (2025) Exploring multiple levels of suffering and suicide prevention in an era of emerging national legislation. Front. Public Health 13:1589426. https://doi.org/10.3389/fpubh.2025.1589426

Grabenhorst U, Bausewein C, Jentschke E (2024) Umgang mit Todeswünschen. MMW Fortschritte der Medizin 166(20):48–55. https://doi.org/10.1007/s15006-024-4408-z

Hahlweg P (2024) Personzentrierung und gemeinsame Entscheidungsfindung im Kontext des assistierten Suizids. In: Bozzaro C., Richter, G., Rehmann-Sutter, C. (Hrsg) Ethik des Assistierten Suizids. Autonomien, Vulnerabilitäten, Ambivalenzen. Bielefeld, transcript Verlag S 277–287

Heilman MKD, Trothen TJ (2020) Conscientious objection and moral distress: a relational ethics case study of MAID in Canada. J Med Ethics 46:123–127. https://doi.org/10.1136/medethics-2019-105855

Henderson J, Stephens J, Thirsk L (2025) Nurses' perceptions of practice supports related to Medical Assistance in Dying. Journal of Hospice & Palliative Nursing 27(3):134–141. https://doi.org/10.1097/NJH.0000000000001102

Henderson V (2008) Das Wesen der Pflege. In: Schaeffer D, Moers M, Steppe H, Meleis A (Hrsg) Pflegetheorien. Beispiel aus den USA. Bern, Huber S 39–54

Hol H, Vatne S, Strømskag KE, Orøy A, Rokstad AMM (2023) Norwegian nurses' perceptions of assisted dying requests from terminally ill patients – A qualitative interview study. Nursing Inquiry 30(1):e12517. https://doi.org/10.1111/nin.12517

Holmes G, Clacy A, Hermens DF, Lagopoulos (2021) The long-term efficacy of suicide prevention gatekeeper training: A systematic review. Archives of Suicide Research 25:177–207, https://doi.org/10.1080/13811118.2019.1690608

Huang KC, Jeang S-R, Hsieh HL, Chen JW, Yi CH, Ciang YC, Wu HP (2023) Survey of knowledge, self-efficacy, and attitudes toward suicide prevention among nursing staff. BMC Medical Education 23:692. https://doi.org/10.1186/s12909-023-04685-4

ICN (International Council of Nurses) (2021) Der ICN- Ethikkodex für Pflegefachpersonen. Überarbeitet 2021. https://dbfk.de/de/shop/artikel/ICN-Ethikkodex-fuer-Pflegende.php. Zugegriffen: 30. JUli 2025

Jandial R, Subramanian K, Kumar S, Subramanian E, Balasundaram S (2024) Literacy and attitude toward suicide among doctors and nurses: A cross-sectional comparative study. Cureus 16(7):e64032. https://doi.org/10.7759/cureus.64032

Jansson L, Graneheim U (2018) Nurses' Experiences of Assessing Suicide Risk in Specialised Mental Health Outpatient Care in Rural Areas. Issues in Mental Health Nursing 39(7):554–560. https://doi.org/10.1080/01612840.2018.1431823

Jentschke E, Rabe A, Armbrecht H, Lang FR, Heckel M (2024) Sterbewünsche im Kontext stationärer Altenpflegeeinrichtungen – Belastungen und Bedürfnisse von Pflegenden sowie Aspekte für eine einrichtungsinterne Diskussion und Positionsfindung. Zeitschrift für Palliativmedizin 25(6):295–305. https://doi.org/10.1055/a-2355-2230

Jox RJ (2024) Suizidassistenz und Palliativmedizin – zwei Geschwister auf Abstand. In: Bozzaro C, Richter G, Rehmann-Sutter C (Hrsg) Ethik des Assistierten Suizids. Autonomien, Vulnerabilitäten, Ambivalenzen. Bielefeld, transcript Verlag S 111–129

Kapitany T (2022) Suizidbeihilfe – die Sicht der Suizidprävention. In: Feichtner A, Körtner U, Likar R, Watzke H, Weixler D (Hrsg) Assistierter Suizid. Hintergründe, Spannungsfelder und Entwicklungen. Berlin, Springer S 185–191

Karakaya D, Özparlak A, Onder M (2023) Suicide literacy in nurses: A cross-sectional study. Journal of Clinical Nursing 32:115–125. https://doi.org/10.1111/jocn.16205

Kelly C, Dale E (2011) Ethical perspectives on suicide and suicide prevention. Advances in Psychiatric Treatment 17:214–219. https://doi.org/10.1192/apt.bp.109.007021

Kiepke-Ziemes S, Nehls M, Sitte T (2025) Umgang mit Todeswünschen. In: Rolke R, Schönhofer-Nellessen V (Hrsg.) Palliative Care Multiprofessionell. Fallbasiertes Lernen. Stuttgart, Kohlhammer S 181–191

Klesse R (2025) Suizidalität und Suizidprävention im Kontext des Verlangens nach assistiertem Suizid. Praxis Palliative Care 66(67):4–7

Klotz K, Seidlein AH, Riedel A (2025a) Todes- und Suizidwünsche. Ethische Herausforderungen in der Pflege. essential. Heidelberg, Springer

Klotz K, Seidlein AH, Riedel A (2025b). Todeswünsche, Suizidwünsche und Suizidprävention. In: Riedel A, Linde A-C (Hrsg) Ethische Reflexion in der Pflege. 2. Auflage. Berlin/Heidelberg, Springer S 135–140

Klotz K, Seidlein AH, Riedel A (2025c) Moralische Herausforderungen für Pflegefachpersonen in der Langzeitpflege im Spannungsfeld zwischen Palliative Care und Suizidassistenz. In: Stanze H, Riedel A (Hrsg) Moral Distress und Moral Injury in der Palliative Care. Kohlhammer, Stuttgart, S 247–264

Klotz K, Haug PM, Heidenreich T, Stratmann E, Jacob E, Riedel A (2025d) Assisted Suicide and Suicide Prevention: Ethical Perspectives, Attitudes and Challenges for Nurses in Long-Term-Care – A Qualitative Focus Group Study. Healthcare 13, 3263. https://doi.org/10.3390/healthcare13243263

Klotz K, Heidenreich T, Haug, PM, Feinauer S, Riedel A (2025e) Nurses' experience of moral distress in the context of medical assistance in dying (MAiD): a systematic review. Ethik in der Medizin 37: 585–619. https://doi.org/10.1007/s00481-025-00887-0

Kremeike K, Boström K, Voltz R (2024) Sterben als einziger Ausweg – wie Todeswünschen begegnen? Onkologie 30(suppl1):S25–S31. https://doi.org/10.1007/s00761-023-01447-1

Kremeike K, Perrar KM, Voltz R (2023) Das Phänomen Todeswunsch in der Palliativversorgung. In: Kremeike K, Perrar KM, Voltz R (Hrsg) Palliativ & Todeswunsch. Kohlhammer S, Stuttgart, S 17–27

Kutsunugi S, Ono S, Ito M, Suda K, Ling Chan S, Chun Fung JT, Kam Yuk Lai C, Murakami K (2026) Ethics based educational interventions on end-of-life care for undergraduate nursing students: A scoping review. International Journal of Nursing Studies Advances, Volume 10, 100465, https://doi.org/10.1016/j.ijnsa.2025.100465

La Cour P (2025) Introducing Existential Health. Routledge, New York

Laflamme L, Vaez M, Lundin K, Sengoelge M (2022) Prevention of suicidal behavior in older people: A systematic review of reviews. PLoS ONE 17(1):e0262889. https://doi.org/10.1371/journal.pone.0262889

Lamb C (2016) Conscientious Objection: Understanding the Right of Conscience in Health and Healthcare Practice. The New Bioethics 22(1):33–44. https://doi.org/10.1080/20502877.2016.1151252

Lamb C, Evans M, Babenko-Mould Y, Wong C, Kirkwood K (2019a) Nurses' use of conscientious objection and the implication for conscience. Journal of Advanced Nursing 75:594–602. https://doi.org/10.1111/jan.13869

Lamb C, Evans M, Babenko-Mould Y (2019b) Conscience, conscientious objection, and nursing: A concept analysis. Nursing Ethics 26(1):37–49. https://doi.org/10.1177/0969733017700236

Lamb C, Pesut B (2021) Conscience und conscientious objection in nursing: A personalist bioethics approach. Nursing Ethics 28(7–8):1319–1328. https://doi.org/10.1177/0969733021996037

Lamb C, Pouliopoulou DV, Kirkwood K, Groenenboom K, Kennedy M, Pituskin E (2025) Effectiveness of interventions on conscience: Findings of a systematic review. Nursing Ethics 32(7): 2323–2346. https://doi.org/10.1177/09697330251333386

Lapierre S, Bardon C, Viau-Quesnel C, Vézina J, Bondin R-A, Gagnon C, Lafleur I, Marchand-Pellerin C, Gauvreau M, Porier N (2026) How to Prevent Suicide in Older Patients with a Neurocognitive Disorder: A Scoping Review Leading to the Development of a Clinical Guide for Healthcare Workers. Healthcare 14(1): 36. https://doi.org/10.3390/healthcare14010036

Leitlinienprogramm Onkologie (2020) Erweiterte S3-Leitlinie Palliativmedizin für Patienten mit einer nicht-heilbaren Krebserkrankung, Langversion 2.2 – September 2020, AWMF-Registernummer: 128/001OL, https://www.leitlinienprogramm-onkologie.de/fileadmin/user_upload/Downloads/Leitlinien/Palliativmedizin/Version_2/LL_Palliativmedizin_Langversion_2.2.pdf Zugegriffen: 23.07.2025

Lindner R (2025) Suizidprävention und assistierter Suizid – unvereinbar? Z Gerontol Geriat. 58:23–27. https://doi.org/10.1007/s00391-024-02394-1

Lucena A, Yuguero O (2024) Systematic review of common refractory symptoms in the end-of-life situations and its relation with euthanasia. OMEGA – Journal of Death and Dying 89(3):1113–1127, https://doi.org/10.1177/00302228221089123.
Malik G, Penman J, Rogerson K, Murphy J, Zhong Y, Johnson CE (2024) Educational content and strategies to support nurses from culturally and linguistically diverse backgrounds caring for patients considering voluntary assisted dying: The Australian experience. Applied Nursing Research 76:151765. https://doi.org/10.1016/j.apnr.2014.151765
Mathews JJ, Hausner D, Avery J, Hannon B, Zimmermann C, Al-Awamer A (2021) Impact of Medical Assistance in Dying on palliative care: A qualitative study. Palliative Medicine 35:447–454. https://doi.org/10.1177/0269216320968517
Martins-Vale M, Pereira HP, Marina S, Ricou M (2023) Conscientious Objection and other motivations for refusal to treat in hastened death: A systematic review. Healthcare 11:2127. https://doi.org/10.3390/healthcare11152127
McCabe R, Garside R, Backhouse A, Xanthopoulou P (2016) Effective communication in eliciting and responding to suicidal thoughts: a systematic review protocol. Systematic Reviews 5:31. https://doi.org/10.1186/s13643-016-0211-y
Müller-Busch C (2024) Palliativmedizinische Perspektiven im Umgang mit Suizidabsichten. In: Arnold-Krüger D, Schäfer D, Frewer A (Hrsg) Herausforderung Sterbekultur. Stuttgart, Franz Steiner Verlag S, Ars moriendi nova in Zeiten von Pandemien und Suizidassistenz, S 173–184
Monteverde S (2025) Suizidhilfe und Pflege: ethische und praktische Erwägungen am Beispiel der Schweiz. In: Giese C, Rabe M, Salomon F (Hrsg.) Assistierter Suizid. Ein Thema in der Pflege? Berlin/Boston, de Gruyter S 287–300
Nationales Suizidpräventionsprogramm (2024) Wenn das Altwerden zur Last wird. Suizidprävention im Alter. Arbeitsgruppe Alte Menschen, NASPRO, www.naspro.de Zugegriffen: 20. Juli 2025
Nordhaug M, Jerpseth H, Staats K (2026) European nurses' attitudes towards assisted death: A scoping review. Nursing Ethics 33(3), 899–926. https://doi.org/10.1177/09697330251403140
Ohnsorge K, Rehmann-Sutter C, Streeck N et al (2019) Wishes to die at the end of life and subjective experience of four different typical dying trajectories. A qualitative interview study. PloS one 14(1):e0210784. https://doi.org/10.1371/journal.pone.0210784
Ortega-Galán AM, Ibánez-Masero O, Fernández-Martínez E, Ortiz-Amo R, Fernández-Santos L, Ruiz-Fernández MD (2023) The paradoxical position of nurses regarding euthanasia and its legalisation: A descriptive quantitative study. Journal of Clinical Nursing 32(23–24):8007–8016. https://doi.org/10.1111/jocn.16869
Panchuk J, Thirsk LM (2021) Conscientious objection to medical assistance in dying in rural/remote nursing. Nursing Ethics 28(5):766–775. https://doi.org/10.1177/0969733020976185
Peschmann J, Lindner R (2023) Todeswünsche in der Geriatrie. In: Kremeike K, Perrar KM, Voltz R (Hrsg) Palliativ & Todeswunsch. Kohlhammer S, Stuttgart, S 41–53
Pesut B, Greig M, Thorne S et al (2020) Nursing and euthanasia: a narrative review of the nursing ethics literature. Nursing Ethics 27(1):152–167. https://doi.org/10.1177/0969733019845127
Pesut B, Thorne S (2025) The moral web of accessibility to medical assistance in dying: Reflections from the Canadian context. Nursing Ethics 32(2):360–372. https://doi.org/10.1177/09697330241305556
Pesut B, Thorne S, Chambaere K, Hall M, Schiller CJ (2024) The Evolving Complexities of MAID Care in Canada from a Nursing Perspective. Global Qualitative Nursing Research 19:11. https://doi.org/10.1177/23333936241228233
Pesut B, Thorne S, Greig M et al (2019) Ethical, policy, and practice implications of nurses' experiences with assisted death: a synthesis. ANS Adv Nurs Sc 42(3):216–230. https://doi.org/10.1097/ANS.0000000000000276
Pesut B, Thorne S, Schiller CJ et al (2020) The rocks and hard places of MAiD: a qualitative study of nursing practice in the context of legislated assisted death. BMC Nurs 19:12. https://doi.org/10.1186/s12912-020-0404-5

Pollmächer T (2025) Grundlagen und Herausforderungen im Kontext psychischer Erkrankungen. In: Giese C, Rabe M, Salomon F (Hrsg.) Assistierter Suizid. Ein Thema in der Pflege? Berlin/Boston, de Gruyter S 80–88

Rehmann-Sutter C (2024) Was bedeuten Sterbewünsche? In: Bozzaro C, Richter G, Rehmann-Sutter C (Hrsg) Ethik des Assistierten Suizids. Autonomien, Vulnerabilitäten, Ambivalenzen. Bielefeld, transcript Verlag S 289–302

Riedel A (2024) Assistierter Suizid und die Pflege(nden). In: Bozzaro C, Richter G, Rehmann-Sutter C (Hrsg) Ethik des Assistierten Suizids. Autonomien, Vulnerabilitäten, Ambivalenzen. Bielefeld, transcript Verlag S 85–104

Riedel A, Klotz K, Seidlein A-H (2026). Ethik für Pflegefachpersonen. Verantwortungsvolles Handeln in der Pflegepraxis. Essential. Heidelberg, Berlin: Springer. https://doi.org/10.1007/978-3-662-72597-9_5

Riedel A, Seidlein AH, Klotz K (2025a) Gerontologische Pflege und Ethik als Grundlage für den professionellen Umgang mit Todeswünschen und dem Wunsch nach einem assistierten Suizid älterer Menschen. In: Giese C, Rabe M, Salomon F (Hrsg) Assistierter Suizid. Ein Thema in der Pflege? Berlin/Boston, de Gruyter S 105–132

Riedel A, Feinauer S, Jacob E, Haug PM, Klotz K, Heidenreich T (2025b). Nurses' roles and responsibilities in suicide prevention: a scoping review. BMC Nursing 24:1308. https://doi.org/10.1186/s12912-025-04009-5

Riedel A, Seidlein A_H, Klotz K (2025c) Gewissen und Gewissensvorbehalte von Pflegefachpersonen. In: Riedel A, Linde, A-C (Hrsg) Ethische Reflexion in der Pflege. Konzepte – Werte – Phänomene. 2. Auflage. Heidelberg, Berlin: Springer, S. 63–68

Riedel A, Klotz K, Seidlein AH (2024a) Assistierter Suizid und die ethischen Implikationen für die Pflegefachpersonen. In: Riedel A, Lehmeyer S (Hrsg) Ethik im Gesundheitswesen. Springer Reference Pflege – Therapie – Gesundheit. Berlin/Heidelberg, Springer, https://doi.org/10.1007/978-3-662-58685-3_102-1

Riedel A, Klotz K, Heidenreich T (2024b) Ethische Aspekte von Todes- und Suizidwünschen älterer Menschen in der Pflege und für Pflegefachpersonen. Ethik Med 36:263–281. https://doi.org/10.1007/s00481-024-00822-9

Riedel A, Seidlein AH, Klotz K (2024c) Integrität wahren – gewissenhaft abwägen. Komplexe moralische Entscheidungen im pflegerischen Alltag. Pflege Zeitschrift 77:20–23

Rodríguez-Prat A, Pergolizzi D, Crespo I, et al. (2024). The Wish to Hasten Death in Patients With Life-Limiting Conditions. A Systematic Overview. J. Pain Symptom Manage, 68(2):e91–e115, https://doi.org/10.1016/j.jpainsymman.2024.04.023

Roy K (2022) Medical Aid in Dying: What every Nurse needs to know. AJN 122(3):30–37. https://doi.org/10.1097/01.NAJ.0000822660.87763.45

Salvatore T (2023) Dying by suicide in nursing homes: a preventable end of life outcome for older residents. OMEGA - J of Death and Dying 88(1):20–37. https://doi.org/10.1177/00302228211038798

Sandham M, Carey M, Hedgecock E, Jarden R (2022) Nurses' experiences of supporting patients requesting voluntary assisted dying: a qualitative meta-synthesis. Journal of Advanced Nursing 78:3101–3115. https://doi.org/10.1111/jan.15324

Schwartz J, Batzler YN, Schallenburger M, Scherg A, Jansen J, Meier S, Küppers R, Melching H, Grabenhorst U, Nehls W, Bausewein C, Neukirchen M (2025) Umgang mit assistiertem Suizid – Kenntnisse, Einstellungen und Erfahrungen von Mitgliedern der Deutschen Gesellschaft für Palliativmedizin. Bundesgesundheitsblatt – Gesundheitsforschung – Gesundheitsschutz 68:141–149. https://doi.org/10.1007/s00103-024-03960-z.

Sedgwick M, Brassolotto J, Manduca-Barone A (2024) Rural healthcare professionals' participation in Medical Assistance in Dying (MAID): beyond a binary decision. BMC Palliative Care 23:107. https://doi.org/10.1186/s12904-024-01440-4

Seidlein AH (2025) Einsamkeit. In: Riedel A, Linde AC (Hrsg) Ethische Reflexion in der Pflege. Konzepte – Werte – Phänomene. Heidelberg, Springer S 117–121

Seidlein AH, Riedel A, Heidenreich T, Klotz K (2025) Nursing ethical dimension of euthanasia and medically assisted suicide für older people in need of long-term-care. Front Psychiatry 16:1589487. https://doi.org/10.3389/fpsyt.2025.1589487

Seidlein AH, Kuhn E (2023) When nurses' vulnerability challenges their moral integrity: a discursive paper. J Adv Nurs 79:3727–3736
Shapiro GK, Hunt K, Braundt H, Delgarno N et al (2024) Development of a Canadian Medical Assistance in Dying Curriculum for Healthcare Providers. J Med Educ Curric Dev 11:1–19. https://doi.org/10.1177/23821205241272376
Smith JM, Smith J, Cho S, Olson R, dela Cruz A (2023) A commentary on suicide prevention training: the process of implementing ASIST pilot in postsecondary nursing education. Teach Learn Nurs 18:e108–e112. https://doi.org/10.1016/j.teln.2023.02.011
Snir JT, Ko DN, Pratt B, McDougall R (2022) Anticipated impacts of voluntary assisted dying legislation on nursing practice. Nursing Ethics 29(6):1386–1400. https://doi.org/10.1177/09697330211022409
Stanze H, Radbruch L, Kern M, Castellanos-Herr N-R, Sandt R (2024) „Ich kann und will nicht mehr" Curriculum für die Aus-, Fort- und Weiterbildung zum Umgang mit Sterbewünschen und Suizidassistenz in Deutschland. Bonn, Pallia Med Verlag.
Streeck N (2022) Sterbewünsche. Aktuelle Diskurse und ethische Implikationen im Pflege- und Gesundheitswesen. In; Riedel A, Lehmeyer S (Hrsg) Ethik im Gesundheitswesen Berlin/ Heidelberg, Springer S 717–733
Strupp J, Perrar KM (2023) Assessment von Todeswünschen. In: Kremeike K, Perrar KM, Voltz R (Hrsg) Palliativ & Todeswunsch. Kohlhammer S, Stuttgart, S 131–140
Teismann T, Siebert AM, Forkmann T (2024) Suicidal ambivalence: A scoping review. Suicide Life Threat Behav 54:802–813. https://doi.org/10.1111/sltb.13092
Tian Y, Zhang D, Zhang S, Li X, Su Y (2025) Factors working against suicidal attempts in nursing home residents under COVID-19. Glob Public Health 20(1):2484631. https://doi.org/10.1080/17441692.2025.2484631
Unseld M, Meyer AL, Vielgrader TL, Wagner T, König D, Popinger C, Stutzel B, Kreye G (2025) Zeilinger EL (2025) Assisted suicide in Austria: nurses' understanding of patents' requests and the role of patient symptoms. Int J Environ Res Public Health 22:218. https://doi.org/10.3390/ijerph22020218
Van Bergen DD, Henseler T (2025) Peer specialists and mental health nurses who work with patients who are suicidal: A comparative interview study. Int J Nurs Stud 8:100285 https://doi.org/10.1016/j.ijnsa.2024.100285
Vandewalle J, Beeckman D, Van Hecke A, Debyser B, Deproost E, Verhaeghe S (2019a) ‚Promoting and preserving safety and a life-oriented perspective: a qualitative study of nurses‘ interactions with patients experiencing suicidal ideation. Int J Ment Health Nurs 28:1122–1134. https://doi.org/10.1111/inm.12623
Vandewalle J, Beeckman D, Van Hecke A, Debyser B, Deproost E, Verhaeghe S (2019b) Contact and communication with patients experiencing suicidal ideation: a qualitative study of nurses' perspectives. J Adv Nurs 75:2867–2877. https://doi.org/10.1111/jan.14113
Vandewalle J, Deproost E, Gossens P, Verfaillie J, Debyser B, Beeckman D, Van Hecke A, Verhaeghe S (2020) The working alliance with people experiencing suicidal ideation: A qualitative study of nurses' perspectives. J Adv Nurs. 76:3069–3081. https://doi.org/10.1111/jan.14500
Voltz R, Boström K, Dojan T, Rosendahl C, Gehrke L, Shah-Hosseini K, Kremeike K (2022) Is trained communication about desire to die harmful for patients receiving palliative care? A cohort study. Palliative Medicine 36(3):489–497
Wärdig RE, Hultsjö S, Lind M, Klavebäck I (2022) Nurses' Experiences of Suicide Prevention in Primary Health Care (PHC) – A Qualitative Interview Study. Issues Ment Health Nurs 43(10):903–912. https://doi.org/10.1080/01612840.2022.2089789
Ward V, Freeman S, Callander T, Xiong B (2021) Professional experiences of formal healthcare providers in the provision of medical assistance in dying (MAID): A scoping review. Palliative and Supportive Care 19(6):744–758. https://doi.org/10.1017/s1478951521000146
Wareing M (2025) Implications of assisted dying for nursing practice. Nursing Ethics 32(2):373–384. https://doi.org/10.1177/09697330251314096
Werner M, Pleschberger S, Heimerl K (2025) Sterbewünsche im hohen Alter. Eine qualitative Studie zur Perspektive von Pflegenden vor dem Hintergrund des assistierten Suizids. Pflege, https://doi.org/10.1024/1012-5302/a001034

Werner M, Kreyer C, Pleschberger S (2026) The impact of assisted dying legislation on nursing practice in palliative care: A scoping review. Journal of Advanced Nursing0, 1–16. https://doi.org/10.1111/jan.70657

White J, Gunn M, Chiarella M, Catton H, Stewart D (2025) Renewing the Definitions of 'nursing' and 'a nurse'. Final project report, June 2025. International Council of Nurses, https://www.icn.ch/sites/default/files/2025-06/ICN_Definition-Nursing_Report_EN_Web_0.pdf Zugegriffen: 29. März 2026

Wilson DM, Triscott JAC, Cohen JCMcLeod R (2019) Educational needs of healthcare professionals and members of the general public in Alberta Canada, 2 years after the implementation of medical assistance in dying. Health Soc Care Community 27:1295–1302. https://doi.org/10.1111/hsc.12766.

Wittrock J (2025) A human right to assisted dying? Autonomy, dignity, and exceptions to the right of life. Nurs Ethics 32(7):2033–2043. https://doi.org/10.1177/09697330251328655

Wolfersdorf M, Etzersdorfer E (2023) Suizid und Suizidprävention. Kohlhammer, Stuttgart

Zeh S, Christalle E, Halweg P, Härter M, Scholl I (2019) Assessing the relevance and implementation of patient-centredness from the patients' perspective in Germany: results of a Delphi study. BMJ Open 9(12):e031741. https://doi.org/10.1136/bmjopen-2019-031741

Zeilinger EL, Vielgrader TL, Petersen A, Meyer AL, Brunevskaya N, Unseld M (2025) Nurses' perspectives on assisted suicide: Challenges and support needs. Social Science & Medicine 366:117663. https://doi.org/10.1016/j.socscimed.2024.117663

Zhang D, Wang R, Tian Y, Qi C, Zhao F, Su Y (2022) Exploring life and help-seeking experiences regarding suicide ideations among nursing home residents. Geriatric Nursing 45:69–76. https://doi.org/10.1016/j.gerinurse.2022.03.004

Zheala Q, Taylor SM, Schneider MR (2022) Training and educating related to suicide prevention. Advances in Psychiatry and Behavioral Health 2:211–219

Zheng B, Zhu N, Yu M, Guan Y, Zheng Z, Deng Y, Jiang Y (2025) Single question for screening suicide risk in patients with cancer in nursing routine work: a retrospective cross-sectional study. Journal of Advanced Nursing 81:4627–4643. https://doi.org/10.1111/jan.16591

Zhu J, Ding M, Si D, L Y, Yuan Z, Li D, Dng L, Tang C, Xiong S (2025) The knowledge, attitudes and practices of nurses at general hospitals in Guangdong Province regarding suicide prevention for inpatients and its influencing factors. BMC Nursing 24:695 https://doi.org/10.1186/s12912-025-03335-y

GPSR Compliance

*The European Union's (EU) General Product Safety Regulation (GPSR) is a set of rules that requires consumer products to be safe and our obligations to ensure this.*

*If you have any concerns about our products, you can contact us on ProductSafety@springernature.com*

In case Publisher is established outside the EU, the EU authorized representative is:

Springer Nature Customer Service Center GmbH
Europaplatz 3
69115 Heidelberg, Germany

**Batch number: 10683281**

Printed by Printforce, the Netherlands